Elisabeth Türk

Ulf G. Stuberger

DIE GERICHTS- MEDIZINERIN

Wie die Wissenschaft Verbrecher überführt

Rowohlt Taschenbuch Verlag

Als Rechtsmediziner unterliegt man, wie jeder Arzt, der ärztlichen Schweigepflicht. Außerdem verpflichtet man sich als Gutachter in Ermittlungsverfahren, keine Einzelheiten zu bearbeiteten Fällen ohne Erlaubnis öffentlich zu verbreiten. Details der hier aufgeschriebenen Beispiele wurden darum in manchen Fällen verändert, damit keine Wiedererkennung von beteiligten Personen möglich ist.

Originalausgabe
Veröffentlicht im Rowohlt Taschenbuch Verlag,
Reinbek bei Hamburg, Februar 2013
Copyright © 2013 by Rowohlt Verlag GmbH, Reinbek bei Hamburg
Lektorat Regina Carstensen
Umschlaggestaltung ZERO Werbeagentur, München
(Foto: Thorsten Wulff)
Satz Quadraat PostScript, PageOne,
bei Dörlemann Satz, Lemförde
Druck und Bindung CPI – Clausen & Bosse, Leck
Printed in Germany
ISBN 978 3 499 63008 8

INHALT

Was macht eigentlich eine Gerichtsmedizinerin?

Ach so, Sie sind also Pathologin.»

«Nein, nicht Pathologin», stelle ich richtig. «Rechtsmedizinerin.»

«Aha? Was ist denn da genau der Unterschied?» So wie meinem Gesprächspartner in diesem Dialog, den ich immer wieder aufs Neue führen muss, geht es wohl den meisten. Man hat höchstens eine ungefähre Vorstellung von dem, was ein Rechtsmediziner macht: Er arbeitet mit Leichen, er arbeitet für die Polizei. Was wir genau tun, wissen die wenigsten.

Erkläre ich mein Tätigkeitsfeld, kommt unweigerlich die nächste Frage: «Wie kann eine so hübsche, junge Frau nur einen solchen Beruf wählen?» Bis heute habe ich nicht genau verstanden, warum ein hässlicher, alter Mann für die Herausforderungen der forensischen Medizin, wie die Rechtsmedizin auch genannt wird, besser gewappnet sein sollte (selbstverständlich freue ich mich jedes Mal über das in der Frage enthaltene Kompliment).

Die Rechtsmedizin ist nicht jedermanns Sache. Ich habe Abgründe kennengelernt und hautnah erlebt, dass manche Menschen zu unvorstellbarer Grausamkeit fähig sind. Vor allem habe ich aber die Rechtsmedizin als ein spannendes und vielseitiges Fach erfahren, in dem Ärzte sich ernsthaft und professionell einsetzen für jene, die sich am wenigsten wehren können: Opfer von Gewalt, darunter viele Kinder und alte Menschen, und nicht zuletzt Verstorbene. Wir treten als Sachverständige vor Gericht auf, helfen bei der Identifikation der Opfer von Massenkatastrophen wie etwa dem Tsunami in Südostasien 2004 und begutachten sogenannte ärztliche Kunstfehler.

Rechtsmediziner sind keine Pathologen. Die wesentliche Arbeit eines Pathologen ist die mikroskopische Untersuchung von Gewebe, das lebenden Patienten operativ entfernt wurde. Dadurch soll zum Beispiel festgestellt werden, ob ein Tumor gut- oder bösartig ist. Pathologen obduzieren außerdem Leichen von Patienten, die im Krankenhaus gestorben sind (wenn die Angehörigen damit einverstanden sind). Dabei wird die Leiche geöffnet, um die Todesursache festzustellen. Auch Rechtsmediziner führen Obduktionen durch, doch für Gerichte und Staatsanwaltschaften. Wir untersuchen die Leichen von Menschen, die unter unklaren Umständen oder nach einer Gewalteinwirkung umgekommen sind. Ähnlich wie Pathologen wollen wir die Todesursache herausfinden, aber wir müssen zusätzlich weitere Fragen beantworten: Wann ist der Mensch gestorben? Wer ist der Verstorbene? Haben Verletzungen zum Tod geführt, und mit welchem Tatwerkzeug wurden sie beigebracht? Aus welcher Richtung? Konnte sich das Opfer noch wehren, und wenn ja, wie lange? Stand das Opfer zum Todeszeitpunkt unter Alkohol- oder Drogeneinfluss?

Wir klären also auf, ob es sich um einen natürlichen Tod handelt, wie wir einen solchen aus innerer Ursache bezeichnen, oder um einen nichtnatürlichen Tod, der durch äußere Einwirkung hervorgerufen wurde. Dabei muss diese nicht zwangsläufig eine Einwirkung von fremder Hand sein, etwa ein Mord. Viel häufiger ist ein nichtnatürlicher Tod durch Unfall oder Suizid. Auch ein Tod als Folge medizinischer Maßnahmen kann ein nichtnatürlicher Tod sein. Um das herauszubekommen, sammeln wir alle Hinweise und versuchen mit ihrer Hilfe, das Tatgeschehen möglichst genau zu rekonstruieren.

So wie wir Rechtsmediziner keine Pathologen sind, so sind

wir auch keine Ermittler. Wir vernehmen keine Zeugen oder jagen Tatverdächtige durch die Stadt und begeben uns dabei sogar in Lebensgefahr. Wir erstellen keine Täterprofile und machen keine Aussagen zur Persönlichkeit eines Verstorbenen. Diese Ermittlungstätigkeit ist Aufgabe der Polizei. Rechtsmediziner lösen keine Fälle und überführen keine Täter. Wir bewerten eine Tat niemals als Mord, Totschlag oder Körperverletzung, als kaltblütig, absichtlich oder versehentlich. Wir erbringen Sachbeweise, unsere Befunde, und interpretieren diese vor dem Hintergrund unseres medizinischen und naturwissenschaftlichen Wissens. Damit liefern wir wichtige Bausteine für die Aufklärung von Kriminalfällen, für die Überführung von Tätern oder für die Entlastung von zu Unrecht Beschuldigten. Die Polizei baut diese Erkenntnisse in ihre Ermittlungsergebnisse ein. Die endgültige Beurteilung, etwa ob es Mord oder Totschlag war, ist Aufgabe der Richter.

Dennoch: Kaum eine Berufsgruppe ist in den Medien unserer Zeit so häufig vertreten wie die der Rechtsmediziner. In vielen Kriminalromanen, in unzähligen deutschen und amerikanischen Fernsehserien tauchen meine Kollegen auf und helfen mit ihrer Expertise tatkräftig dabei, Verbrechen aufzuklären. Doch das ist nicht die Wirklichkeit.

Dabei ist unsere Arbeit in mancher Hinsicht viel spannender, als wir es aus Büchern und Filmen kennen, zumal sie sich in den letzten Jahrzehnten stark gewandelt hat. Noch immer nehmen Rechtsmediziner die klassischen Aufgaben wahr, insbesondere die Arbeit am Leichenfundort («Tatort») sowie die äußere und innere Leichenschau. Aber immer mehr untersuchen wir auch lebende Opfer – misshandelte Kinder, geschlagene und vergewaltigte Frauen –, um anhand ihrer Verletzungen zur Rekonstruktion eines Gewaltverbrechens beitragen zu können. Inzwischen werden an vielen rechtsmedizinischen Instituten genauso viele lebende wie tote Gewaltopfer untersucht. Außerdem wird in unserem Fach die Laborarbeit immer wichtiger. Dazu gehört etwa die Spurenkunde oder die Molekulargenetik, bei der kleinste, mit bloßem Auge nicht sichtbare Spuren von Speichel oder Blut analysiert und einer Person (einem Tatverdächtigen oder einem Opfer) zugeordnet werden können. In der forensischen Toxikologie wiederum werden Proben auf Medikamente, stets neue Drogen sowie auf Alkohol und seine Begleitstoffe überprüft. Seit vielen Jahren gewinnt auch die bildgebende Diagnostik an Bedeutung. Rechtsmediziner untersuchen dabei Verstorbene mittels Schichtröntgen (Computertomogramm) und Kernspintomografie (MRT), Ultraschall und anderen modernen bildgebenden Verfahren, die viele nur zur Anwendung bei lebenden Patienten in der klinischen Medizin kennen.

Nicht nur die Inhalte der forensischen Medizin werden in den Medien oft falsch wiedergegeben, davon betroffen ist auch die allgemeine Situation der Rechtsmediziner. Angesichts der Krimischwemme im deutschen Fernsehen kann man den Eindruck gewinnen, überall stünden Rechtsmediziner den Ermittlungsbeamten unbegrenzt zur Verfügung. Leider sieht die Wirklichkeit vielfach anders aus. Vor allem aus finanziellen Überlegungen heraus wurden allein in der Zeit, während der ich in der Rechtsmedizin tätig war, viele Institute in Deutschland verkleinert oder sogar ganz geschlossen. Die verbliebenen haben immer größere regionale Gebiete zu versorgen. Dabei geht die Zahl der Verbrechen, für deren Aufklärung dringend Rechtsmediziner gebraucht werden, nicht zurück. Das hat gravierende Folgen. In manchen Fällen wird gar kein Rechtsmediziner mehr zum Tatort oder zur Obduktion gebeten, weil die Wege zu weit und die Kosten zu hoch sind. Eine gründliche Untersuchung von Gewaltopfern bleibt manchmal aus. Verbrechen werden so nicht erkannt, in der Statistik tauchen sie nicht auf. Am Ende sieht es dann aus, als würde die Zahl der Verbrechen zurückgehen.

Mit diesem Buch möchte ich einen Eindruck darüber vermitteln, wie spannend und facettenreich die Rechtsmedizin, wie unverzichtbar sie in vielen Bereichen des Lebens und des Todes ist – illustriert an Fällen, die manchmal zu den gewöhnlicheren gehören, manchmal zu den faszinierenderen. Dieses Buch erhebt aber keinen Anspruch auf Vollständigkeit. Nicht alles, was die Rechtsmedizin leistet, kann ich darin unterbringen, es würde den Rahmen sprengen.

Zehn Jahre habe ich als Ärztin im Fach Rechtsmedizin gearbeitet. Angefangen habe ich im Hamburger Institut für Rechtsmedizin, wo ich die Weiterbildung zum Facharzt absolviert und mich habilitiert habe. Danach bin ich für zwei Jahre nach England gegangen und war stellvertretende Institutsleiterin der «Forensic Pathology Unit» an der Universität von Leicester. Zurück in Deutschland, war ich weitere zwei Jahre leitende Oberärztin im Institut für Rechtsmedizin der Universität des Saarlandes in Homburg. Von dort aus haben wir auch in Luxemburg obduziert, sodass ich die Arbeit in drei unterschiedlichen Ländern kennenlernte. Meine Beispielfälle stammen aus allen Instituten.

Nach zehn Jahren Rechtsmedizin holte mich dann aber mein ursprünglicher Wunsch, Internistin zu werden, wieder ein. Deshalb habe ich wieder neu angefangen und widme mich jetzt lebenden Patienten. Meine Zeit in der Rechtsmedizin werde ich jedoch niemals vergessen. Es war ein besonders prägender Abschnitt meines Lebens. Aus diesem Grund erinnere ich meine Erlebnisse so, als wäre ich immer noch dabei.

1

ORT DES VERBRECHENS –
DER TATORT

Eines Nachts im August, ich hatte wieder einmal Bereitschaftsdienst, wurde ich gegen drei Uhr morgens recht unsanft vom Klingeln des Telefons aus dem Tiefschlaf geholt. Im Dunkeln tastete ich nach dem Handy. Es fiel zu Boden. Schimpfend machte ich Licht, stieg aus dem Bett und sammelte es wieder auf. Natürlich war es hinter den Nachtschrank gefallen. Als ich auf «Annehmen» drückte, hatte der Anrufer schon aufgelegt. «Unbekannt» erschien auf dem Display. Na toll, dachte ich. Jetzt konnte ich nicht einmal zurückrufen, und «Unbekannt» war eigentlich immer die Polizei. Es war also ein wichtiger Anruf, irgendein Einsatz, vielleicht musste es sogar schnell gehen. Ich zog mich schon mal an, während ich darauf wartete, dass der Anrufer es erneut versuchte. Hoffentlich melden die sich bald, dachte ich. Es war mir ziemlich peinlich, im Bereitschaftsdienst nicht erreichbar zu sein. Zum Glück klingelte das Telefon nach fünf Minuten erneut, und es meldete sich ein Polizeibeamter aus Niedersachsen.

«Spreche ich mit Frau Dr. Türk?»

«Ja.»

«Guten Morgen! Wir bräuchten Sie für einen Tatort. Ein altes Ehepaar ist in seinem Haus ermordet worden. Können Sie sich die Leichen mal ansehen, und wir brauchen auch eine Blutspurenanalyse ...»

Ich war aufgeregt. Von dem kleinen Ort in Niedersachsen, den mir der Beamte nannte, hatte ich noch nie etwas gehört, und meinen Spezialkurs über Blutspurenanalyse hatte ich erst kürzlich abgeschlossen. Seitdem hatte ich erst eine einzige solche Untersuchung gemacht – und war von meinen Fähigkeiten alles andere als überzeugt. Jedoch ließ ich mir nichts anmerken. «Klar», erwiderte ich. «Wie komme ich denn da hin?»

Nachdem ich mir die Wegbeschreibung und eine Rückrufnummer notiert hatte, telefonierte ich mit einer jüngeren Kollegin, der ich versprochen hatte, sie zum nächsten Tatort mitzunehmen. Ich holte sie zu Hause ab. Den Tatortkoffer mitsamt Ausrüstung hatte ich schon im Kofferraum.

In meinem alten Mini Cooper hatte ich kein Navigationssystem, und die Kollegin kannte das kleine Dorf genauso wenig wie ich. Die Tankstelle und die Kreuzung, die mir der Polizeibeamte als Orientierungshilfe genannt hatte, waren nirgendwo zu finden. Es schien, dass wir uns hoffnungslos verfahren hatten. Schließlich rief die Kollegin den Polizeibeamten an. Wir erfuhren, was wir selbst schon mehr als ahnten: Wir waren vollkommen falsch gefahren. Der Mann dirigierte uns schließlich zu dem Einfamilienhaus, in dem das Verbrechen geschehen war. Es dämmerte bereits der Morgen, als wir dort hielten. Wenigstens hatte ich meine Aufregung über meine mangelnde Erfahrung in der Blutanalyse vergessen. Und als wir uns dann dem Tatort näherten, war für Aufregung überhaupt kein Platz mehr.

Der leitende Kriminalbeamte empfing uns an der Tür. «Schön, dass Sie da sind.» Er gab uns eine kurze Zusammenfassung von dem, was er bisher ermittelt hatte. Eine Nachbarin hatte die alten Leute am Abend tot im Eingangsbereich des Hauses entdeckt. Vorher war der Sohn der beiden zu Besuch gewesen. Im Haus war nichts durchwühlt, und es schienen keine Wertsachen zu fehlen. Die Tür war nicht aufgebrochen worden, sie war aber auch nicht abgeschlossen, sondern nur ins Schloss gezogen, als man auf das Ehepaar stieß.

Ein bisschen wunderte ich mich, dass man mich erst nachts um drei angerufen hatte, obwohl die Leichen schon am Abend gefunden worden waren. Aber so hatte ich es schon einige Male erlebt: Die Polizei stellt oft erste Ermittlungen an, bevor sie einen Rechtsmediziner dazubittet. Sie will in Erfahrung bringen: Ist es überhaupt ein Verbrechen? Gibt es Hinweise auf einen Täter? Was sagt die Spurenlage am Tatort? Dabei würden zusätzliche Leute am Ort des Verbrechens, selbst Rechtsmediziner, häufig nur stören.

Nach der kurzen Einführung durch den Kriminalbeamten zogen wir uns faserarme Anzüge, Handschuhe, einen Mundschutz und Plastiküberschuhe an, um nicht selbst Spuren zu legen. Dann betraten wir den Eingangsbereich des Hauses, wo die Leichen lagen. Es roch nach frischem Blut, ein warmer, etwas metallischer Geruch, der mir von vorherigen Tatorten vertraut war. Nie habe ich mich ganz an ihn gewöhnen können. Er hat mir immer zu deutlich vor Augen geführt, dass der Tote vor mir kurz davor noch ein Lebender war. Trotzdem gewann ich durch das Vertraute dieses Geruchs meine Sicherheit vollends zurück.

Die alte Frau lag bäuchlings direkt hinter der Tür, mit dem Kopf in einer Blutlache. Schleifspuren aus Blut gingen von der Tür bis dorthin, wo ihr Kopf war. In einer dieser Schleifspuren konnte man den Abdruck eines Schuhsohlenprofils erkennen. Die Leiche war offensichtlich beim Öffnen der Tür ins Haus hineingeschoben worden. Ihr Mann befand sich rücklings am Fuß der Wohnungstreppe, sein Kopf in einer Blutlache auf der ersten Stufe. An der Wand rechts und links der schmalen Treppe waren Blutspritzer zu sehen. Alle Zimmer des Einfamilienhauses waren ordentlich und aufgeräumt, ohne Spuren eines Kampfes oder eines Einbruchs. Am Türrahmen waren noch einige verschmierte Blutschlieren zu sehen, die der Täter wahrscheinlich beim Verlassen des Gebäudes hinterlassen hatte.

Als ich die Leichen näher betrachtete, fiel mir auf, dass beide Personen schwere Kopfverletzungen aufwiesen. Außerdem hatten der Mann wie auch die Frau Verletzungen an den Unterarmen. «Das spricht dafür, dass der Täter sie mit einem harten Gegenstand gegen den Kopf geschlagen hat und dass sie versucht haben, den Kopf mit den Armen zu schützen», erklärte ich dem leitenden Kriminalbeamten. «Diese Verletzungen kann man sich nicht selbst beibringen. Es ist definitiv eine Tötung durch eine dritte Person.» Der letzte Rest einer Hoffnung für die Beamten, es könnte sich vielleicht um einen erweiterten Suizid handeln, bei dem einer der Ehepartner zunächst den anderen und dann sich selbst getötet hat, war damit endgültig zerschlagen – sie mussten nun wegen Mordes ermitteln.

Polizeibeamte klebten die Leichen jetzt mit Streifen einer Spezialfolie ab, um vielleicht kleinste Faserspuren zu sichern, die der Täter am Tatort hinterlassen hatte – zum Beispiel Haare oder Kleiderfussel. Als sie damit fertig waren, konnte ich den Mann und die Frau untersuchen. «Leichenstarre in allen Gelenken vorhanden, sie wird um 7.05 Uhr im linken Ellenbogengelenk gelöst», diktierte ich der Kollegin, während ich die tote Frau in Augenschein nahm. «Leichenflecken voll ausgeprägt, vorn, noch unvollständig wegdrückbar. Elektrische Erregbarkeit der mimischen Muskulatur negativ. Pupillenweite rechts drei Millimeter; um 7.15 Uhr wird ein pupillenerweiterndes Medikament eingeträufelt. Links großes Monokelhämatom*, hier keine Untersuchung möglich. Rektaltemperatur 27,8 Grad Celsius, Umgebungstemperatur 18 Grad neben der Leiche, 24,5 Grad in einer Schublade neben der Tür. Bekleidung: zwei dünne Lagen, trocken; Untergrund aus Stein.»

---

* Bluterguss um eines der Augen; ein Bluterguss beider Augen wird als Brillenhämatom bezeichnet.

«Wann war die Todeszeit?», fragte mich der leitende Kriminalbeamte.

«Länger als acht Stunden her, kürzer als zwanzig Stunden», erwiderte ich. «Etwas präziser kann ich es später noch ausrechnen.» Zumindest passte ein solcher Zeitraum in die bisherigen Ermittlungsergebnisse. Der Sohn hatte das Haus ja gegen 20 Uhr verlassen. «Und die genaue Todesursache kann ich Ihnen auch erst nach der Obduktion sagen», enttäuschte ich die Beamten weiter. «Es sieht aber alles nach tödlichen Kopfverletzungen aus. Eine mögliche Tatwaffe sehe ich nicht.»

Bei der Leiche des Mannes kam ich zu ähnlichen Ergebnissen. Schließlich konnte ich gemeinsam mit den Kriminalbeamten eine erste Rekonstruktion des Tatablaufs wagen, so wie sie sich aus den Blutspuren und den Untersuchungen der Leichen ergab: Die Frau hatte dem Täter am Abend die Tür geöffnet – vielleicht war es der Sohn gewesen. Schon in der Tür hatte er ihr einen harten Gegenstand gegen den Kopf geschlagen, sodass sie zu Boden fiel. Mit der Tür hatte der Täter sie dann ins Haus hineingeschoben. Als der Mann die Treppe herunterkam, wurde auch er erschlagen. Er brach direkt dort zusammen. Der Täter verließ das Haus und nahm wahrscheinlich die Tatwaffe mit.

Unsere Arbeit am Tatort war nun beendet. Gott sei Dank hatte es kein kompliziertes Blutspurenmuster gegeben, meine Aufregung war völlig umsonst gewesen. Die Polizeibeamten riefen einen Bestattungsunternehmer an, der die Leichen zur Obduktion in den Sektionssaal des nächstgelegenen Krankenhauses bringen sollte. Dort wollten wir uns für die Autopsie wieder treffen.

Meine Kollegin und ich verließen den Tatort und stiegen in den Mini. «Trauriger Fall», sagte ich. «Was muss passieren, dass ein Sohn seine Eltern so umbringt? Denn danach sieht es ja aus.» Ich dachte an meine eigenen Eltern und daran, wie dankbar ich war, so ein gutes Verhältnis zu ihnen zu haben. Dann überlegte ich: Meine

Eltern sind nur wenig jünger als die beiden Toten, hoffentlich sind sie zu Hause sicher ... In diesem Moment riss mich meine Kollegin aus meinen düsteren Gedanken. «Wollen wir vor der Obduktion etwas frühstücken?» Das war kein schlechter Vorschlag – ich hatte großen Hunger, und der Tag war noch lang. Wir hielten bei einem Bäcker mit einigen Stehtischen an. Bei heißem Kaffee und dick belegten Brötchen sprachen wir über Privates. Kein Wort über die Leichen. Als wir weiterfuhren, ging es mir richtig gut.

Die Untersuchung des Auffindeorts einer Leiche ist die wohl bekannteste Aufgabe eines Rechtsmediziners und für viele die spannendste. Täglich können wir Fernseh-Rechtsmediziner bei dieser Arbeit beobachten. Ein solcher hätte im Fall der erschlagenen Eheleute schon nach kurzem Hinunterbeugen zu den Leichen allerhand gewusst: Todesursache sind Schläge auf den Kopf, wahrscheinlich mit einer Keule, zwischen 22 Uhr und 22.30 Uhr, und der Täter war ein Bekannter der Opfer, männlich, etwa ein Meter achtzig groß, Rechtshänder. Er hat sie überrascht, von hinten zugeschlagen. In der Wirklichkeit sind die Untersuchungen jedoch viel langwieriger und die Ergebnisse längst nicht so genau. Wie aber ist es in der Realität? Was tut ein Rechtsmediziner am Tatort, und wie kommt er zu seinen Ergebnissen?

Fundort und Tatort müssen nicht zusammenfallen wie hier im Fall des ermordeten Ehepaars, es kann durchaus sein, dass ein Rechtsmediziner zwei Schauplätze des Verbrechens untersuchen muss. Zu einer Tat kann es sogar mehrere Tatorte geben, beispielsweise wenn ein Opfer erst in seiner Wohnung angegriffen, dann gewaltsam entführt, an einem zweiten Ort misshandelt und getötet und später an einer dritten Stelle «entsorgt» wird. An all diesen Orten können sich Spuren finden, und sie müssen von der Polizei und eventuell auch von einem Rechtsmediziner inspiziert werden. Im Extremfall kann die Polizei sogar mit einer nicht kontrollierbaren Zahl von Tatorten konfrontiert sein, etwa wenn eine Kontamination mit Infektionserregern oder Radioaktivität im Spiel ist.

Ein bekanntes Beispiel dafür ist der Tod des ehemaligen russischen KGB-Agenten Alexander Litwinenko* in einem Londoner Krankenhaus. Drei Wochen lag Litwinenko in der Klinik, und niemand hatte eine Idee, warum sich sein Zustand so dramatisch verschlechterte. Anfangs vermutete man, dass Thallium schuld daran sei, ein hochgiftiges Metall. Erst kurz vor seinem Ableben fand man radioaktives Polonium-210 in seinem Urin und stellte die tödliche Verstrahlung mit diesem Element fest. Weil zunächst niemand wusste, wie Litwinenko das Polonium aufgenommen hatte, standen sämtliche Orte, an denen er sich seit der Vergiftung aufgehalten hatte, im Verdacht, Tatorte gewesen zu sein. Insgesamt waren es mehr als einhundert. Darunter das Hotelzimmer, das er in London bewohnt hatte, alle anderen Zimmer des Millennium-Hotels (die Radioaktivität war durch das Reinigungspersonal überall verbreitet worden), die Hotelbar, ein Sushi-Restaurant, wo er in Gesellschaft gegessen hatte, sein Privathaus, von ihm benutzte Flugzeuge, sogar die Müllhalden, auf denen Sitze der Flugzeuge entsorgt worden waren. Das Krankenhaus, in dem Litwinenko starb, war der «Leichenfundort», aber natürlich nicht der Tatort.

Als Erstes muss gewährleistet sein, dass das Betreten des Fundorts für alle Personen sicher ist. Das gilt besonders an Brandstel-

---

* Alexander Walterowitsch Litwinenko war sowohl für den sowjetischen als auch später den russischen Geheimdienst als Spion tätig gewesen. Er wandelte sich aber zum Kritiker des Systems und lebte bald in London. Nach Ermittlungen von Scotland Yard wurde er durch krebserzeugendes radioaktives Polonium ermordet, das man ihm in der Bar eines Hotels in den Tee gegeben hatte. Vom Krankenbett aus beschuldigte er öffentlich den russischen Staat und damit den damaligen Präsidenten Wladimir Putin der Tat, bevor er qualvoll starb.

len, wo eine Einsturzgefahr für Gebäude bestehen kann – darum hat sich die Feuerwehr zu kümmern.

Einmal wurde mir an einem Leichenfundort in Saarbrücken von der Polizei eine schusssichere Weste verordnet. Das Opfer war eine junge Frau, die zu Hause als Prostituierte gearbeitet hatte. Nachbarn hatten am späten Abend mehrere Schüsse aus ihrer Wohnung gehört und die Polizei verständigt. Als ich kurz nach Mitternacht dort eintraf, war die Straße von Polizeibeamten weiträumig abgesperrt.

«Hier können Sie nicht durch», fuhr mich der Beamte an der Absperrung etwas unwirsch an. Als ich mich als Rechtsmedizinerin zu erkennen gab, entschuldigte er sich etwas kleinlaut.

«Konnten Sie ja nicht wissen», sagte ich. «Wo muss ich denn hin?»

«Dahin, wo die Mannschaftswagen stehen, Sie können es nicht verpassen.»

Tatsächlich hatte sich ein großes Polizeiaufgebot vor einem Mehrfamilienhaus versammelt. Den Einsatzleiter kannte ich, auch viele der Beamten, die schon am Tatort arbeiteten.

«Hier ist ja was los!», sagte ich. «Ist es weit oben?» Immerhin ging ich an Krücken, weil ich mir beim Sport einen Bänderriss im Sprunggelenk zugezogen hatte.

«Erster Stock», erwiderte der Einsatzleiter mitfühlend. Er erzählte mir dann, dass die junge Frau gegen 23 Uhr in ihrer Wohnung erschossen worden war, zu diesem Zeitpunkt hätten die Zeugen die Schüsse gehört.

«Da waren Sie aber schnell», sagte ich nicht ohne echte Hochachtung. So kurz nach der Tat war ich noch nie zu einem Tatort gerufen worden. Der Tatverdächtige war der Ex-Freund der Toten, der wohl kurz zuvor bei ihr geklingelt hatte.

«Er ist flüchtig, und wir haben keine Tatwaffe gefunden», erklärte der Kripobeamte weiter. «Wir können nicht ausschließen, dass er sich noch irgendwo in unmittelbarer Nähe herumtreibt. Deswegen tragen alle schusssichere Westen. Auch Sie sollten sich eine überziehen.»

Erst jetzt fiel es mir auf – tatsächlich hatten alle Beamten schusssichere Westen angelegt, und auf der anderen Straßenseite suchten Einsatzkräfte das Gebüsch ab. Mir lief ein Schauer über den Rücken. Es war das erste Mal, dass man bei einer Tatort-untersuchung um mein Leben fürchtete – wenn auch vielleicht nur theoretisch. Ich zog die Weste an und fühlte mich trotzdem un-wohl. Mein Kopf war ungeschützt, ringsherum war es dunkel, nur der Polizist und ich standen im Licht. Schnell in die Wohnung.

Die Leiche der jungen Frau lag direkt hinter der Eingangstür. Sie war mit einem Schlafanzug bekleidet. Ich konnte mehrere Schussverletzungen an ihrem Körper erkennen. In der gegenüber-liegenden Wand steckten zwei Projektile, eines unter der Leiche im Fußboden. Der Täter hatte die Frau in der Eingangstür erschos-sen, das schien eindeutig. Sie hatte ihm die Tür geöffnet. Sorg-fältig maßen wir aus, in welcher Höhe die Projektile die Wand durchschlagen hatten. Das würde später helfen, den Schusswinkel und die Position des Opfers bei der Tat zu bestimmen – nach der Obduktion, wenn wir an der Leiche die Verletzungen genau ver-messen hatten.

Die Leichenflecken der Toten waren erst spärlich ausgebildet, noch gut wegdrückbar. Durch elektrischen Strom über eine kleine Elektrode konnte ich eine komplette Gesichtsseite zum Zucken bringen. Das bedeutete: Die junge Frau war erst sehr kurze Zeit tot, das passte zu den Zeugenaussagen.

Die weitere Tatortarbeit überließ ich den Polizeibeamten. Für mich gab es nichts mehr zu tun. Raus aus der Weste, schnell rein ins Auto und zurück nach Hause, dachte ich. Später kam ich mir etwas lächerlich vor, dass ich mich so unwohl gefühlt hatte. Es war nicht davon auszugehen, dass der Täter auf uns geschossen hätte.

Tatsächlich war er geflohen. Er wurde einige Tage später in seinem Auto erschossen aufgefunden – er hatte Suizid begangen.

Keine Aufgabe der rechtsmedizinischen Fund- beziehungsweise Tatortuntersuchung ist es, die Todesursache des Opfers festzustellen. Das wird erst später bei der Obduktion erledigt. Fast nie kann man einer Leiche von außen ansehen, was zu ihrem Exitus geführt hat. Selbst wenn schwere Verletzungen zu erkennen sind oder die Leiche zertrennt oder verbrannt ist – all dies kann auch nach dem Tod vom Täter vorgenommen worden sein!

Bei der Untersuchung der Leiche steht an erster Stelle immer die eindeutige Feststellung des Todes, denn sonst hat man es ja nicht mit einer Leiche zu tun! Das erledigt häufig der Notarzt, weil er meist vor dem Rechtsmediziner vor Ort ist. Anschließend hat die Spurensicherung höchste Priorität, weil jedes weitere Hantieren an einer Leiche Spuren verwischen kann. Das ist auch für Notärzte und Rettungssanitäter wichtig. Wenn sie sicher sind, dass sie für den Patienten nichts mehr tun können, müssen sie darauf achten, möglichst wenig am Fundort zu verändern, um keine Spuren zu legen oder zu zerstören.

SpuSi, Presse und Zaungäste – Probleme am Tatort

Der überwiegende Anteil ihrer Sicherung wird durch die Polizei durchgeführt. Die Beamten fotografieren die verschiedenen Spuren zuerst als Übersicht, um zu dokumentieren, wo sie sich genau befinden, und dann im Detail, um festzuhalten, wie sie im Einzelnen aussehen. Wenn alles erfasst ist, stellen die Beamten der Spurensicherung, kurz «SpuSi» genannt, Gegenstände und Spurenmaterial sicher. Die Spuren können zum Beispiel Blutspuren sein,

Sperma, Speichel, aber ebenso Schuh- und Fingerabdrücke, Haare oder liegengelassene Gegenstände wie etwa Zigarettenkippen oder Tatwaffen.

Fingerabdrücke und kleinere Sekretspuren kann man nicht immer mit dem bloßen Auge erkennen. Sie müssen manchmal erst durch spezielle Techniken sichtbar gemacht werden. Selbst kleinste Fasern, die der Täter am Tatort hinterlassen hat, kann man durch Abkleben des Leichnams und seiner Umgebung mit Folie aufnehmen. War eine Schusswaffe im Gebrauch, müssen Schmauchspuren und Projektile gesichert werden. Auch andere mögliche Tatwerkzeuge sind einzusammeln und auf Spuren des Täters zu untersuchen. Jede Spur, die zu diesem Zeitpunkt nicht registriert wird, ist für immer verloren. Die Spurensicherung kann darum je nach Größe des Fund- oder Tatorts viele Stunden oder sogar Tage dauern, im Extremfall noch länger.

Bei Tötungsdelikten sollten die SpuSi-Beamten zuerst die Spurensicherung an der Leiche vornehmen, damit der Rechtsmediziner diese möglichst schnell begutachten kann. Die Beurteilung der Befunde wird nämlich mit zunehmender Zeit schwieriger und ungenauer. Das heißt: Je später wir die Leiche untersuchen, desto weniger finden wir heraus. Die weitere Spurensicherung kann dann später stattfinden, nach dem Transport der Leiche in die Rechtsmedizin, mit oder ohne Rechtsmediziner. Der sollte die Polizeibeamten bei der Spurensicherung beraten und tatkräftig unterstützen, auch zur Klärung der Frage beitragen, welche Spuren für die Beurteilung und Aufklärung einer Tat wichtig sein können. Viele Fragen für die Ermittlung versucht man möglichst schon vor Ort zu beantworten: Finden sich mögliche Tatwerkzeuge, die zu einer Verletzung des Leichnams passen könnten? Welche Spuren müssen vor Ort an der Leiche gesichert werden, welche erst bei der Obduktion? In welcher Reihenfolge werden spurensichernde Maßnahmen an der Leiche am besten durchgeführt?

Noch lebhaft erinnere ich mich an meinen ersten Leichenfundort. Ich war ganz neu in der Rechtsmedizin und konnte die Untersuchung nicht selbst durchführen, weil ich nie zuvor einen Tatort gesehen hatte. Darum begleitete ich einen erfahrenen Kollegen, der mich in die Arbeit einführen sollte.

Es war spät in der Nacht, als das Telefon klingelte. Ich hatte schon geschlafen.

«Willst du mit zu einem Tatort?», fragte der Kollege.

Ich war sofort wach. «Ja, klar!»

Als der Kollege kam und mich abholte, war ich schon lange aus dem Bett und fertig zur Abfahrt. Draußen war es kalt und regnerisch. Ich saß auf dem Beifahrersitz seines schönen Wagens, und er stellte mir die Sitzheizung an.

Wir mussten lange fahren. Unterwegs erklärte er mir, welche Untersuchungen gleich durchzuführen waren.

«Was ist es denn für ein Fall?», fragte ich.

«Keine Ahnung. Irgendeiner wurde in seiner Wohnung erschlagen.»

Es gruselte mich. Andererseits wartete ich gespannt auf das, was ich zu sehen bekommen würde. Als wir bei der uns genannten Hochhaussiedlung in einem Hamburger Vorort eintrafen, konnten wir mehrere Polizeiautos sehen – und wussten sofort, dass wir richtig waren. Der Kollege parkte ein und holte den Koffer mit der Tatortausrüstung aus dem Kofferraum. Im Dunkeln liefen wir zum Eingang des Hauses mit der Nummer 5. Dort wurden wir von einem Kriminalbeamten willkommen geheißen. «Morgen! Im achten Stock …»

Wir mussten zu Fuß gehen, weil der Fahrstuhl nicht funktionierte. Das Treppenhaus war mit Graffiti beschmiert. Es roch nach Feuchtigkeit und menschlichen Ausdünstungen. Im achten Stock stand die Tür zur «Tatortwohnung» offen. Herzlich wurden wir von mehreren Polizeibeamten begrüßt. Sie trugen weiße Schutzanzüge mit Kapuze, Latexhandschuhe und über den Straßen-schuhen Überzieher aus blauem Kunststoff. Die meisten hatten zusätzlich einen Mundschutz auf, so wie er von Chirurgen im Ope-rationssaal getragen wird. Es schien ein erfahrenes Team zu sein, jedenfalls spürte ich bei keinem die Spur dieses gruseligen Ge-fühls, das mich selbst noch immer nicht völlig verlassen hatte.

Die Atmosphäre war freundlich und konzentriert. Dennoch hatte ich den Eindruck, dass alle wussten, was in mir vorging, als Anfängerin, die zum ersten Mal dabei ist. Das gab mir ein Gefühl von Sicherheit. Der Grusel blieb, aber die Aufregung verschwand. Die Polizeibeamten gaben jedem von uns eine Schutzausrüstung. Einer von ihnen zeigte mir, wie man sie richtig anzieht. Mein Anzug war zur allgemeinen Erheiterung viel zu groß. Noch immer ist die Polizei überwiegend mit Männergrößen ausgestattet, auch wenn es inzwischen viele Frauen in dem Beruf gibt.

Der Einsatzleiter führte uns in den Fall ein. «Der Mann lebte hier allein. Nachbarn hatten Krach aus der Wohnung gehört und die Polizei verständigt. Die Kollegen haben ihn auf dem Sofa ge-funden, offensichtlich von hinten erschlagen; die Tür war nicht aufgebrochen worden.»

«Der Eindringling hatte einen Schlüssel?», fragte mein Kol-lege.

«Anscheinend.»

«Wann war das denn?»

«Irgendwann zwischen 17 und 23 Uhr. Es gibt da widersprüch-liche Zeugenaussagen.»

Ich sah auf die Uhr, die im Wohnungsflur an der Wand hing. Zwei Uhr früh, es war also nicht lange her. Hinter meinem Kolle-gen betrat ich die Wohnung durch den winzigen Flur. Es gab nur ein einziges kleines Zimmer, vielleicht zwölf Quadratmeter groß, eine Küchenzeile und ein sehr kleines Bad. Der Fernseher lief. An das Programm kann ich mich nicht erinnern. Auf einem gläsernen

Couchtisch lagen ein Aschenbecher mit einigen Zigarettenkippen, ein Teller mit halb aufgegessenen, angetrockneten Spaghetti und eine Fernsehzeitschrift. Die Wohnung war ordentlich, das fiel mir sofort auf. Nichts deutete auf einen Kampf hin. Es gab keine umgestoßenen Möbel oder heruntergefallenen Gegenstände. Es schien nichts gestohlen worden zu sein. Auf einem kleinen Tisch lag wie unberührt ein Portemonnaie mit Geld.

Auf dem Sofa saß, nach vorn zusammengesackt, die Leiche, ein etwa fünfzig Jahre alter, schlanker Mann. Ein bisschen Blut klebte an seinem Hinterkopf, den er der Tür zuwandte. Bei näherem Hinsehen konnte man darunter eine große Kopfverletzung erahnen. Es passte alles zu dem, was uns die Polizeibeamten berichtet hatten. Jemand musste mit einem Schlüssel in die Wohnung gelangt sein und das ahnungslose Opfer von hinten getötet haben, vielleicht mit einem einzigen Schlag. Das Opfer hatte den Täter entweder nicht gehört oder war auf der Couch sitzen geblieben, weil es den Täter kannte und nichts Böses von ihm erwartete.

Die Beamten von der Spurensicherung waren schon fertig mit ihrer Arbeit, als wir zu ihnen stießen. «Ihr dürft gleich loslegen», hörte ich einen von ihnen sagen. Ich sah nur zu und schrieb mit, was der Kollege mir diktierte. Genau beobachtete ich, wie er die Leichenflecken untersuchte, die Leichenstarre prüfte und die Rektaltemperatur bestimmte. Als er mit kleinen Elektroden einen Stromstoß in die Augenmuskeln der Leiche abgab, kniff der Tote das linke Auge zu. Wenige Stunden tot, dachte ich. Zuletzt träufelte der Kollege noch Tropfen in die Augen des Leichnams. «Pupillenweite beidseits vier Millimeter», diktierte er. «Rechts Einträufeln eines erweiternden, links eines verengenden Medikaments.» Bei der Obduktion würden wir die Weite der Pupillen noch einmal messen, um festzustellen, ob sie auf die Medikamente reagiert hatten.

Der Einsatzleiter der Polizei rief den diensthabenden Staatsanwalt an, um noch für die Nacht einen Auftrag zur Obduktion zu erhalten. Der Täter war flüchtig. Man durfte keine Zeit verlieren. Wenn die Obduktion erst am nächsten Tag stattfinden würde, könnte er schon über alle Berge sein. Ich rief im Institut an, um einen Sektionsgehilfen zu organisieren. Anschließend wurde ein Bestattungsunternehmer verständigt, um die Leiche in die Rechtsmedizin zu bringen.

Nach der Untersuchung sahen wir uns mit der Polizei gemeinsam nach einem Tatwerkzeug in der Wohnung um. Die Polizeibeamten inspizierten auch mögliche Verstecke, so zum Beispiel den Mülleimer. Wir fanden nichts, was als Tötungswaffe in Frage kam.

Schließlich konnten wir aus den unbequemen Schutzanzügen herausschlüpfen und das Haus verlassen. Davor hatte sich eine kleine Traube Schaulustiger gebildet, die uns neugierig hinterherblickte, als wir zum Auto gingen. Wie froh, ja erleichtert war ich, als wir wieder im warmen Wagen saßen!

Noch in derselben Nacht führten wir die Obduktion durch. Die Todesursache war tatsächlich eine schwere Kopfverletzung, die durch einen einzigen Schlag entstanden war. Nach genauer Untersuchung des Schädelbruchs gelangten wir zu dem Schluss, dass die Tatwaffe wahrscheinlich ein Hammer gewesen war. Abwehrverletzungen oder andere Zeichen eines Kampfes fanden wir nicht. Es passte also alles zu dem, was die Polizeibeamten bereits in der Wohnung vermutet hatten. Ob der Täter gefasst wurde, weiß ich nicht. Zu Gericht ist keiner von uns in dem Fall geladen worden.

Äußerst wichtig ist, dass die an der Spurensicherung Beteiligten, wie gesagt, nicht selbst Spuren legen, weil man diese später für Spuren eines Täters halten könnte. Im Zeitalter der DNA-Untersuchung, bei der kleinste Mengen von Material die Zuordnung zu einer Person möglich machen (siehe S. 163 ff.), kommt es immer wieder vor, dass DNA-Moleküle (die Träger von Erbinformationen) aus dem Kreis der Ermittler für Täterspuren gehalten werden.

Sind Rettungskräfte vor Ort, um ein noch lebendes Opfer zu reanimieren, können diese verständlicherweise auf die Spurenlage keine Rücksicht nehmen. In solchen Fällen muss nach Abschluss des Rettungsversuchs genau dokumentiert werden, welche Veränderungen vom Einsatzteam verursacht wurden. Wenn möglich, befragen Polizeibeamte die Rettungskräfte sofort, was sie am Tatort beobachtet und was modifiziert haben. Das geht natürlich nur, wenn sie nicht zum nächsten Patienten müssen.

Um Kontaminationen des Fundorts mit eigenen Spuren zu vermeiden, dürfen ihn so wenige Personen wie möglich betreten. Alle tragen Schutzanzüge mit Kapuzen, Handschuhe, Überschuhe und Gesichtsmasken. In vielen Krimiserien ist das inzwischen richtig dargestellt. Teilweise laufen dort aber immer noch Kriminalbeamte, Rechtsmediziner und anderes Personal in abenteuerlicher Weise herum – rauchend, essend, in Joggingklamotten. Manchmal sieht man Angehörige des Opfers in Freizeitkleidung am Tatort, sogar Haustiere. Wenn das in der Wirklichkeit so wäre, käme man einem unbekannten Täter nie auf die Spur.

Für die Polizei ist wichtig, dass die Arbeit am Tatort ohne Schaulustige stattfindet. Zuschauer stören die Konzentration, und auch sie können die Spurenlage verwischen. Und sie könnten Kontakt zu den Medien aufnehmen, wodurch womöglich Einzelheiten über das Geschehen nach außen dringen: Flüchtige Täter sollen keineswegs erfahren, wie weit der Stand der Ermittlungen gerade ist. Um Zaungäste vom Tatort fernzuhalten, wendet die Polizei je nach Örtlichkeit verschiedene Methoden an. Im Freien wird das Gebiet manchmal großräumig abgesperrt. Wenn kein Platz ist, stellen Beamte Schutzplanen oder Zelte auf. An Häusern und Wohnungen können die Eingänge kontrolliert werden – und alle Beteiligten sind auf diese Weise in der Lage, in Ruhe ihre Arbeit zu verrichten.

An einem sommerlichen Tag saß ich in meinem Büro an einem Gutachten, als der Pförtner mir einen Anruf der Polizei Hamburg durchstellte. «Wir haben hier eine Leiche mit einer Schussverletzung», informierte mich der Beamte. «Der Tote liegt an einem Seeufer. Die Schusswaffe haben wir im Wasser gefunden. Wir gehen von einem Tötungsdelikt aus. Wie schnell können Sie zum Tatort kommen?»

Mein Gutachten musste also wieder warten. Schuldbewusst blickte ich auf die Mahnung der Staatsanwaltschaft – die Frist war schon seit sechs Wochen abgelaufen. Trotz des schlechten Gewissens war ich irgendwie froh über die interessante Ablenkung. Schussverletzungen sind in Hamburg zum Glück relativ selten, und ich war gespannt auf den Fall. Ich ließ mir von dem Beamten den Weg beschreiben, danach fuhr ich sofort los.

Die Grünanlage war weiträumig abgesperrt, als ich dort ankam. Ich musste aus diesem Grund etwas weiter weg parken und wurde von einem Polizeibeamten durch mehrere rot-weiße Absperrungen zur Leiche geführt, die von Polizisten bewacht wurde. Es hatten sich einige Schaulustige versammelt, darunter Journalisten und Pressefotografen. Ein Polizeisprecher sprach mit ihnen. In der Luft dröhnten und knatterten zwei Hubschrauber. Der Beamte bemerkte meinen fragenden Blick.

«Luftraumsicherung», erklärte er. «Die Presse hat vorhin versucht, den Tatort aus der Luft zu filmen.»

Im Gebüsch raschelte es laut. «Schleicht die Presse etwa hier im Gebüsch herum?», fragte ich.

«Nein, das sind Polizisten, die das Gebiet nach Hinweisen auf den Täter absuchen.»

Schließlich gelangten wir ans Seeufer. Im Wasser standen mehrere Taucher in voller Ausrüstung. «Sie suchen nach Gegenständen, die mit der Tat zu tun haben», berichtete mein Begleiter. Ich sah mir die Leiche an. Der Mann lag rücklings auf dem Boden, komplett bekleidet, die Füße zum See hin, etwa zehn Meter vom Ufer entfernt. Links in der Brust eine riesige Schussverletzung, die ich schon von weitem gesehen hatte.

«Seine Freundin hat ihn heute Morgen hier gefunden, als sie ihren Hund ausführte», informierte mich der Einsatzleiter.

«Wie furchtbar!», rief ich aus. «Wie geht es ihr?»

«Sie wird von einem Psychologen betreut», berichtete der Einsatzleiter und fuhr fort: «Im Wasser haben wir eine Gaspistole gefunden. Sie gehört einem Bekannten des Toten. Nach ihm wird derzeit gesucht.»

Ich beugte mich zu der Leiche hinunter. «Ziemlich großes Einschussloch», stellte ich fest. «Sieht eigentlich nicht nach einer Gaspistole aus.» Um das Einschussloch herum konnte man einen breiten, schwarzen, puderähnlichen Ring erkennen – Schmauchspuren. Das passte alles nicht zu der gefundenen Waffe. Hatte die Waffe im See etwa gar nichts mit dem Fall zu tun? War der Täter mit der eigentlichen Tatwaffe geflüchtet? War es doch ein Suizid – aber mit welcher Waffe?

«Der Mann hat an Depressionen gelitten. Er war kürzlich arbeitslos geworden. In seiner Beziehung gab es viel Streit.» Der Einsatzleiter fragte auch, ob es möglich sei, sich selbst in die Brust zu schießen und danach die Waffe in den See zu werfen.

Ich hielt das für denkbar. Nach einem solchen Schuss in die Brust ist man nicht unbedingt sofort bewusstlos.

Eine genaue Todeszeitbestimmung war nicht möglich – es existierten zu viele Unsicherheiten: Wie hatte sich die Temperatur in der Nacht verändert, wie der Wind? Die Kleidung des Mannes war ganz feucht – wie war es dazu gekommen? Wahrscheinlich war er am Nachmittag oder Abend des Vortages gestorben, immerhin das konnte ich den Beamten sagen.

Bei der Obduktion waren an der Einschussstelle Zeichen eines aufgesetzten Schusses zu erkennen: Der Abdruck eines Mündungsrohrs war deutlich zu sehen. Er passte, wie schon die Schmauchspuren und das große Einschussloch, nicht zu der im See gefundenen Gaspistole. Das Projektil hatte eine Rippe durchschlagen und war durch das Herz hindurchgegangen. Wir fanden es in der Brusthöhle. Als wir es untersuchten, war schnell klar, dass dieses nicht aus der Gaspistole stammen konnte. Es war viel zu groß.

Neben der Gaspistole hatten die Polizeitaucher in dem Gewässer aber ein Metallrohr gefunden, an das jemand einen Griff aus Klebeband gebastelt hatte. Diesem Rohr hatte man bis jetzt keine große Beachtung geschenkt. Doch nun wurde es genauer betrachtet. Die Polizei fand heraus, dass sich an dem Rohr Schmauchspuren fanden, die in ihrer Zusammensetzung genau mit denen an der Leiche übereinstimmten. Ein erneuter Tauchgang in dem See förderte einen Fliesenlegerhammer zutage. Auch an ihm entdeckte man Schmauchspuren. Der Tote war Fliesenleger gewesen. Langsam fügte sich alles zu einem klaren Bild zusammen: Der Mann hatte sich aus dem Metallrohr eine Schusswaffe gebaut, ein Projektil hineingesteckt und ans Ende des Rohres einen Zündsatz gebastelt. Er hatte sich das Rohr mit Projektil und Zündsatz auf die Brust gesetzt und mit seinem Fliesenlegerhammer auf den Zündsatz geschlagen. Dadurch hatte er sich das Projektil in die Brust getrieben. Weitere Nachforschungen ergaben, dass Fliesenleger diese Technik gelegentlich benutzen, um Bolzen in eine Wand zu treiben. Der Mann war deshalb mit der großen Energie vertraut, die ein solches Geschoss entwickeln kann.

Speziell ausgebildete Polizeibeamte stellten in einem aufwendigen Versuchsaufbau das Szenario nach. Ihre Experimente bestätigten, dass die Energie eines solchen Geschosses ausreicht, um die Haut, einen Rippenknochen und das Herz zu durchschlagen. Sie schickten mir ein Video ihres Versuchs ins Institut. Ich war sehr beeindruckt – der Mann hatte sich tatsächlich eine schwere Schusswaffe gebaut! Nach mehreren Wochen konnte man sicher sein, dass er sich selbst das Leben genommen hatte und nicht ermordet worden war.

Es ist gar nicht so selten, dass Selbstmörder Methoden anwenden, mit denen sie beruflich vertraut sind. Selbsttötungen mit Schusswaffen kommen besonders häufig bei Jägern und Polizeibeamten vor. Schlachter und – wie in dem hier beschriebenen Fall – Fliesenleger nehmen sich immer wieder mit eigenhändig gebastelten Schusswaffen das Leben.

Todeszeit zwischen 16.21 Uhr und 16.26 Uhr

Eine entscheidende rechtsmedizinische Aufgabe am Leichenfundort ist die Todeszeitbestimmung. Mit ihrer Hilfe kann die Polizei erste Anhaltspunkte über die Tatzeit gewinnen, später mögliche Alibis überprüfen oder unbekannte Tote mit Vermisstenanzeigen in Zusammenhang bringen. Auch auf diesem Gebiet sind uns die Rechtsmediziner in Fernsehserien um einiges voraus. Auf die Stunde, manchmal auf einige Minuten genau können sie nach kurzer Betrachtung der Leiche den Todeszeitpunkt bestimmen. In Wirklichkeit ist die Todeszeitbestimmung ein aufwendiges Puzzlespiel. Manche Untersuchungen werden erst bei oder nach der Obduktion im Labor abgeschlossen, und selbst bei idealen Bedingungen ist das Ergebnis nie ganz genau. Wir geben, im Gegensatz zu unseren Bildschirmkollegen, nach umfassenden Untersuchungen den Todeszeitpunkt fast immer mit einer Genauigkeit von plus / minus drei Stunden an. Das bedeutet: Man kann lediglich einen *Zeitraum* von etwa sechs Stunden angeben, in dem ein Mensch verstorben ist, nie einen genauen *Zeitpunkt*. Ein erfahrener Rechtsmediziner kann zwar der Polizei gegenüber Schätzungen abgeben, wo innerhalb dieses Intervalls der wahrscheinliche Todeszeitpunkt anzunehmen ist. Das ist aber nicht sicher genug für ein Gerichtsverfahren. Zur «wasserdichten» Entkräftung eines Alibis und damit der Überführung eines Täters taugt eine solche Berechnung nicht.

Die Todeszeitbestimmung selbst beruht auf der Feststellung, dass ein menschlicher Körper sich nach dem Tod verändert und dass diese Veränderungen nach gewissen zeitlichen Regeln ablaufen. Im Umkehrschluss kann man ungefähr ermessen, wie lange ein Körper schon tot ist, wenn man diese Leichenveränderungen untersucht und weiß, wie lange ihre Ausbildung ungefähr dauert. Leider folgen die Veränderungen nicht einem starren zeitlichen Muster. Sie laufen zwar bei allen Leichen ungefähr gleich ab, aber eben nicht genau gleich. Äußere Bedingungen wie Umgebungstemperatur, Luftfeuchtigkeit, Luftbewegung oder Beschaffenheit der Aufliegefläche, aber auch Faktoren an der Leiche selbst (Körpergewicht, Bekleidung und Krankheiten) können die Veränderungen beschleunigen oder verzögern. Das erklärt, warum eine genaue Todeszeitbestimmung nahezu unmöglich ist: Nie wird es gelingen, in einem Fall all diese Bedingungen mitzuerfassen und präzise zu bestimmen, wie sie den zeitlichen Ablauf der Leichenveränderungen beeinflusst haben. Man kann die Resultate deshalb immer nur im Zusammenhang mit sämtlichen übrigen Ermittlungsergebnissen deuten: Wann wurde ein Briefkasten zum letzten Mal geleert, wann eine Person zuletzt lebend gesehen oder gesprochen, von welchem Tag stammte die letzte Tageszeitung, welches Datum trug die aufgeschlagene Seite eines Fernsehprogramms oder eines Kalenders? Hat man solche Fragen geklärt, kann man prüfen, ob die Veränderungen an der Leiche dazu passen.

Leichenveränderungen, die für die Todeszeitbestimmung genutzt werden können, sind die sicheren Todeszeichen, die Abkühlung des Körpers, sogenannte supravitale Phänomene und Veränderungen der chemischen Zusammensetzung von Körperflüssigkeiten. Zusätzlich können Vorgänge einen Hinweis auf die Todeszeit geben, die schon zu Lebzeiten im Körper stattgefunden haben, wie die Verdauung oder eine Wundheilung. Bei fortgeschrittener Fäulnis oder Verwesung eines toten Körpers können wir zusätzlich Insekten untersuchen, die sich auf der Leiche finden. Auch Untersuchungen eines Skeletts oder einzelner Knochen können uns weiterhelfen. Insgesamt ist die Todeszeitbestimmung genauer, je näher sie am Todeszeitpunkt durchgeführt wird – mit Ausnahmen, wie einer meiner Beispielfälle zeigen wird (siehe S. 44 f.). Bei einer Leichenliegezeit von mehr als ein bis zwei Tagen ist die Bestimmung meistens nicht sehr präzise; später kann möglicherweise nur noch geschätzt werden, ob der Verstorbene Tage oder Wochen tot ist, beziehungsweise bei Knochenfunden, ob er vielleicht sogar schon Monate, Jahre oder gar Jahrzehnte nicht mehr am Leben ist.

Ja, das ist eine Leiche – die Feststellung des Todes

Ein sechsundfünfzigjähriger Mann rief an einem Vormittag gegen elf Uhr, ganz außer sich, bei der Polizei an: «Meine Mutter ist tot! Ich wollte sie besuchen, und da lag sie tot im Bett! Sie war doch immer gesund! Jemand hat sie umgebracht!» Er gab an, dass sie am Abend zuvor Besuch von einem Bekannten gehabt hatte. «Die müssen sich gestritten haben. Der kam mir immer komisch vor. Er hat sie umgebracht!»

Ich wollte gerade mit meinen Kollegen zum Mittagessen gehen, als ich von dem Fall erfuhr. «Also wieder McDrive», sagte ich zerknirscht. Gegen ein Uhr nachmittags traf ich in der Wohnung ein. Alles sah auffällig ordentlich aus: Es war extrem sauber, fast wirkten die Sachen unberührt, alles stand an seinem Platz, die Sitzpolster und Kissen waren frisch aufgeschlagen, Fernsehzeitschriften und Fernbedienung exakt an den Kanten des Couchtisches ausgerichtet. Trotz der Tageszeit waren im Schlafzimmer die Vorhänge vorgezogen. Der Leichnam der alten Dame lag zugedeckt im Bett, völlig gerade und mit dem Kopf auf dem Kopfkissen. Die Decke war glatt und bis zum Hals hochgezogen. Die Hände falteten sich um einen Rosenkranz. Das war ein friedliches Bild, fast, als sei sie dort entschlafen. Aber es lag dennoch etwas Schauriges in der Luft, der Gesamteindruck war zu friedlich, fast künstlich. Etwas stimmte hier nicht.

Als ich mich zu der Leiche hinunterbeugte, sah ich sofort, dass mein erster Eindruck mich nicht getäuscht hatte: Ich erkannte eine Drosselmarke, einen fast waagrecht um den Hals verlaufenden Streifen, und einige Schürf- und Kratzspuren am Hals. In den Bindehäuten der Augen und in der Mundschleimhaut entdeckte ich feinste nadelstichartige Einblutungen. An den Händen waren mehrere Fingernägel eingerissen und abgebrochen. Es sah so aus, als sei die alte Frau stranguliert worden und habe versucht, sich mit den Händen zu befreien, deswegen die abgebrochenen Fingernägel.

Die Leichenflecken konnte ich noch durch einen leichten Druck mit dem Finger zum Abblassen bringen. Und als die Beamten und ich die Leiche auf den Bauch drehten, bildeten sich dort und im Gesicht neue Leichenflecken aus. Nach diesen Ergebnissen kam ich zu dem Schluss, dass die Frau erst wenige Stunden tot war.

«Der Bekannte, den der Sohn beschuldigt, hat gestern Abend um 22 Uhr von zu Hause aus seine Tochter angerufen. Er muss demnach die alte Frau gegen 21.30 Uhr verlassen haben», informierte mich einer der Polizeibeamten.

«Dann scheidet er als Täter aus. So lange ist sie sicher noch nicht tot», erklärte ich bestimmt. Endlich erlaubte mir die Todeszeitbestimmung einmal eine eindeutige Aussage.

Nach einigen Tagen rief mich der Polizeibeamte wieder an. «Der Sohn hat gestanden, dass er seine Mutter selbst erdrosselt hat. Er war wohl als Junge von ihr gezüchtigt und gedemütigt worden – das war die Rache.»

«Dann war die friedliche Bettung der Leiche ein Undoing», folgerte ich. Als «Undoing» oder «emotionale Wiedergutmachung» bezeichnet man jene Handlungen eines Täters, die, vereinfacht ausgedrückt, aus verspäteter Reue heraus geschehen und eine Tat symbolisch ungeschehen machen sollen. Manche Täter waschen und schminken ihre Opfer und ordnen kunstvoll Schmuckgegenstände oder Plüschtiere um sie herum, sodass sich beim Auffinden der Leiche ein gruseliges Bild ergibt. Undoing kommt vor allem bei Morden an nahestehenden Menschen vor. Deshalb weiß die Polizei in solchen Fällen, dass sie einen unbekannten Täter wahrscheinlich im Bekanntenkreis eines Opfers finden wird.

Als erstes sicheres Todeszeichen beginnen sich etwa zwanzig Minuten nach dem Tod die Leichen- oder Totenflecken zu bilden. Die Ursache ist ein Absacken des Blutes in die herabhängenden Körperpartien – den Gesetzen der Schwerkraft folgend. Liegt die Leiche auf dem Rücken, entstehen die Leichenflecken hinten am Körper. Bei hängenden Körpern staut sich das Blut in den näher am Boden befindlichen Partien, die Leichenflecken bilden sich in diesen Fällen in den Unterarmen, Händen, Unterschenkeln und Füßen aus.

Kleinere Flecken breiten sich zu flächenhaften Verfärbungen aus. Anfangs kann man sie auf Druck mit dem Finger noch zum Verblassen bringen. Außerdem sind sie in einem frühen Stadium umlagerbar, das heißt, sie erscheinen bei Veränderung der Lage an einer anderen Stelle. Dreht man also eine Leiche vom Rücken auf den Bauch, «wandern» die Leichenflecken kurz nach dem Tod nach vorn. Nach etwa einem Tag bleiben sie fixiert und können nicht mehr weggedrückt werden. Ausprägung, Verblassen auf Fingerdruck und Umlagerbarkeit der Leichenflecken sind daher Anhaltspunkte zur Bestimmung der Todeszeit.

Das zweite sichere Todeszeichen, die Leichen- oder Totenstarre, ist eine Erstarrung der Muskulatur, die durch eine fehlende Versorgung mit Sauerstoff verursacht wird. Die Starre beginnt wenige Stunden nach dem Tod meist im Kiefergelenk – und löst sich nach einigen Tagen wieder. In den ersten Stunden nach dem Tod bildet sie sich auch dann noch neu aus, wenn man sie gewaltsam gelöst hat. Wir prüfen die Leichenstarre, indem wir versuchen, die Gelenke zu bewegen. Wenn dabei ein Widerstand auftritt, bedeutet das, dass eine Leichenstarre ausgebildet ist. Bei vollständig ausgeprägter Totenstarre können manche Gelenke, die von kräftiger Muskulatur gehalten werden, nur sehr schwer oder gar nicht bewegt werden. Wie schnell die Leichenstarre eintritt und sich wieder löst, ist sehr stark von der Umgebungstemperatur abhängig. Bei hohen Außentemperaturen kann die Starre schon nach Stunden wieder vollständig gelöst sein. Auch individuelle Faktoren können beeinflussen, wie rasch und wie kräftig sich die Starre ausbildet. Bei Kindern oder alten, schwachen Menschen finden wir häufig nur eine leichte Totenstarre. Deshalb ist es tendenziell sehr unsicher, die Todeszeit anhand der Leichenstarre zu schätzen. Als zusätzliches Kriterium zu anderen Untersuchungen ist diese Methode aber sehr nützlich.

Veränderungen durch Fäulnis entstehen aufgrund einer Zersetzung des toten Körpers durch Bakterien, die vor allem aus dem Magen-Darm-Trakt und den Atemwegen stammen. Sie sind ebenfalls ein sicheres Todeszeichen, und auch sie sind stark abhängig von der Temperatur und zusätzlich von der Luftfeuchtigkeit. Meist beginnen sie nach einigen Tagen, doch bei hohen Temperaturen und hoher Luftfeuchtigkeit können Fäulnisveränderungen in extremen Fällen schon nach einigen Stunden auftreten. Eine Todeszeitbestimmung anhand von Fäulniserscheinungen bleibt wegen dieser großen Variationen ähnlich ungenau, und man sollte sie nur mit äußerster Zurückhaltung anwenden.

Manche Insektenarten legen auf Leichen ihre Eier ab. Die geschlüpften Maden ernähren sich von dem Kadaver und verwandeln sich zu Puppen. Das Entwicklungsstadium von Insektenmaden kann somit zur Schätzung der Todeszeit herangezogen werden. Diese Methode bedarf jedoch einer großen Erfahrung und sollte von Rechtsmedizinern und Biologen gemeinsam durchgeführt werden. Zunächst muss die Insektenart genau bestimmt werden. Das macht in der Regel der Biologe. Er stellt auch fest, wie lange die einzelnen Entwicklungsstadien der jeweiligen Tiere dauern. Das ist von der Jahreszeit und den ermittelten Witterungsverhältnissen abhängig. Für die Eiablage auf dem Leichnam spielt es eine Rolle, ob er sich in einem geschlossenen Raum oder im Freien befindet, wie er bekleidet ist, ob die Wohnung verschlossen und wie die Umgebung insgesamt beschaffen ist. Man muss deshalb mit der Auslegung der vorgefundenen Fakten sehr vorsichtig sein.

Knochen erhalten sich von allen Körpergeweben am längsten. Wenn also eine Leiche über einen großen Zeitraum unentdeckt bleibt, kommt es vor, dass nur noch die Knochen gefunden werden. In diesen Fällen ergeben sich besonders viele Fragen, und die Liegezeit ist dabei außerordentlich wichtig. Stammt das Skelett aus dem Ersten Weltkrieg oder gar aus der Steinzeit, sind keine weiteren Ermittlungen erforderlich, denn es muss ja kein Mörder mehr gesucht werden. Eine genaue Festlegung auf eine Todeszeit ist bei Knochen leider nicht möglich – obwohl das in Zusammenarbeit mit forensisch versierten Anthropologen heute viel besser gelingt als früher. Sie beziehen bei ihrer Arbeit den genauen Fundort einschließlich der Tiefe, der Ausrichtung der Knochen, die Lagerungsbedingungen sowie die Beschaffenheit des Bodens ein. So können sie uns beispielsweise sagen, ob es sich um eine alte Grabstätte handelt oder eher um einen «zufällig» verscharrten Toten. Der Verlust der Fettdurchtränkung von Knochen deutet auf eine Liegezeit von mehr als zehn Jahren hin, denn sogenanntes «Fettwachs» in den Markhöhlen – in den mit Mark gefüllten Hohlräumen der Knochen – kann noch Jahrzehnte nach dem Tod vorhanden sein. Auch das Gewicht der Knochen nimmt mit der Zeit ab. Sie werden spröde und brüchig. In vielen Fällen kann die Analyse radioaktiver Substanzen im Knochen zur Bestimmung der Liegezeit beitragen. Man nutzt dabei die Erkenntnis, dass radioaktive Substanzen zerfallen und eine genau bekannte Halbwertszeit* aufweisen. Die bekannteste Altersbestimmungsmethode ist in diesem Bereich die C14- oder Radiokohlenstoffmethode. In jedem lebenden Organismus ist radioaktiver Kohlenstoff (C14) vorhanden, der beim toten Organismus gemäß dem Zerfallsgesetz gleichmäßig abnimmt. Je weniger C14 also in einem Toten zu finden ist, desto länger ist er schon tot.

Kein Tatort ohne Thermometer

Ein Bäcker brach plötzlich bei der Arbeit in einer Hamburger Backstube zusammen. Seine Kollegen und ein Notarzt versuchten vergeblich, ihn zu reanimieren. Der Tote wurde ins Institut für Rechtsmedizin gebracht. Zum Glück wird dort von einem Assistenten bei Annahme jeder Leiche sofort die tiefe Rektaltemperatur

---

* Nach einer komplizierten Formel (Zerfallsgesetz) kann berechnet werden, in welchem Zeitraum verschiedene radioaktive Substanzen zur Hälfte zerfallen, Jod beispielsweise binnen acht Jahren, Cäsium in dreißig, Plutonium in 24 110 Jahren.

gemessen. Sie lag bei Ankunft im Institut, vier Stunden nach dem Zusammenbruch des Mannes, noch bei 41,2 Grad Celsius.

Der Fall war nicht als verdächtig eingestuft worden, und ich erfuhr auch erst am nächsten Tag davon, weil die Angehörigen zur Klärung der Todesursache eine Obduktion wünschten. Hätte ich erst dann die Rektaltemperatur gemessen, wäre diese nicht mehr brauchbar gewesen – die Leiche hatte die Nacht über in einem Kühlfach zugebracht. Bei der Obduktion fand ich bis auf ein vergrößertes Herz keine Auffälligkeiten. Der Mann war nicht an einer inneren Krankheit gestorben. Bei der Untersuchung kleiner Organteile unter einem Mikroskop entdeckte ich Veränderungen in mehreren Organen, die zu einem Hitzetod passten. In diesem Fall war die Temperaturmessung zwar nicht wichtig für die Bestimmung der Todeszeit, die war ja bekannt, weil ein Notarzt vor Ort gewesen war. Dafür hatte sie aber einen entscheidenden Hinweis für die Todesursache geliefert: Hitzetod. Ein Berufsunfall durch die heißen Öfen in der Bäckerei. Für die Witwe war das sehr wichtig, denn ihr stand damit eine Hinterbliebenenrente zu.

Nach dem Tod kühlt ein Körper langsam ab – es sei denn, er liegt an einem Ort, der wärmer ist als die Körpertemperatur. Diese Abkühlung einer Leiche nach dem Tod ist einer der wichtigsten Vorgänge für die Todeszeitbestimmung. Wir können die Temperatur der Leiche messen und dann berechnen, wie lange es schätzungsweise gedauert hat, bis die Leiche auf die gemessene Temperatur abgekühlt ist. Dabei nehmen wir an, dass die Temperatur zum Zeitpunkt des Todes normal war, also 37,2 Grad Celsius.

Die beste Methode ist dafür die Messung der tiefen Rektaltemperatur. Dazu benutzt man ein spezielles Thermometer, an dem eine Sonde zum Einführen in den Enddarm angebracht ist. Zusätzlich zur Rektaltemperatur misst man aber auch die Raum- oder Umgebungstemperatur der Leiche. Anhand einer mathematischen

Formel kann man dann die ungefähre Todeszeit berechnen. In die Formel fließt außerdem das Körpergewicht der Leiche mit ein sowie der Bekleidungszustand, das heißt, ob sie dicke oder dünne oder gar keine Kleidung getragen hat und ob sie bedeckt war, zum Beispiel mit einer Bettdecke. Weiterhin die Witterungsbedingungen, die Feuchtigkeit und die Luftbewegung. Eine grobe Faustregel besagt: Die Abkühlung beträgt im Durchschnitt etwa ein Grad pro Stunde. Das gilt allerdings nur für den Leichnam einer normalgewichtigen, erwachsenen und unbekleideten Person. Weitere Voraussetzung dafür ist, dass die Leiche bei Raumtemperatur gefunden wurde und bei trockenem Wetter keinem Wind ausgesetzt war.

Die Aufzählung zeigt, von wie vielen Faktoren die Abkühlung eines Leichnams abhängig ist und wie schwierig deshalb die genaue Todeszeitbestimmung anhand der Temperatur sein kann. Es sind viele mathematische Modelle dazu entwickelt worden, die unterschiedliche Kriterien berücksichtigen, aber hundertprozentig genau sind sie alle nicht. Für Kinder kann man die üblichen Regeln fast gar nicht anwenden, da sie im Verhältnis zum Gewicht eine viel größere Körperoberfläche haben und deswegen wesentlich schneller abkühlen als Erwachsene.

Noch ganz wichtig: Ist die Rektaltemperatur der Umgebungstemperatur angeglichen, kühlt der Körper nicht weiter ab, und die Temperaturmessung kann dann nicht mehr für die Todeszeitbestimmung verwertet werden.

Noch sind nicht alle Zellen tot

Einmal hatte es die Polizei in Leicester besonders eilig, mich zum Leichenfundort zu bringen. «Sie holen dich gleich mit einem Hubschrauber ab», freute sich die Sekretärin mit mir. Das hatte ich vorher noch nie erlebt: Ich erwartete den Polizisten auf dem Helikopterlandeplatz des nahe gelegenen Krankenhauses. Als der

Hubschrauber heranknatterte, musste ich mein Gesicht vor auf-fliegenden Blättern schützen. «*Come on, Liz!*» Der Polizeibeamte winkte mich heran. Die Rotorblätter drehten sich weiter, als ich über die kleine Trittleiter in die Maschine einstieg. Es war ziemlich laut. Der Polizeibeamte gab mir die Hand und zog mich hinein. Ich durfte auf dem Sitz neben dem Piloten Platz nehmen. Der Flug war etwas wackelig, aber der Mann kam mir vertrauenswürdig vor, und so hatte ich keine Angst.

Aus dem Fenster hatte ich einen weiten Blick auf die Land-schaft. Alles kannte ich von Autofahrten, aber von oben sah es noch viel schöner aus. Mein Begleiter von der Polizei erzählte mir einiges über die Gegend und die Gebäude, über die wir hinweg-flogen. «Da ist mein Haus!», freute ich mich.

Nach einer knappen halben Stunde kamen wir am Tatort an. Er lag mitten in einem Feld – hier konnten wir gut landen. Ich winkte dem Hubschrauber hinterher, als er sich wieder in die Lüfte erhob. Danach musste ich auf konzentriertes Arbeiten umschalten. Die Leiche eines jungen Mannes lag in dem Feld, am Rand eines klei-nen Bachs. Körper und Gesicht befanden sich fast vollständig im kalten Wasser, die Füße waren gefesselt, die Hände auf dem Rücken zusammengebunden. Tief im Mund steckte ein Knebel. Der Mann hatte einen Pass und einen Schlüssel bei sich, aber kein Bargeld, auch keine Bankkarten. Es war nicht zu übersehen, dass wir es mit einem Tötungsdelikt zu tun hatten.

«Der Landwirt hat ihn hier gefunden», berichtete der Einsatz-leiter.

«Wissen wir, wer er ist?», fragte ich.

«Wir ermitteln gerade, ob der Tote der Besitzer des Passes ist. Es ist niemand vermisst gemeldet, der auf seine Beschreibung passt», wurde ich informiert. «Wir wissen überhaupt noch nicht, was hier passiert ist.»

Die Polizeibeamten nahmen erste spurensichernde Maßnahmen an der Leiche vor – Abkleben mit Folie, DNA-Spuren. Dann konnte ich mit meiner Untersuchung beginnen. Die Beamten schauten neugierig zu, denn in England ist es nicht üblich, dass Rechtsmediziner eine Todeszeitbestimmung durchführen. Einige unserer Methoden aus Deutschland sind dort kaum bekannt. In diesem Fall hatten die Männer so etwas noch nie gesehen. Ich erklärte ihnen genau, was ich tat. «Gleich zuckt wahrscheinlich das Gesicht», warnte ich, als ich zwei kleine Nadelelektroden in das rechte obere Augenlid der Leiche steckte. Als der Leichnam kurz darauf durch den Stromstoß das rechte Auge zusammenkniff, ging trotz meiner Vorwarnung ein Raunen durch die Schar der Beamten. Begeistert waren sie vom Ergebnis meiner Untersuchung: «Todeszeit vor etwa vier Stunden, plus / minus zwei Komma acht.» Die tiefe Rektaltemperatur half uns nicht weiter, weil der Leichnam im kalten Wasser lag, gefesselt und fast bewegungsunfähig. Er konnte also schon ziemlich stark abgekühlt sein, als er noch gelebt hatte. Die Bestimmung der Todeszeit war mir vor allem aufgrund der supravitalen Phänomene gelungen, dem Zusammenzucken der Gesichtsmuskeln als Folge eines Stromstoßes.

«Leider ist die Todeszeit nicht unbedingt mit der Tatzeit gleichzusetzen», dämpfte ich die Freude der Beamten gleich wieder. «Wenn der Tote erstickt, unterkühlt oder ertrunken ist, kann das eine ganze Zeit gedauert haben, vielleicht sogar mehrere Stunden.»

«Die Täter können also längst über alle Berge sein», schloss der Einsatzleiter etwas enttäuscht.

Bei der Obduktion konnte ich feststellen, dass der Mann ertrunken war – seine Lungen waren stark überbläht, und er hatte reichlich Schaum in den Atemwegen. Drogen, Medikamente oder Alkohol konnten wir in seinem Blut nicht feststellen, auch keine tödlichen Verletzungen. An den Armen fanden sich Abwehrverletzungen und eine starke Unterblutung der Fesselungsspuren, die darauf hindeuteten, dass er beim Fesseln bei Bewusstsein gewesen war und versucht hatte, sich zu befreien. Der Mann war, so las ich es aus meinen Befunden, angegriffen, ausgeraubt, danach geknebelt und gefesselt, aber lebendig in den Bach «entsorgt» worden.

Die Polizei konnte die Täter fassen. Die hatten an verschiedenen Orten mit der Kreditkarte des Opfers gezahlt. In einem Auto, das sie gemietet hatten, konnte ein Haar des Toten im Kofferraum gefunden werden. Sowohl die drei Täter als auch ihr Opfer stammten aus dem Bereich der organisierten Kriminalität, alle waren professionelle Drogenhändler. Das Motiv der Tat wurde nie genau aufgeklärt. Die Täter wurden wegen Mordes verurteilt.

Supravitale Phänomene beruhen auf der Tatsache, dass nach dem Tod eines Individuums nicht sofort jede Körperzelle tot ist. Einzelne Körperzellen sind zunächst noch aktiv und reagieren deshalb auf ganz bestimmte Reize, was wir uns bei der Todeszeitbestimmung zunutze machen. Wenn man etwa mit einem länglichen Gegenstand kräftig auf den Bizepsmuskel schlägt, kommt es in den ersten ein bis zwei Stunden nach dem Tod zu einem sichtbaren Zusammenziehen des Muskels. Reizt man die Muskulatur der Augen oder des Mundes mit einem elektrischen Stromstoß, ziehen sich diese in den ersten Stunden zusammen. Die Reaktion wird mit der Zeit aber immer schwächer. Bei Einträufeln oder Injektion eines Medikaments in die Augen kann es länger als bis zu einem Tag nach dem Tod zu einer Verengung oder Erweiterung der Pupillen kommen.

Genickbruch, Gruseliges und Kreuzfahrt-Tode

An einem Samstag im Spätsommer, ich hatte gerade auf ein freies Wochenende gehofft, rief mich ein Beamter der Derbyshire Police an. «Passanten haben in einem Waldstück die Leiche eines fünfzig

Jahre alten Mannes gefunden. Es sieht nach Mord aus. Wann können Sie beim Tatort sein?»

Das Waldstück lag in der Nähe eines Restaurants, in dem auch ich schon gegessen hatte. Ich parkte vor dem typisch englischen Pub und erinnerte mich sofort an den leckeren, traditionellen «Sunday roast», den ich dort mit Freunden gegessen hatte. Ich kannte den Ort gut, und doch erschienen mir die schönen Holzmöbel auf der Terrasse merkwürdig fremd, als wäre ich nie hier gewesen. Es ist mir schon manchmal so ergangen – die Verbindung zu einem Mordfall konnte einen Ort in meiner Wahrnehmung verändern. Ich würde dort sicher nicht wieder essen gehen.

Die Leiche war die eines Mannes. Bekleidet war er mit einem leichten, hellen Anzug – eigentlich zu schick für ein Pub –, und er hatte mehrere blutende Platzwunden am Kopf. Das war keine Selbstverletzung und auch kein Unfall, das war eine Tötung durch fremde Hand. Möglicherweise war er ausgeraubt worden, denn er trug keine Tasche und kein Geld bei sich, obwohl er offensichtlich im Pub gegessen hatte: Eine Rechnung des Lokals befand sich in seiner Hosentasche. Darauf war zu erkennen, dass er gegen 21 Uhr gezahlt hatte, vier Tage bevor er tot gefunden worden war. Er hatte Fisch und Reis bestellt gehabt, dazu Weißwein getrunken.

Weil sie ein Verbrechen annehmen musste, war die Todeszeit für die Polizei besonders wichtig. Der Leichnam war aber schon durch Fäulnis verändert, die Leichenstarre bereits gelöst und die Rektaltemperatur identisch mit der Umgebungstemperatur. «Leider kann ich Ihnen keine genaue Todeszeit sagen», erklärte ich. «Vielleicht hilft uns die Obduktion weiter.» Wirklich glauben tat ich das allerdings nicht. Zu selten findet man dabei konkrete Hinweise auf die Todeszeit.

Bei der Autopsie konnte ich als Todesursache – trotz der Fäulnisveränderungen – eine Kopfverletzung mit einer großen Blutung in der Kopfhöhle feststellen. Der Schädel war mehrfach gebrochen. Der Mann war also erschlagen worden. «Sehen Sie», demonstrierte ich den Polizeibeamten, «der Magen ist prall gefüllt mit fast unverdauten Resten von Fisch und Reis.» Etwas angewidert sah der Einsatzleiter auf den Mageninhalt auf dem Sektionstisch. «Damit kommen wir sehr nah an die Todeszeit heran.» Sein Blick hellte sich auf. «Bei einem lebenden Menschen ist die Mahlzeit innerhalb weniger Stunden aus dem Magen verschwunden. Nach Andauung durch die Magensäure wird sie, je nach Größe und Art, nach ungefähr einer halben Stunde langsam in den Zwölffingerdarm weitertransportiert. In diesem Fall ist der Magen aber noch voll. Er muss kurz nach dem Essen getötet worden sein.»

Am nächsten Tag erhielt ich aus dem Labor die Blutalkoholkonzentration des Leichnams. Sie betrug 0,75 Promille (siehe S. 218 ff.). Weil wir anhand der Rechnung aus dem Restaurant wussten, wie viel Weißwein der Mann getrunken hatte, konnte ich berechnen, wie hoch die Blutalkoholkonzentration bei ihm sein musste. Ich kam zu dem Ergebnis, dass er zwischen 0,8 und 0,9 Promille gehabt hatte, als er das Restaurant verließ. Weil ein Lebender pro Stunde ungefähr 0,15 Promille abbaut, hatte er nach Verlassen des Pubs noch etwa eine Stunde gelebt. Ich war begeistert. Die Obduktionsergebnisse hatten eine genaue Todeszeit geliefert!

Die Polizei fasste die Täter, zwei Männer. Sie hatten ihrem Opfer im Wald aufgelauert, durch den der Ermordete ins Lokal gegangen war. Sie gaben zu, den Mann erschlagen und ausgeraubt zu haben. Nein, ich würde an diesem Ort wirklich nicht noch einmal essen.

Der Tatort kann anfangs dramatisch aussehen, auch bei natürlichen Todesfällen. Ein typisches Beispiel ist das Verbluten aus Krampfadern der Speiseröhre (medizinisch: Ösophagusvarizen) bei einer schweren Lebererkrankung (Zirrhose) – eine häufige

Krankheit bei Alkoholikern. Platzen die Krampfadern in der Speiseröhre, ist starkes Bluterbrechen die Folge. Weil Patienten mit Leberzirrhose fast immer auch Störungen der Blutgerinnung haben, kommt die Blutung nicht zum Stillstand. Bei dem Versuch, die Toilette zu erreichen, kann sich das Blut überall in der Wohnung verteilen, sodass es zunächst wie ein Verbrechen aussieht. Der Sterbende kann zudem taumeln und wieder und wieder stürzen, dabei Gegenstände umwerfen und sich verletzen, sodass sich dieser Verdacht noch erhärtet. Ein erfahrener Rechtsmediziner kann in solchen Fällen manchmal allein durch eine orientierende Untersuchung der Örtlichkeit eine erste Entwarnung geben. Trotzdem ist zur Klärung der Todesursache und zum Ausschluss einer Gewalteinwirkung immer eine Obduktion notwendig.

Eines Nachts klingelte mich ein Saarländer Polizist aus dem Schlaf.

«Wir haben einen Tatort für Sie. Ein einundsiebzig Jahre alter Mann liegt mit einem Genickbruch tot in seiner Wohnung.»

«Genickbruch?» Ich bezweifelte das. «Wer hat das festgestellt?»

«Der leichenschauende Arzt.»

Na toll, dachte ich. Eigentlich war ich mir jetzt ziemlich sicher, dass es kein Genickbruch war. Das ist eine häufige Fehldiagnose unerfahrener Leichenschauer, weil der Hals bei Leichen oft sehr beweglich erscheint. Was daran liegt, dass die Halsmuskulatur recht schwach und die Totenstarre in den übrigen Gelenken im Vergleich zum Hals sehr kräftig ist. Aber das konnte ich dem Beamten ja schlecht am Telefon sagen. «Ich fahre sofort los», teilte ich ihm stattdessen mit.

Der Tote hatte eine kleine Einzimmerwohnung in einem Mehrfamilienhaus, die hölzerne Tür war von der Feuerwehr aufgebrochen worden. Im Flur hatte gerade eine einzige Person Platz. Es roch nach Zigarettenrauch. Im Wohn- und Schlafzimmer hing eine Glühbirne ohne Lampenschirm von der Decke, die ein trübes Licht spendete und ein wenig flackerte. Auf einem kleinen Couchtisch stand ein Aschenbecher voll mit Zigarettenkippen. Der Fernseher lief – irgendein privater Sender. Die Polizeibeamten hatten den Ton ausgestellt. Der Tote lag rücklings und etwas gekrümmt auf dem Boden, mit einer schmuddeligen Jeans und einem löchrigen T-Shirt bekleidet. Es waren schon Fäulniszeichen zu sehen. Die Schreibfläche eines kleinen Sekretärs lag abgebrochen daneben.

«Wir haben zuerst einen Tod aus innerer Ursache angenommen», unterrichtete mich der Beamte. «Der Mann war herzkrank. Sein Sohn wollte ihn besuchen. Er verständigte die Feuerwehr, als sein Vater die Tür nicht öffnete. Man hat dann den Hausarzt der Familie angerufen. Der hat eindeutig einen Genickbruch festgestellt und einen blauen Fleck am rechten Unterbauch.» Das deutete nach Einschätzung des Hausarztes darauf hin, dass der Mann in den Bauch geschlagen oder getreten worden war. Der Arzt hatte daraufhin die Polizei alarmiert.

«Das ist kein blauer Fleck», sagte ich und zeigte auf die Verfärbung in der Bauchgegend, «das ist frühe Leichenfäulnis.» Ich hockte mich neben den Leichnam und bewegte seinen Kopf. Der Hals war normal flexibel. «Entwarnung – kein Genickbruch.» Der Beamte atmete auf. Eine Schürfung am Rücken konnte dadurch entstanden sein, dass der Mann zusammengebrochen war. Vielleicht hatte er versucht, sich am Sekretär anzulehnen, und dabei die Platte heruntergerissen. «Ich empfehle zur Sicherheit trotzdem eine Obduktion, die hat aber bis morgen Zeit.» Da es schon dämmerte, korrigierte ich mich. «Bis später, besser gesagt.» Die Nacht war gelaufen. Tatsächlich fanden wir als Todesursache einen großen Herzinfarkt.

Zum Glück gibt es nicht nur gruselige Leichenfundorte. Mein bisher angenehmster «Tatort» war ein Kreuzfahrtschiff vor den Falklandinseln. Von meinem Institut in Leicester aus haben wir nämlich auch die Falklandinseln rechtsmedizinisch versorgt, die trotz ihrer Lage vor Südamerika britisches Hoheitsgebiet sind. Auf den Inseln leben nur etwa 3000 Einwohner, und es gibt dort keinen Rechtsmediziner. Für den Flug musste ich mit dem Auto zum Brize-Norton-Flughafen fahren, der zur Royal Air Force gehört, fünfundzwanzig Kilometer westlich von Oxford. Drei Stunden vor dem Check-in musste ich dort sein. Die Sicherheitsregelungen dauerten eine Ewigkeit. Allein mein Laptop wurde für eine halbe Stunde einbehalten. Schließlich stieg ich mit anderen Passagieren in eine Boeing ein. Überrascht stellte ich fest, dass die Maschine bis auf den letzten Platz belegt war – hauptsächlich Soldaten der britischen Armee, dazu ihre Angehörigen, Frauen und Kinder.

Ich saß neben einem einundzwanzigjährigen Soldaten, der schon in Afghanistan und im Irak gewesen war. Er hatte Schreckliches gesehen, Tod, Elend, Gewalt. Einer seiner Freunde war durch eine Bombe ums Leben gekommen.

«Hilft euch jemand, diese Dinge zu verarbeiten?», fragte ich ihn.

«Nein. In drei Wochen muss ich wieder nach Afghanistan.»

«Hast du nicht furchtbare Angst?»

«Ich versuche einfach, nicht daran zu denken.»

Wie furchtbar diese jungen Leute verheizt werden, dachte ich. Und niemand kümmert sich um sie.

Auf Ascension Island gab es einen Zwischenstopp zum Tanken. Es ist eine kleine vulkanische Insel im Südatlantik, die von der englischen und amerikanischen Luftwaffe gemeinsam genutzt wird. Wir stiegen aus dem Flugzeug aus und begaben uns in eine Maschendrahtumzäunung, in der einige Holztische und -bänke standen. Ringsherum sah man nur Geröllwüste, und in einiger Entfernung glitzerte das Meer. Es war heiß, bestimmt dreißig

Grad Celsius. In England war ich bei neun Grad losgefahren. Ich schwitzte und hatte Durst. In einem winzigen Holzhäuschen konnte man sich einen Stempel für den Pass abholen. Das habe ich natürlich gemacht. Dann durften wir wieder ins Flugzeug. Ich war erleichtert. Zu essen oder zu trinken gab es allerdings weiterhin nichts. Ich sprach wieder mit dem jungen Soldaten. Er erzählte mir, dass er Koch werden möchte. Das richtige Thema.

Nach achtzehn Stunden Flug landeten wir schließlich in Mount Pleasant, auf dem Militärflughafen der Falklandinseln. Ich umarmte den englischen Soldaten zum Abschied. «*Good luck, kiddo*.*» Er hatte Tränen in den Augen.

Ein Polizeibeamter holte mich am Flughafen ab, und wir fuhren über die Insel zur Haupt- und Hafenstadt Stanley, dort sollte das Schiff vor Anker liegen. Ich war fasziniert von dem, was ich sah. Die Straßen waren Schotterwege, nicht asphaltiert. Die Inseln sind vulkanisch, mit karger Vegetation. Unendliche Weite, gelegentlich ein Haus im absoluten Niemandsland – dort wohnen die Leute, denen es in Stanley mit seinen 2500 Einwohnern zu voll ist.

«Auf dem Kreuzfahrtschiff wurde ein amerikanischer Tourist tot im Bett seiner Kabine gefunden», erklärte der Polizeibeamte. «Wahrscheinlich ein Herzinfarkt, aber es ist ein reicher Amerikaner, da sind wir lieber vorsichtig.»

Gemeinsam mit den Beamten sollte ich mir die Kabine des Verstorbenen ansehen, ob irgendetwas Verdächtiges zu finden sei. Mit einem kleinen Boot wurden wir zum Kreuzfahrtschiff gefahren. Wir gingen direkt in die Kabine des Amerikaners, sie befand sich in der ersten Klasse. Wir durchsuchten das Zimmer, das Bad und den Balkon der luxuriösen Kabine – nichts, keine ominösen Gegenstände, keine Blut-, keine Kampfspuren, keine durchwühl-

---

* Koseform für das englische Wort «*kid*» (Kind), das in England sehr viel benutzt wird.

ten Schubladen. Aus rechtsmedizinischer und kriminalistischer Sicht war das ein völlig unspektakulärer Leichenfundort. Immerhin hatte ich auf diese Weise einmal das Innere eines solchen Schiffs gesehen. Schade nur, dass ich mich nicht weiter auf dem gigantischen Schiff umschauen konnte. Ich musste obduzieren.

Die Leiche war bereits in das kleine Krankenhaus von Stanley gebracht worden. Die Stadt bestand aus sehr unterschiedlichen, sehr bunten Häusern, wie aus Baukastensätzen zusammengebaut. Das Hospital war ein großer Bungalow mit einem blauen Dach, der Sektionssaal winzig: ein Sektionstisch in der Mitte, ein Leichenkühlfach. Gerade hatten noch ein Rechtsmediziner und zwei bis drei Polizeibeamte darin Platz, einen Sektionsgehilfen gab es nicht. Die Todesursache war tatsächlich ein Herzinfarkt. Nichts deutete auf eine Tötung hin. Diesen Fall konnte ich sofort abschließen, und mit mir die Polizei.

Nach der Sektion blieb mir noch ein wenig Zeit, um die Insel zu erkunden. Ein sehr freundlicher Polizeibeamter zeigte mir eine Bucht, in der man besonders gut Pinguine beobachten konnte. Wegen der wenigen Einwohner haben die Tiere keine Angst vor Menschen. Ungehindert kann man sich zwischen ihnen bewegen. Einer von ihnen baute sich vor mir auf und beschimpfte mich, als er auf seinem Weg an mir vorbeiwollte.

Viele Orte konnte man nicht betreten, weil dort noch immer Minen aus dem Falklandkrieg lagen, die nicht geborgen werden konnten. Große Gebiete waren mit Stacheldraht abgesperrt und mit Minenwarnungen versehen. Ein Schauer lief mir über den Rücken, und ich dachte an den englischen Soldaten aus dem Flugzeug. Damals, 1982, kämpfte Großbritannien gegen Argentinien.

Noch am selben Tag musste ich wieder zurück. Etwa fünf Stunden war ich dort, danach saß ich erneut achtzehn Stunden im Flugzeug. Es war eine sehr anstrengende Reise, aber sie hatte sich in jeder Hinsicht gelohnt.

Alte Knochen

Eine besondere Herausforderung ist die Untersuchung von Knochenfunden. Als ich in England tätig war, wurde in einem Waldstück in den East Midlands ein skelettierter Torso gefunden. Mit Polizeibegleitung wurde er in unser rechtsmedizinisches Institut in Leicester gebracht. Im Sektionssaal sammelten sich neben den ermittelnden Polizeibeamten Rechtsmediziner, Pathologen und Sektionsgehilfen. Jeder war an dem ungewöhnlichen Fund interessiert. Ich sollte die Autopsie vornehmen. Der Polizeifotograf dokumentierte alles, als ich langsam den Leichensack öffnete und der Torso zum Vorschein kam. Rippen, Brustbein, Brustwirbelsäule und ein Teil der Halswirbelsäule hingen noch an Geweberesten, Haut und Organe waren nicht mehr vorhanden.

Manchem Leser wird an dieser Stelle ein Schauer über den Rücken laufen. «Gruselig, wie kannst du so etwas bloß machen?», bin ich von Freunden und Bekannten oft gefragt worden. Gerade in solchen oder ähnlichen Fällen, wenn eine Leiche schon fast skelettiert ist, habe ich aber zu ihrem großen Erstaunen nie Ekel oder Grauen empfunden. Die Überreste haben kaum etwas Menschliches an sich. Sie riechen nicht mehr nach Tod, und sie sehen nicht wie ein Mensch aus. Von der Person, die es einmal war, ist nichts mehr zu erkennen. Viel schwerer fielen mir die Fälle, wo ich den Menschen erkennen konnte. Eine frische Leiche, die warm war, nach Blut roch, eben noch geatmet hatte. Eine Tatortwohnung, wo ich die persönlichen Sachen eines Verstorbenen durchsehen musste. Bei diesem Torso war es nicht so schlimm – eigentlich waren es nur Knochen.

Nach einer sehr vorsichtigen und gründlichen Reinigung der Knochen konnte ich am Unterrand der linken fünften Rippe an der Vorderseite des Brustkorbs eine sehr feine Einkerbung ausmachen.

«Das sieht nach einer Bruststichverletzung aus», erklärte ich den Polizisten. «Und hier, am obersten erhaltenen Wirbelknochen, können Sie grobe Einkerbungen erkennen, als wäre der Kopf des Opfers mit einem Messer abgetrennt worden. Das ist keine Zerstückelung durch Tiere.»

«Was für ein Werkzeug war es denn? Ein Messer? Wie sah es aus?» Die Beamten wollten jetzt alles ganz genau wissen.

«Dazu brauchen wir zusätzliche Untersuchungen, das kann ich Ihnen noch nicht sagen», erklärte ich.

Die weiterführenden Analysen konnten wir in der Rechtsmedizin nicht allein durchführen. Wir holten eine Ingenieurin aus der Abteilung für Forensische Biomechanik dazu, die die versehrten Knochen unter ein Rasterelektronenmikroskop legte. Dabei kann man Verletzungen in winzigen Details beurteilen. An Schweineknochen, die wir von einem Schlachter bekamen, führten wir Experimente durch, bevor wir uns dem Torso zuwandten. Mit verschiedenen Messern schnitten wir in die Schweineknochen hinein und verglichen diese Verletzungen unter dem Rasterelektronenmikroskop mit denen an der Leiche. So konnten wir herausfinden, welche Messer der Täter verwendet hatte: Der mutmaßliche Stich in den Brustkorb war mit einer scharfen, glatten Klinge beigebracht worden. Die Spuren an der Wirbelsäule stammten von einem anderen Messer, das größer und breiter, dafür aber stumpfer war.

In unserem eigenen DNA-Labor untersuchten wir Gewebeteilchen, um den Torso zu identifizieren (siehe S. 90 ff.). Wir fanden heraus, dass er zu einem vermissten sechsundzwanzigjährigen Mann gehörte.

Der Fall wurde Jahre später gelöst. Der Täter war ein sadistischer Mörder, der zugab, sein Opfer gequält und dann durch mehrere Messerstiche getötet zu haben. Schließlich hatte er die Leiche zerstückelt und an verschiedenen Stellen im Land entsorgt. Die übrigen Körperteile wurden nie gefunden. Ihre Verstecke hatte der Täter nie verraten.

Werden ein ganzes Skelett oder nur einzelne Knochen gefunden, ergeben sich neben der Leichenliegezeit zahlreiche Fragen, die ein geschulter Rechtsmediziner, am besten in Zusammenarbeit mit einem Anthropologen, zumindest zum Teil beantworten kann. Die Frage, ob es sich um menschliche oder tierische Knochen handelt, ist meist recht einfach zu klären, jedenfalls dann, wenn ganze Knochen gefunden werden. Allerdings braucht man auch hier eine gewisse Erfahrung.

Ein Spaziergänger fand in einem Wald in der Nähe von Hamburg einen Knochen, der in eine Decke eingewickelt war, und benachrichtigte die Polizei. Ein Beamter erklärte mir aufgeregt am Telefon: «Wir haben den Knochen schon einem Arzt für Allgemeinmedizin gezeigt. Er war sich sicher, dass es der Oberarmknochen eines etwa dreijährigen Kindes ist. Können Sie zum Tatort kommen? Wir wollen klären, ob es noch weitere Knochen gibt und ob hier ein totes Kind begraben wurde.»

Es war dunkel, als ich mich in meinem Auto auf den Weg machte. An einem kleinen, ungepflasterten Weg, der in den Wald hineinführte, gelangte ich an ein Absperrband. Hier hielten zwei Polizeibeamte mit Taschenlampen Wache, einer von ihnen sagte: «Sie müssen die Gerichtsmedizinerin sein. Einfach geradeaus, Sie können es nicht verfehlen.» Ich bedankte mich und fuhr langsam weiter. Tatsächlich war der Einsatzort nicht zu verpassen – es standen Flutlichtanlagen und zahlreiche Einsatztruppen an der Stelle, wo der Knochen gefunden worden war. Man zeigte mir das kleine Grab – eine Kuhle im Boden, darin eine bunte Wolldecke, in die der Knochen eingewickelt war.

«Wo ist denn der Knochen?», fragte ich.

Der leitende Polizeibeamte gab ihn mir in die Hand. Nach

einem kurzen Blick darauf konnte ich Entwarnung geben. «Das ist kein menschlicher Knochen», sagte ich. «Wahrscheinlich ist es der Oberschenkelknochen eines kleinen Tieres, zum Beispiel eines Kaninchens.»

«Nächstes Mal holen wir gleich einen Rechtsmediziner, bevor wir hier so einen Aufwand veranstalten», meinte der Einsatzleiter schmunzelnd.

Ich verabschiedete mich und kam sogar noch einigermaßen zeitig ins Bett.

Am nächsten Tag zeigte ich den Knochen einem Oberarzt. «Das ist ein Hase», erklärte er bestimmt. «Gestern hatte ich einen zum Abendessen. Der Knochen sieht identisch aus.»

Warum der Knochen in eine Decke eingepackt war, wurde nie geklärt. Die Polizei vermutete, dass es sich um die Grabstätte eines Haustieres handelte und Tiere die anderen Knochen verschleppt hatten.

Sind Tier- und Menschenknochen schnell voneinander zu unterscheiden, so ist dagegen das Geschlecht eines Toten anhand von Knochen nur sehr schwer zu bestimmen. Bei Schädel- und Beckenknochen geht es noch am besten: Die Form der Augenhöhlen, die Ausprägung der Muskelansätze und des Beckenrings machen eine Unterscheidung zwischen Mann und Frau in vielen Fällen möglich. Bei anderen Knochen ist sie nicht so leicht, oft unmöglich. Die Länge der Arm- und Beinknochen erlaubt gewisse Rückschlüsse auf die Körpergröße und – jedoch mit großer Unsicherheit – auch auf das Geschlecht. Je nach Alter der Knochenfunde sind manchmal noch DNA-Untersuchungen durchführbar. Dadurch kann das Geschlecht dann eindeutig bestimmt werden. Wenn man wissen will, wie alt ein Verstorbener war, sieht man sich vor allem den Schädel an. Der besteht aus mehreren Knochen, die im Lauf des Lebens immer fester zusammenwachsen. Je fester sie zusammengewachsen sind, desto älter war der Verstorbene.

Einige Spezialisten führen anhand des Schädelknochens Gesichtsrekonstruktionen durch, entweder computergestützt oder mit handgefertigten Modellen. Sie nutzen dabei Kenntnisse über die Weichteildicke an verschiedenen Stellen des Gesichts und können die auf diese Art gewonnenen Gesichter mit verschiedenen Perücken, Augenbrauen und anderen individuellen Merkmalen ausstatten. Auch solche Rekonstruktionen haben immer nur hinweisenden Charakter, sind aber zur Identifizierung eines Skeletts nicht außer Acht zu lassen.

Knochen können jedoch nicht nur auf Alter und Geschlecht eines Toten hinweisen, sondern auch auf Krankheiten, unter denen er einmal gelitten hat: Knochenentzündungen, Vitaminmangel oder alte beziehungsweise frische Brüche (so wie Zahnfunde etwa auf Karies schließen lassen). Krankheiten, die heute aufgrund der besseren medizinischen Versorgung fast nie mehr vorkommen, wie eine Knochentuberkulose, können bedeuten, dass es sich um einen alten Knochenfund handelt, dass der Verstorbene also schon mehrere Jahrzehnte tot ist. Für die Polizei heißt das: Entwarnung.

Analysiert man die Zusammensetzung der Knochen im Labor, lässt sich unter Umständen sogar feststellen, wie sich ein Mensch ernährt hat. Viele Gifte sind nämlich noch Jahrzehnte oder sogar Jahrhunderte später nachweisbar. Ein Beispiel dafür sind Untersuchungen an den Überresten des berühmten britischen Polarforschers John Franklin und anderen Mitgliedern seiner letzten Expedition. Die Expedition war im Jahr 1845 mit zwei bestens ausgerüsteten Schiffen in die Arktis aufgebrochen, um die Nordwestpassage zu finden. Die HMS Terror und die HMS Erebus wurden aber schließlich im Packeis eingeschlossen, und die Mannschaften machten sich zu Fuß auf den Weg zur nächsten Siedlung. Als ihre

Leichen Jahre später gefunden wurden, hatten die Männer zum Teil sinnlose Gegenstände bei sich, die wenig zu ihrem Überleben beitrugen. Analysen ihrer menschlichen Überreste, allen voran durch den kanadischen Anthropologen Owen Beattie in den achtziger Jahren, konnten zeigen, dass die Leichen hohe Konzentrationen von Blei im Gewebe aufwiesen. Wahrscheinlich hatte eine Bleivergiftung zu ihrem Tod beigetragen: Die Expeditionsteilnehmer hatten mit Blei verlötete Konservendosen bei sich, aus denen das Metall vermutlich in die Nahrung gelangt war.

Merkmale einer Bleivergiftung sind psychische Veränderungen, unter anderem Wahnvorstellungen und die Unfähigkeit, klare Entscheidungen treffen zu können. Möglicherweise war das der Grund dafür, dass die Expeditionsmitglieder so viele unsinnige Sachen mit ins Eis genommen hatten. Die Männer, geschwächt durch die Bleivergiftung und in ihrer Urteilskraft eingeschränkt, waren auch viel anfälliger für zusätzliche Krankheiten wie Skorbut*. Außerdem soll ein Teil der Mannschaft durch Kannibalismus umgekommen sein.

Polizeibeamte aus Leicestershire brachten eines schönen Frühlingstages einen grausigen Fund in einer Styroporkiste in die Rechtsmedizin. Ich hatte zwei angehende Forensiker im Schlepptau, als ich in den Sektionssaal kam. «Dieser Fall ist uns ein totales Rätsel», berichtete der Senior Investigating Officer, der leitende Polizeibeamte, kurz SIO genannt. «Dieser Schädel lag in einer Moorlandschaft in Leicestershire. Er sieht eigentlich noch ganz frisch aus, ist aber vollständig skelettiert. Kann das Tierfraß sein? Oder war es ein Täter? Warum hat der dann den Kopf von

---

* Krankheit, die durch einen Vitamin-C-Mangel verursacht wird. Sie führt zu Erschöpfung, Entzündungen, Muskelschwund, Fieber und Durchfällen und hat früher vor allem auf See viele Todesopfer gefordert.

den Weichteilen befreit? Wer ist der Tote? Und wo ist der Rest der Leiche?»

«Lassen Sie mal sehen», sagte ich, öffnete die Styroporbox und blickte hinein. «Sie haben recht. Der Schädel sieht wirklich frisch aus. Hier sind ein paar Muskelansätze zu sehen.» Ich nahm den Schädel und drei Halswirbel aus der Kiste heraus. «Der ist ja richtig schwer, ist da noch ein Gehirn drin?»

Die meisten Skelettfunde sind sehr leicht, weil sie schon lange irgendwo liegen und verwesen. Vorsichtig öffnete ich den Schädel mit einer Handsäge. «Das ist ja wirklich dubios! Das Gehirn ist nahezu vollständig vorhanden und nur ganz wenig durch Fäulnis verändert. Wie ist das möglich?» Alle Weichteile an der Außenseite des Kopfes waren verschwunden, jedoch das Gehirn selbst nicht. Das ergab keinen Sinn.

«Fäulnis kann es nicht sein», erklärte ich dem SIO, «denn dann wäre ja auch das Gehirn betroffen. Auch Tierfraß ist unwahrscheinlich, denn danach würde man Zahnspuren an den Knochen sehen.»

«Also hat ein Mensch die Weichteile entfernt. Ein Mord mit anschließender Verstümmelung der Leiche», schlussfolgerte der Senior Investigating Officer.

Ich stimmte ihm zu, das war die einzige Erklärung. Ich stellte mir vor, wie der Täter nach seiner Mordtat den Kopf der verstümmelten Leiche in der Hand hält und sich überlegt, was er damit machen soll.

«Abartig», konstatierte der SIO. Ich war auch darin mit ihm einer Meinung. Aber wie hatte der Täter die Weichteile entfernt?

Wieder zusammen mit der Kollegin aus dem Institut für Forensische Biomechanik untersuchte ich den Schädel unter einem Mikroskop mit geringer Vergrößerung (Stereomikroskop). Überall konnten wir jetzt feinste Einschnittspuren sehen, die mit dem bloßen Auge nicht zu erkennen waren.

«Das war ein Skalpell oder eine Rasierklinge», schlug sie vor.

Am dritten Halswirbel fanden wir weitere Einkerbungen. Allerdings stammten sie nicht von einem feinen Messer, sondern von einer Säge.

«Er hat den Kopf mit einer Säge abgetrennt», berichtete ich dem SIO am Telefon. «Und die Weichteile des Kopfes wurden mit einem feinen Messer vom Schädel abgelöst. Trotzdem verstehe ich nicht, wie er den Schädel so sauber gekriegt hat.»

«Wie meinen Sie das?», fragte der SIO nach.

«Es sind fast alle Weichteile weg. Das bekommt man mit einem Messer nicht hin.»

Wir fanden es nicht heraus. Waren zusätzlich Chemikalien benutzt worden? Warum war dann·das Gehirn so gut erhalten? Verätzungsspuren waren nicht zu identifizieren. Eine Laboruntersuchung auf verschiedene mögliche Substanzen verlief negativ.

In einem anderen Teil Englands entdeckte man kurz darauf ein Bein. Die Weichteile waren noch dran, und ähnlich wie bei dem Kopf registrierte man auch hier kaum Fäulnisveränderungen. Nach und nach wurden dann überall im Land weitere Körperteile gefunden. DNA-Analysen (siehe S. 163 ff.) ergaben, dass alle Körperteile zur selben Person gehörten. Nur die Hände sind bis heute nicht aufgetaucht.

«Vielleicht sind sie entsorgt worden, um eine Identifizierung der Leiche zu verhindern», überlegte ich auf einer Fallkonferenz bei der Polizei. Es waren Beamte aus ganz England anwesend, sogar von der berühmten London Metropolitan Police. Ich war die einzige Frau im Raum, die einzige Medizinerin und die einzige Ausländerin. Aber all das spielte keine Rolle. Ich fühlte mich voll in meinem Element und hatte viel Spaß an der Situation – gemeinsam über den Fall beraten, jeder trägt sein Fachwissen bei, alle respektieren einander. Das machen wir in Deutschland viel zu selten, dachte ich.

«Vielleicht auch deshalb das Entfernen der Gesichtsweichteile?», fragte ein Londoner Polizeibeamter.

Ich wusste es nicht. «Dann war er nicht gut informiert. Die Zähne sind alle noch da. Wir konnten einen fast vollständigen Zahnstatus erheben. Damit war die Leiche schnell identifiziert.» Es handelte sich bei ihr um einen jungen Handwerker aus London.

Schließlich ermittelte die Londoner Polizei die Täter. Die Mitbewohner des Handwerkers, ein Studentenpärchen, hatten ihn aus Habgier getötet, seine Leiche zerstückelt und anschließend in verschiedenen ländlichen Gegenden versteckt. Wie es dazu gekommen war, dass ein junges, zuvor offenbar sozial völlig unauffälliges Paar eine solche Gräueltat vollbringen konnte, wurde bislang nicht geklärt. Die beiden schwiegen in der Gerichtsverhandlung. Es war ein unheimliches Gefühl, sie im Gerichtssaal zu erleben. Einerseits wirkten sie völlig normal, andererseits zeigten sie während der Verhandlung keine Regung, nicht einmal, als ich in allen Einzelheiten von meinen Untersuchungen der gefundenen Körperteile berichtete und ihnen damit ihre schreckliche Tat noch einmal detailliert vor Augen führte. Sie wurden wegen Mordes zu lebenslänglicher Haft verurteilt.

Historische Knochenfunde können sehr spannende Ergebnisse liefern. Nicht selten sind Rechtsmediziner an ihren Untersuchungen beteiligt, und das geschah auch bei der Analyse von zwei Schädeln, die mit schmiedeeisernen Nägeln auf Pfählen fixiert waren und die 1878 am Hamburger Grasbrook* gefunden worden waren. Ein Team aus Historikern, Anthropologen, Archäologen und Rechtsmedizinern, darunter mein ehemaliger (und erster) Chef Professor Klaus Püschel aus dem Hamburger Institut für Rechtsmedizin, untersuchte sie mit verschiedenen Methoden, um der

---

* Diese Region war früher eine Viehweide in einer sumpfigen Elblandschaft.

Frage nachzugehen, ob es sich bei einem der beiden Schädel um den des um 1400 hingerichteten berühmten Piraten Klaus Störtebeker gehandelt haben könnte. Ihre faszinierenden Ergebnisse haben sie in dem Buch *Klaus Störtebeker. Ein Mythos wird entschlüsselt* veröffentlicht.

Die Experten führten zum Beispiel eine Gesichtsrekonstruktion durch und zeigten, wie Störtebeker ausgesehen haben könnte. Sie bestimmten das Alter der Knochen mit der Radiokarbonmethode (C14-Methode), wissend, dass das im Knochen vorkommende radioaktive Kohlenstoffmolekül C14 mit einer Halbwertszeit von 5730 Jahren ($\pm$ 40 Jahre) zerfällt. Sie konnten beweisen, dass die Schädel tatsächlich aus der mutmaßlichen Zeit Klaus Störtebekers stammten. Außerdem untersuchte das Team die Schädel auf Krankheiten und Verletzungen, mit besonderem Augenmerk auf die Stelle, an der der Nagel in den Schädel eingeschlagen worden war. Bei einem Schädel war dabei besondere Sorgfalt angewandt worden. Die Forscher kamen zum Schluss, dass es sich tatsächlich um den Schädel Störtebekers gehandelt haben könnte – ging man doch damals bei Persönlichkeiten besonders vorsichtig mit den Überresten um.

Einmal durfte ich selbst, zusammen mit einigen Kollegen, einen aufregenden historischen Leichenfund studieren, wenn auch etwas neueren Datums. Auf einem Acker im Hamburger Umland entdeckte ein Flugzeugingenieur im Vorbeifahren zufällig ein Aluminiumteil, das etwa ein Meter zwanzig weit aus dem Boden ragte. Der Landwirt, der das Feld bestellte, kannte es, hatte sich aber nie weiter darum gekümmert, sondern es mit seinem Traktor stets umfahren. Als der Ingenieur damit begann, den Fund selbst zu inspizieren, stieß er auf eine fünfzig Kilogramm schwere Brandbombe, und der Kampfmittelräumdienst wurde eingeschaltet. Wir Rechtsmediziner und eine forensische Anthropologin nahmen – nach Entschärfung der Bombe – an den weiteren Ausgrabungen teil. Es stellte sich heraus, dass das Metallteil zu einem stark zerstörten Flugzeug gehörte, einem Nachtjäger vom Typ Junkers Ju 88. Außerdem kamen menschliche Überreste zum Vorschein, an denen noch Reste von Bekleidungsstücken hafteten. Auch Ausweispapiere und andere persönliche Dokumente befanden sich unter den Fundstücken – sie konnten dem Piloten des Flugzeugs zugeordnet werden. Dazu entdeckte man ein Schlauchboot und Teile eines Fallschirms.

Im Institut für Rechtsmedizin befreiten wir die Knochen und Weichteilgewebe vorsichtig von Erde, wuschen und trockneten die Kleidung. Sämtliche Kleidungsstücke stammten wahrscheinlich von einer einzigen Person und passten zu einer typischen Fliegeruniform aus dem Zweiten Weltkrieg. Sie waren stark zerrissen und wiesen an vielen Stellen Brandschäden auf.

Die Knochen gehörten, wie wir feststellten, zu einem Skelett. Wir konnten so sicher sein, dass wir es mit den Überresten von nur einer Person zu tun hatten. Vor allem die großen Knochen aus der Wirbelsäule, aus Armen und Beinen waren gut erhalten.

Unsere Untersuchungen dauerten mehrere Tage. Da ich sehr an Geschichte interessiert bin, fand ich es ungemein spannend, einen solchen Fund zu erforschen und an der Rekonstruktion dieses Ereignisses beteiligt zu sein. Der Mann war jung gewesen. Lebten vielleicht noch Angehörige? Gab es eine Frau, Kinder? Konnte man sie erreichen? Würden sie etwas von unserem Fund wissen wollen?

Letztlich konnte ermittelt werden, dass die Besatzung des Flugzeugs aus dem Piloten, Oberleutnant H., einem Funker und einem Mechaniker bestanden hatte. Im Rahmen eines Einsatzes im Dezember 1943 war der Öldruck plötzlich rapide gesunken. Der Funker und der Mechaniker konnten sich rechtzeitig aus der Maschine retten. Der Leichnam des Piloten galt dagegen als unauffindbar, obwohl die Absturzstelle aus den Berichten der Überlebenden bekannt war.

Unsere Begutachtung ergab, dass die menschlichen Überreste, die man bei dem Flugzeug gefunden hatte, tatsächlich jene des Piloten waren. Nach beinahe sechzig Jahren konnten wir die Befürchtung seiner noch lebenden Witwe ausräumen, er habe den Absturz überlebt und sei auf andere Art zu Tode gekommen. Das, was von Oberleutnant H. übrig geblieben war, wurde nach Abschluss der Ermittlungen in seiner Heimatstadt feierlich beigesetzt.

Ein besonderer Leichenfundort ist das Grab. Die Exhumierung eines Toten kann von einem Gericht angeordnet werden, wenn sich neue Erkenntnisse über eine Straftat ergeben, etwa durch ein spätes Tätergeständnis bei einem unerkannt gebliebenen Tötungsdelikt. Die Erfolgsaussichten einer solchen Exhumierung sind sehr unterschiedlich. Sie sind abhängig von der Liegezeit, dem Erhaltungszustand der Leiche, aber auch von der Fragestellung, die dem Rechtsmediziner aufgegeben wurde. Manche Vergiftungen, Infektionskrankheiten oder Verletzungen wie Schädelfrakturen lassen sich noch Jahrzehnte nach der Bestattung nachweisen. Andere Todesursachen, zum Beispiel gewaltsame Stichverletzungen der Weichteile, können bei skelettierten Leichen meist nicht mehr erkannt werden.

Bei einem Mann, der in einem Hamburger Krankenhaus gestorben war, erhoben Angehörige erst nach seiner Bestattung Vorwürfe gegen die Klinik. Ihrer Ansicht nach war der Tod Folge einer fehlerhaft durchgeführten Bauchoperation. Dem Patienten war aufgrund einer Entzündung ein Teil des Dickdarms entfernt worden. Der Fall wurde von der Staatsanwaltschaft übernommen. Zur Klärung der Todesursache ordnete sie eine Autopsie der Leiche an. Weil der Verstorbene schon bestattet war, musste er exhumiert werden. Ich nahm an der Ausgrabung nicht teil.

Den Leichnam brachte man nach der Exhumierung in einem

Sarg ins Institut für Rechtsmedizin. Ich obduzierte zusammen mit einem Kollegen. Obwohl der Verwesungsprozess eingesetzt und sich auf der Haut Schimmel gebildet hatte, waren die Organe noch sehr gut erhalten (die Beisetzung war erst vor kurzem erfolgt). Der operierte Bauch sah bei der Untersuchung mit dem bloßen Auge unauffällig aus. Die Nähte waren, soweit wir dies beurteilen konnten, alle dicht, sodass kein Darminhalt in die Bauchhöhle hatte austreten können. Auch Anzeichen einer Bauchfellentzündung – gefürchtete Komplikation einer solchen Operation – waren nicht zu sehen. Das bestätigte sich durch spätere mikroskopische Untersuchungen, die ich an kleinen Gewebestücken durchführte. Als ich das Herz des Toten untersuchte, fand ich die Kranzschlagadern zum Teil stark verkalkt und eingeengt vor (Arteriosklerose). An einer solch verkalkten Einengung konnte ich Reste eines Blutgerinnsels (Thrombus) erkennen, das zu einem Herzinfarkt geführt hatte. Die Todesursache des Patienten war also ein Herzinfarkt und hatte mit der Operation nichts zu tun.

Dieser Fall ist keineswegs typisch, weil die Exhumierung so kurz nach der Beisetzung stattfand, dass der Zustand der Leiche weitgehend äußerst gut war. Meist wird eine Ausgrabung erst nach Monaten oder Jahren durchgeführt. Dann hätte ich den Herzinfarkt nicht mehr erkennen und auch den operierten Bauch nicht mehr derart genau beurteilen können. Besteht der Verdacht einer Vergiftung, werden bei der Exhumierung übrigens zusätzlich zur Leiche Boden- und Sargproben genommen, da möglicherweise Gifte in die Umgebung ausgetreten sein könnten. All das war im beschriebenen Fall nicht erforderlich.

Ist die Untersuchung des Tatorts nun abgeschlossen, muss das weitere Vorgehen geplant werden. Der Rechtsmediziner kann die Polizei dabei beraten: Wie soll die Leiche geborgen werden? Oft ziehen wir vor dem Transport der Leiche Papiertüten über die

Hände, um Spuren zu schonen. Bekleidung und Fesselungen lassen wir möglichst unverändert. Soll ein Anthropologe zur Bergung von Knochen hinzugezogen werden? Wann soll die Obduktion vorgenommen werden? Braucht man vorher eine Röntgenuntersuchung, um zum Beispiel bei einer Schussverletzung das Projektil zu finden? Sollen weitere Maßnahmen am Tatort durchgeführt werden, etwa eine Analyse des Blutspurenmusters?

In manchen Fällen muss vom Standardvorgehen am Leichenfundort abgewichen werden. Bei Massenkatastrophen ist die Frage der Todeszeit nicht wichtig, dafür können aber ganz andere Aspekte entscheidend sein. Gerade dann ist ein erfahrener Rechtsmediziner wichtig, der die Polizei beim weiteren Vorgehen beraten kann (siehe S. 100 ff.).

Wo kommt das ganze Blut her?

Eines Morgens, so gegen sechs, rief mich der Senior Investigating Officer der Polizei in Nottinghamshire an.

«Wecke ich Sie?»

«Nein, aber ich bin gerade beim Joggen. Wie kann ich Ihnen helfen?», fragte ich.

«Wir brauchen Sie an einem Tatort*. Eine vierundvierzig Jahre alte Frau liegt tot in ihrem Bett. Sie hat schwere Kopfverletzungen. Wann können Sie in Nottingham sein?»

«Bis halb acht müsste ich es schaffen.» Es war Sonntag. Die Fahrt von Leicestershire nach Nottingham würde schnell gehen. Ich konnte vorher sogar noch duschen.

Die Wohnung lag in einem Außenbezirk. Es war eine schmucklose Gegend mit kleinen Reihenhäusern aus rotem Backstein,

---

* Auf Englisch sagt man: *crime scene*.

alles etwas ungepflegt. Am Haus Nummer 28 lümmelten ein paar Teenager vor dem rot-weißen Polizei-Absperrband herum, die offensichtlich betrunken waren und leicht aggressiv wirkten. Der Polizist, der die Absperrung bewachte, notierte meine Personalien, die Uhrzeit und ließ mich hinein.

«Hi», begrüßte mich der SIO, «kommen Sie gleich mit durch. Ich bringe Sie zur Leiche.»

Durch ein schmales Treppenhaus gelangten wir ins Obergeschoss, wo die Tote mit dem Kopf in einer Blutlache auf dem Kopfkissen lag.

«Die Nachbarn behaupten, die Frau und ihr Ehemann hätten sich ständig gestritten», erklärte der Beamte. «Sie wollte ihn verlassen. Und er hat vor ein paar Tagen in einem Werkzeugladen eine Axt gekauft.»

Ich sah mir die Leiche an. Der Schädel war zertrümmert. «Axt könnte schon passen», sagte ich und nickte.

Der SIO fuhr fort: «Der Ehemann selbst sagt, am Abend der Tat hätte es heftig Streit gegeben. Sie habe ihn furchtbar aufgeregt. Er habe die Axt geholt und sie damit bedroht, um die Auseinandersetzung zu beenden, habe aber nicht geplant, sie mit dem Werkzeug zu schlagen oder gar zu töten. Die Frau habe jedoch weiter laut geschrien, ihn gereizt, sie sei sogar handgreiflich geworden. Daraufhin habe er wild mit der Axt um sich geschlagen und sie versehentlich am Kopf getroffen.»

«Das glaube ich nicht. Es sieht nach vielen Kopfverletzungen aus, alle an der gleichen Stelle. Sie befand sich da schon im Bett.»

Das hatte der SIO ähnlich vermutet. Er fragte: «Und was meinen Sie zu den Blutspritzern?»

Ich sah mich genau um. «Nur an der Wand hinter dem Bett und auf dem Fußboden. Der Ursprungsort liegt ungefähr auf der Höhe des Kopfes auf dem Kissen. Sie lag eindeutig im Bett. Die Blutspritzer bestätigen das.»

«Der Mann hatte auch Blutspritzer auf seiner Kleidung, sehen Sie hier.» Der SIO zeigte mir ein Foto.

Ich erkannte Blutspritzer auf der Hose. «Dort, wo er während seiner Tat gestanden haben muss, sind keine Blutspritzer auf dem Boden», dachte ich laut. «Das nennt man Spritzerschatten. Die Spritzer sind an ihm hängen geblieben.» Vom Bett aus in Richtung Badezimmer konnten wir Tropfspuren auf dem Fußboden registrieren. «Hier ist er offensichtlich mit der blutigen Axt in der Hand zum Badezimmer gegangen», konstatierte ich. Der SIO freute sich über die genauen Ergebnisse. Er glaubte wahrscheinlich, dass deutsche Rechtsmediziner ganz großartige Blutspurenanalytiker sind. Dabei war es einfach nur Glück, dass die Spuren in diesem Fall so eindeutig waren. Dennoch: Ich genoss seine Bewunderung. «Sehen Sie, auch im Waschbecken ist etwas Blut. Vermutlich hat er versucht, die Axt und seine Hände zu waschen.»

«Und abzutrocknen», triumphierte er. «Am Handtuch fanden wir nämlich ebenfalls Blutspuren.»

Die Obduktion fand am selben Tag statt. Dabei stellte ich erwartungsgemäß fest, dass die Todesursache schwere Kopfverletzungen waren. Mindestens drei separate Schlagverletzungen waren voneinander abzugrenzen. Sie waren der Frau mit dem stumpfen Ende einer Axt zugefügt worden und befanden sich alle auf der rechten Seite des Kopfes. Der Tod war sofort nach den Schlägen eingetreten.

Noch einmal rekonstruierte ich mit dem SIO die Tat. «Das Opfer liegt im Bett, der Mann kommt von rechts heran und schlägt es mehrmals mit der Axt auf den Kopf. Die Frau kann sich schon nach dem ersten Schlag nicht mehr bewegen. Auf Notwehr oder einen Kampf deutet nichts hin.»

Der Ehemann legte vor Gericht schließlich ein umfassendes Geständnis ab. Danach hatte er den Gedanken nicht ertragen können, dass sich seine Frau von ihm trennen wollte. Er hatte die Axt besorgt, um seine Frau damit zu erschlagen – die Tötung war geplant gewesen. Nachdem das Paar sich am Abend heftig gestritten hatte, stand er auf, nahm das Werkzeug und schlug mehrmals auf seine schlafende Frau ein. Er wurde wegen Mordes zu einer lebenslangen Haftstrafe verurteilt.

Durch Untersuchung der Blutspuren an einem Leichenfundort kann man wichtige Hinweise gewinnen, um zu rekonstruieren, wie sich eine Tat abgespielt hat. Blutspuren können sehr verschieden aussehen. Es gibt Schleif-, Wisch- und Tropfspuren, Blutlachen, Schuhspuren oder Spritzmuster, und die diversen Erscheinungsformen geben Aufschluss über die Entstehung einer Blutspur. Schleif- und Wischspuren kommen durch direkten Kontakt mit der Oberfläche zustande, etwa wenn ein blutendes Opfer über den Boden gezogen wird oder jemand versucht, eine Blutlache aufzuwischen. Tropfspuren entstehen durch Abtropfen des Blutes von oben. Spritzer ergeben sich durch einen forcierten Kontakt, zum Beispiel durch einen Schlag in eine schon blutende Wunde. Durch Vermessen von Blutspritzermustern kann man errechnen, aus welcher Richtung sie stammen und an welcher Stelle im Raum sie verursacht wurden. Kennt man die Verletzungen an der Leiche, kann man in etwa berechnen, wo sich das Opfer zum Zeitpunkt der Verletzung befunden und ob es gestanden, gesessen oder gelegen hat. Anhand des Blutspurenmusters kann der erfahrene Untersucher außerdem Aussagen darüber treffen, wie Opfer und Täter zueinander gestanden und wie sie sich am Tatort bewegt haben. Das ist für die Unterscheidung von Mord und Totschlag im Strafrecht eine sehr wichtige Frage. Haben sich Täter und Opfer gegenübergestanden, oder haben sie miteinander gekämpft, bevor der Täter das Opfer erschlug, wird die Tat unter Umständen als Totschlag bewertet – oder sogar nur als Notwehr. Erschlägt aber jemand ein wehrloses, liegendes und vielleicht ahnungsloses Opfer, ist das Mordmerkmal der Heimtücke erfüllt: Die Tat kann strafrechtlich als Mord bewertet werden. Das hat eine lebenslange Haft für den Täter zur Folge.

Wenn man nicht sicher ist, ob eine Spur eine Blutspur ist oder ob es sich um andere Anhaftungen wie etwa Farbe handelt, gibt es schnelle und einfach durchführbare Vortests, die zwischen Blut und anderen Substanzen unterscheiden können. So kann man ein Teil von einer fraglichen Blutspur abkratzen, auflösen und auf einen Teststreifen geben. Ähnlich wie bei einem Schwangerschaftstest kann man dann ablesen, ob es Blut oder etwas anderes ist. Die Sicherheit solcher Methoden ist nie hundertprozentig. Sie können sowohl ein falsch positives als auch ein falsch negatives Ergebnis anzeigen. Immerhin geben sie aber einen guten Anhaltspunkt dafür ab, bei welchen Spuren sich eine weitere Untersuchung lohnt.

Latente, mithin nicht sichtbare Blutspuren können unter anderem durch die sogenannte Luminolprobe sichtbar gemacht werden. Mit einer Luminollösung* besprühtes Blut leuchtet in einem abgedunkelten Raum bläulich. Auf diese Weise können latente Blutspuren noch nach Jahren und möglicherweise sogar nach der Reinigung eines Raums nachgewiesen werden. Allerdings kann auch die Luminolprobe falsch positiv ausfallen. Viele Reinigungsmittel rufen nämlich genau wie Blut eine positive Luminolreaktion hervor, sodass man bei einem mit bestimmten Reinigern geputzten Waschbecken fälschlicherweise davon ausgehen kann, Blutspuren gefunden zu haben. Allgemein sollte bei allen durch Vortests bestätigten Blutspuren später eine beweisende Untersuchung im Labor durchgeführt werden.

Eine Blutspurenanalyse erfordert sehr viel Erfahrung, und man darf sie nur unter Berücksichtigung aller übrigen Untersuchungs-

---

* Luminol ist eine künstlich hergestellte, wasserunlösliche chemische Verbindung, die bei der Spurensuche mit Natronlauge verflüssigt wird.

ergebnisse interpretieren. Dabei muss man die Verletzungen von Opfer und Tatverdächtigen einbeziehen und sich fragen, wie diese zur Verteilung des Blutspurenmusters am Tatort passen und welche Spuren von welcher Verletzung stammen können.

Die individuelle Zuordnung einer Blutspur zu einer Person ist nur mittels DNA-Analyse möglich (siehe S. 163 ff.). Sie klärt, von wem die Spur stammt, vom Opfer, vom Täter oder von einer dritten Person. Erst wenn man das weiß, kann man eine abschließende Deutung des Spurenmusters abgeben.

Menschliche oder tierische Überreste?

Ich unterrichtete gerade eine Gruppe von sechs Medizinstudenten in der Leichenschau und ermutigte jeden einzelnen, die Leichenstarre zu prüfen, als ein Sektionsassistent uns unterbrach. «Du hast doch Dienst, oder?», fragte er mich. Ich bejahte. «In der Mönckebergstraße haben sie einen Fuß gefunden, du musst zum Tatort fahren.»

«Tut mir wirklich leid», entschuldigte ich mich bei den Studenten. «Möchte jemand mit?» Ein Student schloss sich mir an, die anderen verteilten sich auf die Leichenschaukurse, die zwei meiner Kollegen parallel abhielten. Ich hatte ein schlechtes Gewissen und war frustriert. Der Studentenunterricht war mir sehr wichtig, und doch kam es immer wieder vor, dass ich ihn aus dienstlichen Gründen unterbrechen musste. Trotzdem – ein Fuß, das war aufregend. Das klang nach einem schweren Verbrechen. War dort etwa ein Mensch ermordet und seine Leiche verstümmelt worden? Wieso hatte man ein Stück eines Fußes an einem so belebten Ort abgelegt? Sollte das eine symbolische Bedeutung haben? Wollte der Täter damit eine Botschaft vermitteln?

Die große Einkaufsstraße in der Hamburger Innenstadt war

vollständig gesperrt. Bei meinem Eintreffen am «Tatort» herrschte ziemlicher Aufruhr. Schaulustige standen in Gruppen an den Absperrungen, und Polizeibeamte waren bereits dabei, Zeugen zu befragen, ob sie irgendetwas Ungewöhnliches bemerkt hatten. Die Menschen, die aus den Geschäften unmittelbar in der Nähe des Fundes kamen, wurden von Polizisten aus dem abgegrenzten Bereich hinausbegleitet.

«Sehen Sie denn nicht, dass hier abgesperrt ist?», sagte ein Beamter genervt, als ich an das rot-weiße Band trat.

«Türk», erwiderte ich. «Ich bin die diensthabende Rechtsmedizinerin und habe einen angehenden Kollegen mitgebracht.»

Der Polizist ließ den Studenten und mich mit entschuldigendem Blick unter dem Absperrband hindurchschlüpfen. «Dort ist es.» Er deutete die Straße in Richtung Hauptbahnhof hinauf.

Vor einem Sportgeschäft begrüßte mich der Einsatzleiter. «Da liegt der Fuß, er ist total verstümmelt. Wir haben noch nichts angefasst.»

Eine Schar aufgeregter Polizeibeamter ließ mich zu dem Fund durch und blickte mich mit gespannter Erwartung an, als ich mich zu ihm hinunterbeugte. Als ich wieder aufsah, lächelte ich die Männer an. «Gibt es hier in der Nähe ein Fischgeschäft?», fragte ich.

«Ja, gleich um die Ecke, warum denn?» Die Männer schauten mich erstaunt an.

«Das hier ist kein Fuß», erklärte ich. «Das Teil gehört zu einer Languste. Die Stummel sind keine menschlichen Zehen, sondern die abgetrennten Beine der Languste.»

Einige der Beamten brachen in lautes Gelächter aus. «Einsatz beendet», grinste der Einsatzleiter. Nur der Student war ein bisschen enttäuscht. Ich wiederum musste an den Hasenknochen in der bunten Decke denken …

Medizinische Laien, aber auch in der Untersuchung menschlicher Überreste unerfahrene Ärzte werden mit der Frage «Menschliches oder nicht menschliches Material?» immer wieder vor schwer lösbare Probleme gestellt. Nicht selten kam es vor, dass Rechtsmedizinern im Hamburger Institut besonders in den Sommermonaten in Plastiktüten verpackte Fleisch- und Knochenstücke von der Polizei vorgelegt wurden mit den Worten: «Das ist ein Knochenfund aus der Alster. Handelt es sich hierbei um Teile einer menschlichen Leiche?» Eine kurze Untersuchung durch einen Rechtsmediziner kann diese Fälle in der Regel sehr schnell klären. In allen Fällen, die ich selbst untersucht habe, waren diese «Teile» Grillfleischreste oder andere zum Verzehr bestimmte tierische Knochen, manchmal noch roh. In einem Fall konnte ich sogar eine Schussverletzung ausmachen und so die Todesursache des Tieres klären.

Einmal wurde ein «menschlicher Embryo» in einem Glas ins Hamburger Institut für Rechtsmedizin gebracht. Die Polizei war von einem Spaziergänger alarmiert worden. Sein Hund hatte ihn in einem Gebüsch aufgespürt. «Wir haben den Fund schon zwei Gynäkologen gezeigt», so der Polizeibeamte, der das Glas zu uns transportiert hatte. «Sie haben sich unabhängig voneinander nach einem kurzen Blick darauf festgelegt, dass es sich um einen menschlichen Fetus handelt, etwa zweiundzwanzigste Schwangerschaftswoche.»

Hatten wir es mit einem illegalen Schwangerschaftsabbruch zu tun? Eine meiner Kolleginnen untersuchte den Fund. «Hat einer der Gynäkologen es mal aus dem Glas genommen?», wollte sie wissen. Der Beamte schüttelte den Kopf. «Hätten sie vielleicht machen sollen.» Die Kollegin lachte und drehte den Wasserhahn auf. Unter dem Wasserstrahl trat ein mit silberfarbenem Kunststoff überzogener Schaumstoff-Alien zutage.

Ich bin immer sehr gern zum Tatort gefahren. Der Eindruck vor Ort erlaubt eine viel bessere Einschätzung der gesamten Situation als das «trockene» Durchlesen der staatsanwaltschaftlichen Ermittlungsakte oder ein mündlicher Bericht durch Polizeibeamte. Bei der Obduktion hilft es, weil man unter Umständen eine bessere Idee hat, wonach man eigentlich suchen und worauf man besonders achten muss. Die interdisziplinäre Zusammenarbeit vor Ort macht nicht nur Spaß, es ergeben sich im Austausch fast immer neue Lösungsansätze, die dabei helfen können, einen Fall aufzuklären. Auch für Polizeibeamte werden dabei manche Aspekte anschaulicher. Man gewinnt Vertrauen zueinander. Das kann für das Arbeiten in Extremsituationen, wie zum Beispiel bei Einsätzen nach Massenkatastrophen, unglaublich helfen, weil man sich unter Umständen gut kennt und schon in verschiedenen Situationen zusammengearbeitet hat.

Die Tätigkeit am Leichenfundort, so spannend sie ist, kann manchmal eine äußerst intensive emotionale Erfahrung sein. Besonders zu Beginn einer rechtsmedizinischen Karriere ist es häufig leichter, im Sektionssaal die Distanz zu wahren als am Tatort. Ich selbst war in einigen Fällen von den Lebensumständen der Menschen sehr erschüttert. Ich habe Messie-Wohnungen gesehen, in denen der Müll und Dreck vieler Jahre oder gar Jahrzehnte sich türmte, mit dem entsprechenden Gestank. Ich musste in beengten Verhältnissen in einer Wohnung in England arbeiten, wo drei Teenager in einem Bett schlafen mussten. Durch einen gewalttätigen Mann zertretene Türen und Möbelstücke, dreckiges Fixerbesteck, absolute Verwahrlosung und andere Furchtbarkeiten gehören zu meinen Eindrücken. Andererseits hat es mich immer wieder sehr berührt, einen Verstorbenen in seinem privaten Umfeld zu erleben: die Einrichtung, die Dekoration, persönliche Gegenstände, gelesene Bücher oder Zeitungen, ein noch laufender Fernseher, Nahrungsmittel, Bilder des Verstorbenen mit Angehörigen, Freunden, Haustieren. Ganz hat mich nie das ungute Gefühl verlassen, ohne Einladung eine fremde Wohnung zu betreten und sich dort frei zu bewegen, alles anzusehen, in die Privatsphäre des noch anwesenden, toten Eigentümers einzudringen.

Ein Leben unter Toten

Seit Alfred Hitchcocks Film *Psycho* kennt fast jeder das schaurige Phänomen: ein Leben mit Leichen. Dieses Phänomen gibt es tatsächlich. Neben psychiatrischen Erkrankungen kommt als Ursache eine Demenz in Frage. Ein alter Herr lebte einmal über Tage hinweg mit seiner toten Ehefrau zusammen, ohne zu merken, dass sie im Bett gestorben war. Er hatte geglaubt, es gehe ihr nicht gut und deshalb bliebe sie im Bett liegen. Häufig ist Habgier ein Motiv, den Todesfall eines Angehörigen nicht zu melden, wenn etwa der Hinterbliebene die Rente des Verstorbenen weiter kassieren will. So wohnte ein Mann etwa für mehr als zehn Jahre mit der in Plastiktüten gewickelten und in der Badewanne abgelegten Leiche seiner Mutter zusammen und finanzierte seinen Lebensunterhalt durch ihre Rente. Bei derartigen Motiven muss man von einer begleitenden psychiatrischen Erkrankung ausgehen; ein vollkommen gesunder Mensch kann ein derartiges Leben sicher nicht führen.

2

AM ANFANG
STEHT DIE LEICHENSCHAU

Mit dem Tod habe ich nichts zu schaffen.
Bin ich, ist er nicht. Ist er, bin ich nicht.
Epikur von Samos

Wann ist der Mensch wirklich tot?

Die Lehre vom Tod und den nach dem Tod eintretenden Veränderungen, den Leichenveränderungen, bezeichnet man als Thanatologie. Das Wort leitet sich vom griechischen Wort für Tod ab: *Thanatos*. Was genau bedeutet aber Tod, und wann genau ist ein Mensch eigentlich tot?

Im allgemeinen Sprachgebrauch bezeichnet Tod das Ende des Lebens. Medizinisch ist der Organismus – so die Definition des wissenschaftlichen Beirats der Bundesärztekammer 1993 – «tot, wenn die Einzelfunktionen seiner Organe und Systeme sowie ihre Wechselbeziehungen unwiderruflich nicht mehr zur übergeordneten Einheit des Lebewesens in seiner funktionellen Gesamtheit zusammengefasst und unwiderruflich nicht mehr von ihr gesteuert werden». Für den Zeitraum des Sterbens muss ein Punkt festgelegt werden, ab dem diese Kriterien erfüllt sind, wo es kein Zurück ins Leben mehr geben kann. Nach diesem Todeszeitpunkt ist eine Wiederbelebung, eine Reanimation, nicht mehr möglich.

Bis in die zweite Hälfte des 20. Jahrhunderts hinein mussten Atmung, Kreislauf und Bewusstsein ausgefallen sein, damit ein Mensch für tot erklärt werden konnte. Heute gilt der unwiederbringliche Ausfall aller Hirnfunktionen, der sogenannte Hirntod, als sicheres Todeszeichen. Der Hirntod ist inzwischen nicht nur medizinisch und juristisch anerkannt, sondern auch von Philosophen. Das ist ungeheuer wichtig, denn in der modernen Medizin kann man mit Maschinen noch lange nach dem Hirntod die Atmung und den Kreislauf aufrechterhalten. Ist der Hirntod jedoch eingetreten, können diese medizinischen Maßnahmen abgebrochen werden. Die Trauerphase kann beginnen, religiöse und juristische Prozesse können eingeleitet werden.

Die Phase vor dem Tod wird als Sterbephase und medizinisch als Agonie (Todeskampf) bezeichnet. Sie kann unterschiedlich lange dauern, je nachdem, welche Ursache zum Tod führt. Vor dem Todeszeitpunkt ist die Sterbephase – zumindest theoretisch – noch umkehrbar. Darum kann man ihren Beginn immer erst im Nachhinein festlegen. Manche Menschen, bei denen die Sterbephase durch eine Reanimation rückgängig gemacht wurde, berichten später über sogenannte Nahtoderfahrungen. Sie erzählen von einem Gefühl, über dem eigenen Körper geschwebt oder ein Licht am Ende eines Tunnels gesehen zu haben. Diese Erlebnisse haben oft eine große Bedeutung für die Betroffenen. Wie sie entstehen, ist wissenschaftlich nicht geklärt. Auf jeden Fall müssen dafür aber Funktionen des Gehirns erhalten sein.

Neben dieser medizinischen Definition des «Individualtodes», der den Zeitpunkt bezeichnet, ab dem ein Leben unwiederbringlich beendet ist, wird der Tod biologisch-naturwissenschaftlich als ein lang dauernder Vorgang beschrieben. Er geht nach dem Individualtod noch weiter, bis die letzte Körperzelle nicht mehr «lebt». Spermien können beispielsweise bis zu 120 Stunden nach dem Individualtod lebendig sein. Theoretisch kann ein Mann in dieser Phase, die früher «intermediäres Leben» genannt wurde, noch Kinder zeugen – also nach seinem Tod.

Nach dem Individualtod wird aus einer Person eine Leiche. Die Festlegung, ab wann man von einer Leiche spricht, ist nicht bundeseinheitlich geregelt, bezeichnet jedoch im Allgemeinen den vollständigen Körper eines Toten oder Körperteile, ohne die ein Weiterleben nicht mehr möglich ist. Ist der Körper durch Verwesung weitgehend aufgelöst oder auseinandergetrennt, etwa bei einem Skelett, spricht man meist nicht mehr von einer Leiche.

Tot geborene Kinder gelten als Leiche, wenn sie bei der Geburt mindestens 500 Gramm gewogen haben. Gewisse Persönlichkeitsrechte – wie etwa die Unantastbarkeit der Menschenwürde – gelten für eine Leiche weiter, auch wenn diese rechtlich nicht als Person definiert wird. Dabei regeln verschiedene Gesetze auf Bundes- und Länderebene den Umgang mit ihr. So ist es strafbar, wenn man die Totenruhe stört. Die ärztliche Schweigepflicht gilt nach dem Tod eines Patienten ebenso weiter und bezieht sich auch auf Feststellungen an der Leiche. Mit einer Leiche oder Leichenteilen darf kein Handel getrieben werden. Andere Gesetze organisieren die Leichenschau, die Obduktion und das Totenfürsorgerecht.

Neben medizinischen, juristischen und philosophischen Definitionen vom Tod gibt es verschiedene religiöse Vorstellungen von dem, was danach geschieht. Die einen glauben, mit dem Tod sei alles zu Ende, für andere beginnt nach dem Tod das ewige Leben, das Nirwana, oder ein Leben in einer anderen Gestalt. Die jeweiligen Glaubensrichtungen bedingen zudem verschiedene Einstellungen zum Umgang mit einer Leiche: Viele Muslime lehnen Obduktionen ab. Für sie (wie auch für Juden) ist es wichtig, dass die Bestattung möglichst schnell nach dem Tod stattfindet. Selbst in unserer aufgeklärten Zeit begegnen wir in der Rechtsmedizin immer wieder einer emotionalen Voreingenommenheit gegenüber Obduktionen, unabhängig von religiösen Überzeugungen. Da heißt es dann: «Er hat schon genug gelitten.» All diese Einstellungen müssen wir als Forensiker respektieren, und wir versuchen sie in unseren Berufsalltag einzubeziehen. Oft können wir nicht jeden Wunsch berücksichtigen. So haben Angehörige bei

Kriminalfällen kein Mitspracherecht, wenn es darum geht, ob es zu einer gerichtlichen Obduktion eines Leichnams kommt. Diese Entscheidung trifft allein ein Richter oder – in besonders eiligen Fällen – ein Staatsanwalt. Man kann den Menschen diese Situation sehr erleichtern, wenn man auf sie zugeht, mit ihnen spricht, ihre Position versteht und ihnen zeigt, dass man offen ist für ihre Fragen und Ängste. Ich habe viele Rechtsmediziner kennengelernt, denen das sehr gut gelingt.

Bei einer routinemäßigen Krematoriumsleichenschau konnte ich an der Leiche zahlreiche Knochenbrüche und schwerste Kopfverletzungen erkennen. In der Todesbescheinigung war als Todesursache ein «schwerstes Schädel-Hirn-Trauma» als Folge eines Verkehrsunfalls angegeben. Es war ein natürlicher Tod bescheinigt. «Das weiß ja sogar ich, dass das kein natürlicher Tod sein kann», grinste der Assistent mir zu.

Leider konnte ich den Arzt, der den Totenschein ausgestellt hatte, nicht ausfindig machen, weil seine Schrift unleserlich war, und eine Adresse hatte er auch nicht angegeben. Nicht selten kommt es in solchen Fällen vor, dass die angesprochenen Kollegen – wenn man die denn erreichen kann – antworten: «Der Patient hatte schwere Verletzungen, deswegen ist es doch ganz natürlich, dass er verstorben ist.» Eine solche Reaktion zeigt, dass der betreffende Arzt das Konzept von natürlichem und nichtnatürlichem Tod keineswegs verstanden hat. Sie beweist auch, wie wichtig eine flächendeckende rechtsmedizinische Lehre beziehungsweise eine gute Schulung im Bereich der Leichenschau ist. Denn durch die Tatsache, dass der Mann durch einen Unfall starb, stand in dem beschriebenen Fall der Witwe des Verstorbenen Geld aus einer Unfallversicherung zu.

Die ärztliche Leichenschau ist die körperliche Untersuchung eines Verstorbenen durch einen Arzt. Ihre sorgfältige Durchführung ist als letzter Dienst am Patienten unverzichtbar und oft die einzige am Toten durchgeführte Diagnostik. Sie ist die letzte Möglichkeit, Zeichen eines gewaltsamen Todes zu erkennen. Die Höhe der Dunkelziffer nicht erkannter Tötungsdelikte hängt also entscheidend von der Qualität der ärztlichen Leichenschau ab. Deshalb muss diese sehr sorgfältig, bei gutem Licht und am vollständig entkleideten Körper durchgeführt werden und sollte auch die Untersuchung der Bekleidung immer mit einbeziehen. Leider sieht die Realität oft anders aus. Die Leichenschau ist bei fast allen Ärzten eine äußerst unbeliebte Aufgabe und wird angesichts eines vollen Wartezimmers oder vieler lebender Patienten auf einer Krankenhausstation häufig für nicht so entscheidend gehalten. Oft genug will der zur Leichenschau verpflichtete Arzt diese ungeliebte Tätigkeit möglichst schnell hinter sich bringen, sodass die Untersuchung hastig und dadurch wenig gründlich erledigt wird. Der Leichnam wird dann nicht oder nur unvollständig entblößt, und manche Ärzte füllen sogar einen Totenschein aus, ohne die Leiche überhaupt in Augenschein genommen zu haben. Bei «ekligen», schon durch Fäulnis veränderten oder verwesten Leichnamen wird die Leichenschau oft mittels eines kurzen Blicks durch eine Tür oder ein Fenster erledigt, obwohl gerade bei diesen Toten ein genaues Hinsehen besonders wichtig wäre.

Bei einer anderen Krematoriumsleichenschau fiel auf, dass im Totenschein keine genauen Angaben zu dem Verstorbenen und zu den Ergebnissen der Leichenschau verzeichnet waren. Stattdessen fand sich mehrfach der handschriftliche Eintrag: «Siehe vorläufige Todesbescheinigung». Auf Nachfrage, wie das gemeint sei, erwiderte der Arzt, der den Totenschein ausgefüllt hatte, dass er sich die Leiche gar nicht selbst angesehen habe. Stattdessen hatte er sich auf die Angaben in der vorläufigen Todesbescheinigung verlassen, die zuvor vom Notarzt ausgestellt worden war. Dass er mit seiner Unterschrift bezeugt hatte, die Leichenschau persönlich, «sorgfältig und an der unbekleideten Leiche» durchgeführt zu haben, bereitete ihm offenbar keine Sorgen. In diesem Fall ergaben sich daraus keine Konsequenzen, weil der Tote an einer schweren inneren Krankheit gestorben war. In einem anderen hätten durch so eine «Nichtleichenschau» wichtige Befunde und im schlimmsten Fall sogar ein Mord unentdeckt bleiben können.

Rechtsmediziner führen eine Leichenschau bei allen Toten durch, die gerichtlich obduziert werden sollen, und in vielen Bundesländern zusätzlich bei denjenigen, die unter unklaren oder verdächtigen Umständen verstorben sind. Außerdem führen die Rechtsmediziner in einigen Bundesländern die sogenannten Krematoriumsleichenschauen durch. Dabei wird jeder Leichnam, der feuerbestattet werden soll, noch ein zweites Mal einer ärztlichen Leichenschau unterzogen – das erste Mal ist der Verstorbene durch den Arzt beschaut worden, der den Totenschein ausgestellt hat. Dieses «zweite Mal» wurde gesetzlich eingeführt, da durch die Kremierung, den Vorgang des Verbrennens eines Körpers, fast alle Beweismittel verschwinden und auch eine Exhumierung ausgeschlossen ist. Weil jede Leiche vor der Einäscherung eine solche zweite Leichenschau erhält, muss man oft sehr viele Leichen hintereinander ansehen. Im größten Hamburger Krematorium werden an manchen Tagen fünfzig oder mehr Leichen eingeäschert. Deshalb fährt dort täglich ein Rechtsmediziner hin. Einmal habe ich sechsundsiebzig Leichen am Stück angesehen. Die Untersuchung fand in einer großen Halle statt, jede Leiche lag in ihrem Sarg, und zusammen mit einem Assistenten, der die Leiche drehte, konnte ich sie von allen Seiten beurteilen.

Historisch ist die Leichenschau sehr alt. Schon im 13. Jahrhundert wurden Ermordete einer solchen aufgrund richterlicher Anordnung unterzogen. In manchen Teilen des heutigen Deutschland durfte gar nicht ohne vorherige Besichtigung durch einen Richter bestattet werden. Und im 15. und 16. Jahrhundert wurden

Ärzte zur Leichenschau verpflichtet und mussten ihre Ergebnisse dem Gericht unter Eid mitteilen.

Heute füllt der Arzt nach der abgeschlossenen Untersuchung der Leiche einen Totenschein aus, in dem er die Zeichen des Todes und seine wesentlichen Feststellungen dokumentiert. Auch das Ausfüllen des Totenscheins ist eine wichtige Aufgabe. Darin wird offiziell dokumentiert, dass ein Mensch tot ist. Er dient also unter anderem als Grundlage für die Registrierung eines Sterbefalls beim Standesamt. Außerdem schreibt der Arzt in den Totenschein die Todesursache hinein, hält also fest, woran der Patient gestorben ist, ob es Anhaltspunkte für einen gewaltsamen Tod gibt – dann ist die Polizei zu verständigen. Wie in diesem Fall:

In Homburg kam ein erstochener, fünfundvierzig Jahre alter Mann zur Obduktion. «Er hatte eine verbale Auseinandersetzung», berichtete der anwesende Polizeibeamte. «Der Mann, mit dem er den Streit führte, zog plötzlich ein Messer hervor und stach mehrfach zu. Ein Zeuge beobachtete das.» Die Leiche hatte bei der äußeren Leichenschau eine Stichverletzung am Brustkorb und eine weitere am linken Oberschenkel. «Der Beschuldigte sagt, er habe das Opfer mit dem Messer in den Oberschenkel gestochen. Die Bruststichverletzung habe es sich im Kampf aus Versehen selbst beigebracht», so erzählte der Beamte weiter.

«Dann hat er zugegeben, dass er das Opfer getötet hat.» Mit meiner Bemerkung überraschte ich den Polizisten, doch die Obduktion hatte es ans Licht gebracht: Der Mann war infolge der Oberschenkel-Stichverletzung verblutet, eine große Arterie war durchtrennt worden. Der Stich in den Brustkorb war nur oberflächlich und hatte nicht zum Tod geführt. Der Beschuldigte hatte besonders clever sein wollen und die Beibringung des vermeintlich harmlosen Stichs am Oberschenkel eingeräumt, in dem Glauben, der Bruststich sei der tödliche gewesen.

Die erste Aufgabe der Leichenschau ist immer die Feststellung des Todes, das heißt die Feststellung, ob es sich tatsächlich um eine Leiche handelt. Wäre das nicht der Fall, müsste man nämlich nicht mit der Leichenschau, sondern stattdessen mit der Reanimation beginnen. Die Feststellung des Todes ist dabei längst nicht immer banal. Wenn sichere Todeszeichen vorhanden sind (siehe S. 33 ff.), ist sie in der Regel sehr einfach. Der Tod ist dann mit Gewissheit eingetreten, irreversibel. Liegen jedoch nur unsichere Todeszeichen vor – Atemstillstand, Herzstillstand, Abkühlung –, spricht man vom «klinischen Tod», und der Patient kann vielleicht noch «wiederbelebt», also reanimiert werden. Der Hirntod ist eine Sonderform eines sicheren Todeszeichens. Er kann allein im Krankenhaus und einzig über einen längeren Beobachtungszeitraum festgestellt werden. Dazu sind neurologische Intensivmediziner erforderlich. Deshalb spielt er in der Rechtsmedizin eine untergeordnete Rolle.

Lebendig begraben werden

Eine dreiundachtzigjährige Frau war an einer Bushaltestelle zusammengebrochen. Fünfundvierzig Minuten lang hatten Rettungskräfte ohne Erfolg versucht, sie zu reanimieren. Die «Leiche» wurde in das Hamburger Institut für Rechtsmedizin gebracht. Ich war gerade dabei, eine Leichenschau zu diktieren, als ich einen lauten Schrei aus dem Fahrstuhl hörte, in dem die Leichen zu uns in den Keller gefahren werden. «Sie hat gehustet und geröchelt!», rief die Sektionsassistentin aufgeregt, als sie mit dem Fahrstuhl und der «Leiche» unten ankam.

«Ruf die Anästhesie an», rief ich und begann mit der Reanimation, die unser ebenfalls alarmierter Chef sofort übernahm. Innerhalb weniger Minuten waren die Anästhesisten da. Die Patientin hatte schon wieder einen Kreislauf.

«Sie wurde fünfundvierzig Minuten reanimiert und war im Rettungswagen dreißig Minuten als ‹tot› transportiert worden», informierten wir die Kollegen. Sie übernahmen die Patientin und brachten sie auf die Intensivstation. Dort wurde allerdings bald darauf der Hirntod festgestellt. Ihr Gehirn war zu lange ohne Sauerstoffversorgung gewesen.

Das, was hier geschehen war, nennt man Lazarusphänomen, benannt nach der Auferweckung des Lazarus durch Jesus im Johannesevangelium. Dabei kommt es nach erfolgloser Reanimation zum spontanen Wiedereinsetzen des Kreislaufs und / oder der Atmung. Das Lazarusphänomen ist sehr selten, seine Ursache noch nicht eindeutig geklärt. In meiner Zeit in der Rechtsmedizin bin ich nur dieses eine Mal Zeugin des Phänomens geworden. In manchen Bundesländern wurde zu seiner Vermeidung eine mindestens zehnminütige Ableitung eines Nulllinien-EKGs nach Abbruch erfolgloser Reanimationsmaßnahmen eingeführt. Der Fall der Dreiundachtzigjährigen zeigt jedoch, dass selbst durch eine derartige Maßnahme keine letzte Sicherheit gegen das Auftreten des Lazarusphänomens erreicht werden kann.

Der Albtraum vieler Menschen, fälschlicherweise für tot gehalten und lebendig begraben zu werden, wird im medizinischen Sprachgebrauch als Taphephobie bezeichnet. Besonders aus dem 19. Jahrhundert sind viele Fälle überliefert, in denen es zu vorzeitigen Begräbnissen mit einem Erwachen vermeintlich Toter in ihren Särgen gekommen sein soll. In der Literatur und in der Kunst ist diese menschliche Urangst immer wieder thematisiert worden. Am bekanntesten ist wohl Edgar Allan Poes Kurzgeschichte «Das vorzeitige Begräbnis» aus dem Jahr 1844. Um einem solchen vorzubeugen, wurden Sicherheitssärge entwickelt. Sie besaßen Vorrichtungen (zum Beispiel Glöckchen), über die sich ein im Sarg Erwachter bei der Außenwelt bemerkbar machen konnte. Noch heute existiert die Stiftung, die ein königlich bayerischer Appellationsrat 1871 gründete und die jedem Totengräber eine Prämie von 120 Euro zahlt, der einen Scheintoten rettet. Bis 1960 gab es in einigen deutschen Leichenhäusern Scheintod-Klingeln. Den Toten war ein Klingelzug um die Hand gebunden worden, und bei der leisesten Bewegung ertönte ein Glöckchen.*

Für die Leichenschau gab es früher «Lebensproben» wie den postmortalen Pulsaderschnitt. Ein Herzstillstand sollte dadurch festgestellt werden, dass es nach Aufschneiden einer Schlagader am Handgelenk nicht mehr zum Ausbluten kam. Auch die «Siegellackprobe» war verbreitet. Bei dieser Methode wurde heißer Siegellack auf die Haut geträufelt, anschließend wartete man auf eine Rötung der Haut. Die österreichischen Schriftsteller Arthur Schnitzler und Johann Nestroy verfügten in ihren Testamenten, man solle ihnen vor dem Begraben einen Herzschnitt zufügen. Andere «Lebensproben» waren das Vorhalten eines Spiegels oder einer Feder vor Nase und Mund, um festzustellen, ob der Patient noch atmete.

Obwohl die diagnostischen Möglichkeiten heute besser sind als damals und man die sicheren Zeichen für den eindeutigen Tod kennt, gibt es immer noch, wenn auch sehr selten, falsch positive Todesfeststellungen. Ursache dafür kann die fehlende Erfahrung eines Leichenschauarztes oder mangelnde Gründlichkeit bei der Untersuchung sein. So existieren Situationen, in denen die Vitalzeichen Atmung und Kreislauf auf ein Minimum reduziert sind, obwohl der Patient nicht tot ist. Dieses Phänomen wird oft als «Scheintod» bezeichnet und kann zum Beispiel bei Vergiftungen mit tiefem Koma (etwa durch Drogen) oder bei tiefer Unterkühlung vorkommen. Besonders bei Unterkühlung kann eine Kältestarre eine Totenstarre vortäuschen. Der leichenschauende Arzt muss solche Zustände kennen, damit er nicht fälschlicherweise

---

* Weitere Informationen siehe «Klingel im Sarg», In: *Der Spiegel* 48 / 1967

den Tod feststellt. Schon aus diesem Grund ist eine gründliche Leichenschau durch einen erfahrenen Arzt unverzichtbar.

In vielen Bundesländern müssen Notärzte keinen endgültigen, sondern nur einen vorläufigen Totenschein ausfüllen, da direkt nach dem Abbruch der Reanimation noch keine sicheren Todeszeichen vorhanden sind und der Notarzt in der Regel keine Zeit hat, auf ihren Eintritt zu warten. Außerdem ist es ihm wegen örtlicher Gegebenheiten oft nicht möglich, eine gründliche Leichenschau durchzuführen. Die endgültige Todesfeststellung und die ausführliche Untersuchung erfolgen dann im Rahmen einer zweiten Leichenschau.

Weitere Aufgabe einer ärztlichen Leichenschau ist die Feststellung der Todesursache: Woran ist der Tote gestorben? Sie herauszufinden, das ist oft der schwierigste Teil der Leichenschau, es sei denn, man kennt den Patienten und weiß, dass er seit einiger Zeit an einer todbringenden Krankheit gelitten hat. Oder man hat ihn im Krankenhaus behandelt und den Verlauf seiner Erkrankung verfolgt. Entgegen einer verbreiteten Vorstellung kann man in aller Regel nicht von außen sehen, woran jemand verstorben ist. Sogar Polizeibeamte, die schon lange im Bereich Todesermittlung arbeiten, sind manchmal der Ansicht, ein Rechtsmediziner müsse das können. Nicht selten wurde mir bereits bei einem ersten orientierenden Blick auf den noch vollständig bekleideten Leichnam die ungeduldige Frage gestellt: «Was ist denn nun die Todesursache?» Immer wieder muss man Beamte dann mit einem etwas angestrengten «So weit sind wir noch nicht» enttäuschen.

Zur ärztlichen Leichenschau gehört auch die Bestimmung der Todesart, ob es sich um einen natürlichen Tod aus innerer Ursache (zum Beispiel Herzinfarkt) handelt oder um einen von außen herbeigeführten, vielleicht sogar gewaltsamen, nichtnatürlichen Tod (Mord, Suizid, Unfall). Die Todesart ist, im Gegensatz zur Todesursache, ein juristischer und kein medizinischer Begriff, dennoch ist sie durch den leichenschauenden Arzt zu klassifizieren. Dabei kann ein und dieselbe Todesursache entweder ein natürlicher oder ein nichtnatürlicher Tod sein. Hat ein Patient zum Beispiel epileptische Anfälle wegen eines Hirntumors, wäre ein todesursächlicher epileptischer Anfall ein natürlicher Tod. Hat er die Anfälle, weil jemand ihm zuvor mit einem Hammer auf den Kopf geschlagen hat, wäre der tödliche epileptische Anfall ein nichtnatürlicher Tod.

Die Klassifizierung der Todesart entscheidet als wesentliche Weichenstellung darüber, ob ein Todesermittlungsverfahren eingeleitet wird. Einen als «nichtnatürlich» oder «ungeklärt» klassifizierten Tod muss der Arzt den Behörden melden, und diese müssen daraufhin ein Todesermittlungsverfahren einleiten. Die falsche Klassifizierung eines Todesfalls als «natürlich» kann also direkt dazu führen, dass ein Tötungsdelikt nicht erkannt wird.

Zeichen eines gewaltsamen Todes können aber manchmal sehr schlecht zu erkennen sein, so als nur ganz geringe Schürfungen am Hals bei einer Strangulation mit einem weichen Gegenstand, als minimale Strommarken an den Fingern oder kleinste Nadelstichstellen bei einer Drogenvergiftung. Es ist daher wichtig, dass der Arzt den Leichnam gründlich betrachtet. Übersieht ein Arzt fahrlässig, also durch mangelnde Sorgfalt bei der Leichenschau, Zeichen eines gewaltsamen Todes, kann er strafrechtlich belangt werden. Im Extremfall – das passiert jedoch äußerst selten – kann es sogar zu einem Strafverfahren wegen fahrlässiger Tötung kommen, dann, wenn eine zweite Person unter denselben Umständen stirbt. Ein Beispiel: Ein Arzt übersieht das vielzitierte Messer im Rücken und bescheinigt einen natürlichen Tod. Der Täter entgeht deshalb einer Verhaftung und tötet eine weitere Person.

Für den Zweifelsfall lehren wir Medizinstudenten, eine ungeklärte Todesart zu bescheinigen und den Todesfall zu melden. Dabei muss man sich manchmal gegen die Behörden durchsetzen, die oft wenig Lust haben, Ermittlungen aufzunehmen. Auch Angehörige, Krankenhäuser oder Pflegeheime setzen der Klassifizierung eines Todesfalls als nichtnatürlich oder ungeklärt häufig erhebliche Widerstände entgegen, besonders dann, wenn sie glauben, als Beschuldigte in Betracht zu kommen. Der Arzt muss sich in solchen Fällen energisch durchsetzen. Schließlich muss er mit seiner Unterschrift auf dem Totenschein für sämtliche Konsequenzen einer Fehlklassifizierung geradestehen.

Wunderbar überzeichnet wurde dieses Problem in einem Münsteraner *Tatort* dargestellt, in dem der Rechtsmediziner Professor Börne von der Echtheit einer Mumie nicht überzeugt war und stattdessen Hinweise für ein Tötungsdelikt festgestellt hatte. Weder die Staatsanwältin noch der ermittelnde Polizeibeamte hatten dafür etwas übrig, sodass Börne wieder einmal selbst in die Ermittlungsarbeit einsteigen musste ...

Der fast perfekte Mord

Einmal wurde aufgrund einer routinemäßigen Krematoriumsleichenschau, die ich durchführte, ein Tötungsdelikt doch noch erkannt. Es handelte sich um einen zweiundfünfzigjährigen Mann, der zu Hause gestorben war. Im Totenschein war als Todesursache ein schweres Krebsleiden im Endstadium angegeben, mithin ein natürlicher Tod. Der Patient sei friedlich im Bett eingeschlafen, hieß es, medizinische Maßnahmen seien nicht mehr durchgeführt worden.

«Das passt nicht», bemerkte ich. «Keine medizinischen Maßnahmen? Und was ist das hier?» Der Leichnam hatte eine frische Nadeleinstichstelle in der Ellenbeuge. «Den muss ich anhalten.» Das hieß, ich gab den Leichnam nicht zur Feuerbestattung frei; er durfte noch nicht eingeäschert werden.

Für die Mitarbeiter im Krematorium bedeutete das zusätzliche Arbeit. «Och nö, echt?», murrte der Krematoriumsassistent, der mir bei der Leichenschau behilflich war.

«Nichts zu machen, sorry», erwiderte ich.

Ich meldete den Fall als ungeklärten Tod nachträglich an die Staatsanwaltschaft. Es wurde eine gerichtliche Obduktion angeordnet. Gemeinsam mit einer Oberärztin obduzierte ich die Leiche. «Kein Krebs», stellten wir fest. Alle Organe waren gesund, die Todesursache blieb erst einmal unklar. Das hieß: Die Angaben im Totenschein waren falsch – steckte dahinter Absicht?

Wir entnahmen Körperflüssigkeiten und untersuchten sie im Labor auf Drogen und Medikamente. Das Ergebnis: tödliche Vergiftung mit Morphin und Schlafmitteln! Die Staatsanwaltschaft konnte ermitteln, dass der Verstorbene zu Lebzeiten eine sehr hohe Lebensversicherung zugunsten seiner Frau abgeschlossen hatte. Die hatte bereits wenige Minuten nach dem Tod ihres Ehemanns bei der Versicherung angerufen und nach dem Geld gefragt. Jetzt bestand Mordverdacht – gegen die Frau und den Arzt, der den Totenschein falsch ausgefüllt hatte. Der Mediziner gestand schließlich, die tödlichen Medikamente gespritzt zu haben. Zu seiner Verteidigung gab er an, geglaubt zu haben, der Mann leide unter Krebs. Er habe nicht nachgefragt, als die Ehefrau ihm sagte, ihr Ehemann würde schon lange Morphin nehmen und würde deshalb eine hohe Dosis vertragen. Das Ermittlungsverfahren gegen den Arzt wurde daraufhin nur noch wegen fahrlässiger Tötung weitergeführt. Wenn man den Toten erdbestattet hätte, wäre die kleine Nadelstichverletzung nie aufgefallen. Keiner hätte den falsch ausgestellten Totenschein bemerkt.

In etwa zehn Prozent der Fälle, die ich im Krematorium nachbesichtigt habe, war die Todesart bei der ersten Leichenschau falsch klassifiziert worden. Immer wieder werden Drosselmarken, Würgemale und sogar schwerste äußere Verletzungen einfach übersehen. Experten gehen davon aus, dass die Dunkelziffer der übergangenen Tötungsdelikte in etwa der Zahl der erkannten Tötungsdelikte entspricht oder sie sogar übersteigt. So wird geschätzt, dass in Deutschland jährlich etwa 11 000 nichtnatürliche Todesfälle unerkannt bleiben. Dazu sollen etwa 2000 Todesfälle im Zusammenhang mit medizinischen Maßnahmen kommen.

Wichtig ist eine richtige Klassifizierung der Todesart nicht nur unter strafrechtlichen Gesichtspunkten. Viele andere Probleme können durch Fehler verursacht werden. So kann etwa ein Tod als Folge eines Unfalls bedeuten, dass den Angehörigen des Verstorbenen Geld aus einer entsprechenden Versicherung zusteht. Ein Fehler bei der Feststellung der Todesursache kann Konsequenzen für die Hinterbliebenen haben, die möglicherweise existenziell auf das Geld angewiesen sind, vor allem wenn der Versorger der Familie gestorben ist.

Eine weitere Aufgabe der ärztlichen Leichenschau ist die Klärung der Identität des Verstorbenen. Falls das unmöglich ist, ist auch in diesem Fall die Polizei zu verständigen. Die Sicherung der Identität muss der Arzt bei der Leichenschau sehr ernst nehmen; er darf sich nicht leichtfertig auf Angaben Dritter verlassen. Man kann sich kaum ausmalen, welch schreckliche Konsequenzen es haben kann, wenn der Totenschein für eine falsche Person ausgestellt wird! Auch meldepflichtige Infektionskrankheiten hat der Arzt bei der Leichenschau festzustellen. Dabei muss geprüft werden, ob die Leiche eine Gefahr für Lebende darstellen kann. Wenn man den Verstorbenen und seine Krankheitsgeschichte nicht kennt, ist das meist unmöglich. Deshalb sollte man in diesen Fällen versuchen, den zuletzt behandelnden Arzt des Verstorbenen zu erreichen, um von ihm Informationen zu eventuellen Krankheiten zu erlangen.

Außerdem soll bei der Leichenschau die Todeszeit bestimmt

werden. Eine genaue Todeszeitbestimmung ist meist nicht möglich (siehe S. 31 ff.). Deshalb sollte der Arzt besser nur die Auffindezeit des Leichnams angeben, als leichtfertig eine falsche Todeszeit einzutragen. Das kann nämlich erhebliche strafrechtliche Konsequenzen haben, wenn etwa das Alibi eines Tatverdächtigen überprüft werden muss. Bei mehreren Toten kann die Todeszeit eine entscheidende Bedeutung bei erb- und versicherungsrechtlichen Fragen haben.

Die Leichenschau ist also ein entscheidendes Instrument zur Wahrung der Rechtssicherheit im Strafrecht und zur Wahrung der Interessen Angehöriger im Versicherungs- und Erbrecht, und sie erfüllt wesentliche Aufgaben in der medizinischen Versorgung und Qualitätssicherung. Um diese wichtigen Funktionen der Leichenschau optimal nutzen zu können, sind eine gute Organisation des Leichenschauwesens und qualifiziertes Personal unbedingte Voraussetzungen. Die hohe Dunkelziffer von Tötungsdelikten und anderen nichtnatürlichen Todesfällen zeigt aber, dass es große Defizite gibt. Ein Verbesserungsvorschlag ist, die Leichenschau zu teilen in die bloße Feststellung des Todes, die von jedem Arzt durchgeführt werden könnte, und eine ausführliche Leichenschau, die nur von speziell geschulten Ärzten vorgenommen werden sollte. In Krankenhäusern und Pflegeeinrichtungen sollte wegen der Gefahr der Befangenheit am besten ein externer Arzt für die Leichenschau zuständig sein und nicht der Hausarzt, der regelmäßig die Heimpatienten betreut. Die Einführung solcher Regeln scheiterte bisher sowohl an organisatorischen als auch an rechtlichen Problemen.

3

WER IST DIESER TOTE?

Auf der Autobahn M1 zwischen Leicester und Nottingham hatte es am frühen Morgen eines Herbsttages eine Massenkarambolage gegeben. Die Unfallstelle wurde von der Polizei großräumig abgesperrt. Als Erstes wurden die Verletzten von Notärzten versorgt und in ein Krankenhaus gebracht. Dann rief man mich als Rechtsmedizinerin hinzu. «Können Sie zu einem Massenunfall auf der M1 kommen, Höhe Kegworth?», fragte mich ein Polizeibeamter am Telefon. «Ein Unfallsachverständiger wird auch erscheinen. Es gibt vier Tote, und wir wissen nicht, wer wer ist. Am besten fahren Sie über die A6, die M1 haben wir weiträumig gesperrt.» Zum Glück hatte ich seit kurzem ein Navigationssystem – das Institut hatte es mir spendiert. Als ich die entsprechende Autobahnauffahrt erreichte, wurde ich gleich von einem Polizeibeamten durchgewunken. *«Hi, Liz, good to see you.»* Ich kannte ihn gar nicht. Es hatte sich schon herumgesprochen, dass die Rechtsmedizinerin mit deutschem Nummernschild herumfuhr.

An der Unfallstelle bot sich mir ein furchtbares Bild. Drei männliche Tote lagen mit schwersten Verletzungen auf der Straße, in einem Pkw befand sich eine weitere männliche Leiche. Völlig demolierte Autos standen kreuz und quer herum. Bei manchen hatten die Airbags ausgelöst. Überall Glassplitter, gebrochene Fahrzeugteile.

Der Senior Investigating Officer berichtete mir, was passiert war. «Soweit wir bisher wissen, hat ein Fahrer beim Überholen einen Lkw gestreift und die Kontrolle über sein Auto verloren. Er geriet ins Schleudern. Ein von hinten kommender Kleintransporter fuhr ihm in die Seite. Weitere Wagen krachten in die Unfallfahrzeuge. Drei der Toten scheinen aus dem Fahrzeug zu stammen, das den Unfall verursacht hat. Einer muss der Fahrer des Kleintransporters sein. Sieben Menschen liegen schwer verletzt im Krankenhaus, falls Sie die für die Rekonstruktion des Unfalls ebenfalls untersuchen wollen.»

«Ich hoffe, das kriegen wir auch so hin», erwiderte ich und sah mich um. Wo sollte ich anfangen? Die Unfallstrecke war bestimmt zweihundert Meter lang, einige Autos waren viele Meter weit katapultiert worden. Zum Glück tauchte in diesem Moment der Unfallsachverständige auf. Gemeinsam sahen wir uns die Stellung der Fahrzeuge, ihre Beschädigungen, die Bremsspuren, die Beschädigungen der Leitplanke und die Lage der Leichen genau an.

«Welcher Wagen hat den Unfall verursacht?», fragte ich den SIO.

«Dieser hier», sagte der Polizeibeamte und zeigte auf einen BMW. Der Pkw war nur noch ein Wrack, Windschutzscheibe und Seitenfenster waren herausgebrochen. In dem Wagen lag auch die vierte Leiche, ein junger Mann. Der Kleintransporter war nicht minder stark beschädigt, das Fenster auf der Fahrerseite fehlte. Der Wagen war leer. Sein Fahrer musste sich also unter den Toten befinden, die auf die Straße geschleudert worden waren. Aber wer war nun wer, und wer war in dem unfallverursachenden Pkw gefahren? Keiner der Toten hatte einen Ausweis bei sich. Keiner der an der Unfallstelle Anwesenden kannte sie. Dem Augenschein nach waren alle Verstorbenen zwischen zwanzig und fünfunddreißig Jahre alt.

Mit dem Unfallsachverständigen versuchte ich jetzt, den Weg der beiden Wagen nachzuvollziehen. Dabei kamen wir darauf, wer wahrscheinlich den Kleintransporter gefahren hatte. Ganz sicher waren wir mit unserer Theorie aber nicht, denn welcher Wagen genau wohin geschleudert worden war, konnten wir nicht eindeutig sagen.

Der Tote in dem BMW war wohl eher nicht gefahren. Seine Füße befanden sich im Fußraum auf der Beifahrerseite. Also hatte einer seiner Mitfahrer, die auf der Straße lagen, den Wagen gelenkt. Keiner der vier Toten war angeschnallt gewesen. Wir konnten also nicht mit Verletzungen durch Sicherheitsgurte rechnen. Die können manchmal helfen, wenn man herausfinden will, wer sich wo im Auto befunden hat.

Sechseinhalb Stunden brauchten wir für die Untersuchung der Unfallstelle. Danach wurden die Leichen zur Autopsie in den Sektionssaal des nächsten großen Krankenhauses transportiert. Ich hatte einen weiteren Kollegen aus dem Identifizierungsteam dazugebeten, um nicht alle vier Leichen allein obduzieren zu müssen. In England gibt es, im Gegensatz zu Deutschland, immer nur einen Obduzenten für jede Sektion. Jeder von uns obduzierte also zwei Leichen. Das dauerte sehr lange, schließlich mussten wir viele Fragen klären: Wer waren die Toten? Wo hatten sie in welchem Fahrzeug gesessen? Wie waren sie zu Tode gekommen? Wie ließen sich unsere Befunde mit der Rekonstruktion des Unfalls zusammenfügen? Auch die Bekleidung der Toten mussten wir im Hinblick auf diese Fragen genau untersuchen. Sechzehn Polizeibeamte und der Unfallsachverständige waren dabei.

Schließlich gelang uns die Identifizierung aller vier Männer anhand des Zahnstatus, für den uns inzwischen die Polizeibeamten Vergleichsbefunde besorgt hatten. Bei zwei Männern konnten wir Verletzungen der Füße feststellen, wohl verursacht durch die Pedale im Fußraum. Dazu passend waren die zugehörigen Schuhe an den entsprechenden Stellen beschädigt. Diese Männer hielten wir für die Fahrer. Bei jenem Toten im BMW wurde es immer wahrscheinlicher, dass er auf dem Beifahrersitz gesessen hatte, der andere Beifahrer hinten im Fond. Der Fahrer dieses Pkw hatte den

Unfall verursacht. In seinem Blut stellten wir eine Alkoholkonzentration von 1,9 Promille fest. Auch seine beiden Beifahrer waren stark alkoholisiert. Der Fahrer des Kleintransporters hatte nicht unter dem Einfluss von Alkohol oder Drogen gestanden.

Die Obduktionen hatten mit Rekonstruktion und Dokumentation sechs Stunden gedauert. Vollkommen erschöpft fuhr ich spät in der Nacht nach Hause. Mein Auto ließ ich stehen. Ich nahm den Bus.

Je nachdem, ob es sich um einen einzelnen Toten handelt, bei dem zusätzlich die Todesursache oder die Todesumstände geklärt werden sollen, oder um eine Massenkatastrophe, bei der die Umstände von vornherein klar sind und die Klärung der Identität im Vordergrund steht: Das Vorgehen bei der Identifizierung ist unterschiedlich, das Prinzip ist jedoch immer dasselbe. Bei dem Toten werden möglichst viele Befunde gesammelt, die man mit bekannten Daten eines Vermissten oder mit in dessen häuslicher Umgebung aufgenommenen Informationen und Befunden vergleichen kann.

Zahnstatus, Fingerabdrücke & Co.

Es gibt Merkmale, die sich besonders gut zur Identifizierung eignen. Dazu gehören in erster Linie die *primären Merkmale*, die einmaligen Kennzeichen, die nur bei einer einzigen Person genau in dieser Form ausgeprägt sind, sodass eine Übereinstimmung eines solchen Merkmals ausreicht. Dazu gehört zum Beispiel der *Zahnstatus*.

Saarländische Polizeibeamte brachten die Leiche eines achtundvierzig Jahre alten Mannes zur Obduktion, der im Freien erstochen aufgefunden worden war.

«Wir sind nicht sicher, wer der Tote war», sagte einer der Beamten. «Wir glauben aber, es ist dieser Mann hier – wir haben Unterlagen seiner Zahnärztin mitgebracht.»

«O toll, super mitgedacht, vielen Dank!» Ich war begeistert.

Als ich mich dann daranmachte, den Zahnstatus der Leiche mit dem in den Unterlagen zu vergleichen, stimmten mehrere Zähne nicht überein. Ich zögerte, was nicht unbemerkt blieb.

«Passt nicht?» Die Polizeibeamten wurden sichtlich nervös. «Machen Sie bloß keine Witze, all unsere Ermittlungen gehen davon aus, dass das unser Mann ist!»

«Tut mir leid, aber das hier stimmt nicht. Ich kann es nicht ändern.» Immer wieder zählte ich die Zähne, untersuchte die zahnärztlichen Arbeiten. Hatte die behandelnde Zahnärztin womöglich den Patienten verwechselt? Vielleicht benutzte sie ein System, das mir fremd war. International werden in einem Zahnschema unterschiedliche Abkürzungen für die gleichen Befunde verwendet. So habe ich für einen fehlenden Zahn schon ein «x» eingetragen gesehen, aber auch ein «f» für «fehlt». Andere meinen mit «f» das Wort «Füllung». Als ich die unterschiedlichen Möglichkeiten durchspielte, blieb es dabei: Die Gebisse stimmten nicht überein.

«Moment mal!» Plötzlich war mir aufgefallen, dass die Befunde doch genau übereinstimmten, dann, wenn man das Zahnschema spiegelverkehrt in der Hand hielt. Der rechte Oberkiefer der Leiche war genau wie der linke in der Patientenakte und umgekehrt. Beim Unterkiefer war es genauso. Ich rief die Zahnärztin an und erklärte ihr meine Entdeckung. «Oh Gott, Sie haben recht!», rief sie. «Wie peinlich, das tut mir furchtbar leid!» Sie hatte das Zahnschema in ·der Patientenakte tatsächlich spiegelverkehrt ausgefüllt. Der Tote war die vermutete Person. Die Polizeibeamten waren erleichtert. «Jetzt haben Sie uns den Tag doch noch gerettet …»

Der Zahnstatus bezeichnet den gesamten Zustand eines menschlichen Gebisses, einschließlich einer genauen Beschreibung sämtlicher Zahnarbeiten. Wurden Zahnbehandlungen durchgeführt, ist dieses Merkmal hochindividuell und reicht zur eindeutigen Identifizierung aus. Der Rechtsmediziner, eventuell auch ein forensischer Odontologe*, trägt den Zahnstatus der Leiche in ein übliches Zahnschema ein. Dieser Zahnstatus kann dann mit dem einer vermissten Person verglichen werden. Das geht selbstredend nur, wenn der Zahnstatus der vermissten Person bekannt ist. Die Polizei muss also im Vorfeld ermitteln, wer der Zahnarzt des Vermissten war, dort den Zahnstatus besorgen und uns diesen am besten zur Obduktion mitbringen. Zusätzlich kann, wenn möglich, eine Röntgenuntersuchung des Gebisses der Leiche erfolgen, die mit vorherigen Aufnahmen verglichen wird. Unmöglich ist eine eindeutige Identitätsbestimmung anhand der Zähne nicht nur bei zahnlosen Personen, sondern auch bei solchen, die nie beim Zahnarzt waren oder nie zahnärztlich behandelt wurden.

Auch *Fingerabdrücke* eignen sich als primäres Merkmal zur Identifizierung. Ihre Entnahme ist je nach Zustand der Leiche meist gut möglich und wird in der Regel von der Polizei durchgeführt. In sehr wenigen Fällen sind Vergleichsfingerabdrücke eines Vermissten bei der Polizei vorhanden, dann, wenn der Verstorbene zu Lebzeiten strafrechtlich in Erscheinung getreten und erkennungsdienstlich behandelt worden ist.** Ist das nicht der Fall, kann die Polizei versuchen, in der häuslichen Umgebung Fingerabdrücke eines Vermissten zu sichern, etwa an Türgriffen oder Gläsern, die

---

* Das ist ein gerichtsmedizinisch tätiger Zahnarzt. In Deutschland gibt es die Berufsbezeichnung des Odontologen nicht.
** Dabei erhebt die Polizei Vorname, Familienname, Wohnort, Alter beziehungsweise Geburtsdatum, Körperhöhe, Körpergewicht, besondere körperliche Merkmale wie Narben und Tätowierungen, Fotos, Tonaufnahmen, Abdrücke aller zehn Finger sowie beider Handflächen und – auf freiwilliger Basis oder nach richterlicher Anordnung – einen DNA-Abstrich in der Mundhöhle.

danach mit denen der Leiche verglichen werden. Fingerabdrücke können selbst bei eineiigen Zwillingen unterschiedlich sein.

Ohne Probleme können wir an der Leiche Material entnehmen und daran ein DNA-Profil bestimmen (siehe S. 163 ff.), auch ein primäres Identifikationsmerkmal. Es reichen dazu kleinste Gewebemengen aus, etwa ein Tropfen Blut, Haare oder Gewebeteilchen, bei skelettierten Leichen Knochen oder Zähne. Um an Vergleichsmaterial heranzukommen, gibt es jetzt mehrere Möglichkeiten. In wenigen Fällen existiert bereits bei der Polizei ein DNA-Profil, das zu einem Vermissten gehört. Das gilt für Personen, die polizeilich in Erscheinung getreten und in einer zentralen DNA-Datenbank gespeichert sind. Findet sich dort nichts, kann die Polizei in der Wohnung des Vermissten Material sammeln. Am besten eignen sich Gegenstände, die ausschließlich von einer Person benutzt wurden, etwa eine Zahnbürste oder ein Rasierapparat, da man an anderen Sachen meist Mischspuren verschiedener Personen findet. Wurde bei einem Vermissten eine Operation durchgeführt, zum Beispiel eine Blinddarmentfernung, ist in der Pathologie des Krankenhauses manchmal noch Material vorhanden, das man als Vergleichsmaterial nutzen kann. Dort werden solche Proben meist jahrelang aufbewahrt. Wenn es nicht möglich ist, an die DNA eines Vermissten zu gelangen, kann man bei nahen Angehörigen – Verwandten ersten Grades – ein Profil erstellen und die Wahrscheinlichkeit eines Verwandtschaftsgrads zu dem Verstorbenen bestimmen. Bei eineiigen Zwillingen ist die DNA normalerweise identisch, außer es hat sich im Lauf des Lebens eine Mutation, eine Veränderung, in einem untersuchten Gen ausgebildet. Aber in der Regel dürften beide Zwillinge nicht gleichzeitig vermisst sein, sodass eine eindeutige Zuordnung meist keine Probleme machen sollte.

In einer heruntergekommenen Wohnung in einer Kleinstadt im Saarland war die Leiche eines Mannes gefunden worden. Sie wurde zur Obduktion ins Institut für Rechtsmedizin gebracht. «Wir wüssten gern von Ihnen, ob das der Wohnungsinhaber ist», bat der anwesende Polizist. «Die Verschlussverhältnisse waren regelrecht.» Damit drückte er in Beamtensprache aus, dass Tür und Fenster verschlossen waren und es nicht nach einem Einbruch aussah. «Wir haben keinen Hinweis auf ein Verbrechen.» Das hieß, dass es bei der Obduktion vor allem um die Identifizierung gehen sollte. Die genaue Todesursache war nicht so wichtig, sofern wir keine Anzeichen einer Gewalteinwirkung finden würden.

«Der hat wohl schon richtig lange in der Wohnung gelegen?» Mir fiel die fortgeschrittene Fäulnis auf.

«Letztes Lebenszeichen vor zwei Monaten», bestätigte der Beamte.

«Wie traurig», dachte ich laut. «Keiner hat ihn vermisst. Die Nachbarn scheinen sich nicht mal an dem Leichengeruch gestört zu haben.»

«Nein, erst einem Postboten war der aufgefallen. Er hat die Feuerwehr gerufen.»

Die Todesursache konnten wir bei der Obduktion nicht klären. Wegen der fortgeschrittenen Fäulnis waren die Organe und Gewebe zu schlecht erhalten. «Wir haben keine Zeichen eines gewaltsamen Todes gefunden», erklärte ich. Das war das Wichtigste und reichte der Polizei aus, um die Ermittlungen einzustellen.

Für die Identifizierung konnte man Fotografien des Mannes zu Lebzeiten aufgrund des schlechten Zustands der Leiche nicht gebrauchen. Weil der Mann keine Zähne hatte, half uns auch ein Zahnstatus nicht weiter. Fingerabdrücke gelangen angesichts der fortgeschrittenen Fäulnis nicht mehr. Also suchte ich die Körperoberfläche genau nach Narben und anderen individuellen Merkmalen ab. «Volltreffer. Sehen Sie die Narbe hier?» Ich zeigte auf die Außenseite des rechten Hüftgelenks. «Der Mann ist an der Hüfte operiert. Vielleicht hat er ja ein künstliches Gelenk.» Ich begann das Gelenk zu präparieren. «Ah! Eine Totalendoprothese!» Das künstliche Hüftgelenk trug eine Nummerierung, die man noch sehr gut erkennen konnte. Einer der anwesenden Polizeibeamten fotografierte sie. Ich dokumentierte das im Obduktionsprotokoll. Der leitende Polizeibeamte begann noch vom rechtsmedizinischen Institut aus mit weiteren telefonischen Ermittlungen – und hatte schnell eine gute Nachricht. «Der Hauptmieter der Wohnung wurde vor einigen Jahren im Krankenhaus an der Hüfte operiert. Kollegen besorgen gerade die Krankenunterlagen.»

Knapp eine Stunde später war ein Kollege mit der Krankenakte bei uns. In der fand ich den Operationsbericht. «Hier ist es – das ist die Identifizierungsnummer der Prothese», sagte ich. Sie stimmte mit der Nummer überein, die wir bei der Obduktion gefunden hatten. Der Mann konnte eindeutig als der Mieter der Wohnung identifiziert werden.

Medizinische *Implantate* wie Herzschrittmacher und Gelenkprothesen besitzen in der Regel eine eindeutige Seriennummer, die beim Einbringen im Krankenhaus erfasst wird. Findet man ein Implantat, ist die Identifizierung einer Person sehr einfach.

Neben den primären arbeiten wir mit sekundären Merkmalen, die zwar auch individuell, aber nicht einzigartig sind. Ein sekundäres Merkmal allein erlaubt keine sichere Identifizierung, weil theoretisch noch andere Personen dieses Merkmal besitzen können. Man braucht deshalb mehrere sekundäre oder zusätzlich ein primäres Merkmal. Sekundäre Merkmale sind zum Beispiel Tätowierungen, Piercings und anderer Körperschmuck, Narben, Muttermale, bekannte Erkrankungen und Röntgenbefunde.

Tertiäre Merkmale können ebenfalls zur Identifizierung hinzugezogen werden, sie sind aber nicht individuell genug, um allein eine solche zu ermöglichen. Sie sind mithin unsichere Merkmale, die mit großer Vorsicht interpretiert werden müssen. Meist dienen sie nur als weitere Hinweise auf die Identität eines Verstorbenen. Beispiele für tertiäre Merkmale sind: Bekleidungsstücke, Schmuck, Fotografien, eine Gesichtsrekonstruktion (siehe S. 55) und bei der Leiche gefundene Gegenstände wie ein Pass, die aber unter Umständen jemand anders gehören können. Auch der Auffindeort einer Leiche kann ein tertiäres Identifikationsmerkmal sein: Wenn eine Leiche in der Wohnung einer vermissten Person liegt, kann das bedeuten, dass es sich bei dem Toten um den gesuchten Menschen handelt. Das muss aber nicht so sein, denn schließlich kann auch ein anderer als der Mieter oder der Eigentümer in einer Wohnung versterben.

Eine neuere Methode, die bereits zur Identifizierung eingesetzt wird, ist das Schichtröntgen der Leiche. In England hatten wir dafür mobile Computertomographen (CTs) in speziellen Lkws. Mit diesen Geräten ist es möglich, den Körper oder Teile davon in dünnen, horizontalen Scheiben zu röntgen, sodass man eine sehr genaue anatomische Darstellung hat. Eine solche Untersuchung ist jedoch nur bei speziellen Konstellationen sinnvoll, etwa wenn die Leiche mit Giftgasen oder Krankheitserregern kontaminiert ist und man sie deshalb im Leichensack belassen will.

Sind die Merkmale einer Leiche festgestellt und dokumentiert, können sie bei langer Dauer der Ermittlungen auch noch nach Jahren für die Identifizierung benutzt werden.

Tsunami, Flugzeugabsturz und Zugkatastrophe – Massenunglücke

Vollkommen andere Voraussetzungen ergeben sich, wenn viele Leichen identifiziert werden müssen, etwa nach einem Massenunglück. Anfang 2005 bin ich aus dem Hamburger Institut für Rechtsmedizin mit der Identifizierungskommission des Bundeskriminalamts (BKA) nach Thailand gefahren, um die Opfer des Tsunamis zu identifizieren. Später habe ich in England das britische medizinische Identifizierungsteam geleitet. Dabei habe ich sehr viel über diese Art der Arbeit und ihre verschiedenen Aspekte gelernt. Sie erfordert ein hohes Maß an Einsatz, Belastbarkeit, Kompetenz und Erfahrung aller beteiligten Einsatzkräfte sowie eine sehr gute interdisziplinäre und oft internationale Koordination und Zusammenarbeit.

Die Identifizierung eines Toten ist für die Hinterbliebenen extrem wichtig. Sie beendet die Unsicherheit der Angehörigen, ob ein Vermisster vielleicht noch leben könnte, das Aufkeimen und die Enttäuschung immer neuer Hoffnungen, und sie schafft die Möglichkeit, den Toten zu begraben und eine Gedenkstätte zu errichten. Die Hinterbliebenen können ihren Trauerprozess beginnen. Außerdem entstehen für die Angehörigen unter Umständen Ansprüche aus Versicherungen, die ihre Existenz sichern und die erst bei Vorliegen einer Sterbeurkunde ausgezahlt werden. Aus ermittlungstechnischer Sicht ist die Identifizierung besonders dann wichtig, wenn ein Verbrechen vermutet wird, etwa beim Verdacht auf einen Terroranschlag. In einem solchen Fall möchte die Polizei schnell wissen, ob ein eventueller Attentäter sich unter den Toten befindet oder noch gesucht werden muss, vielleicht auch, um weitere Anschläge zu verhindern.

Es gibt verschiedene Arten von Massenunglücken, die voneinander abweichende Vorgehensweisen erfordern. Aus rechtsmedizinischer Sicht ist ein Massenunfall oder «Großschadensereignis», wie es in der Amtssprache meist genannt wird, eine Anzahl von Todesfällen, die man nicht mit den üblichen Mitteln bewältigen kann. Verschiedene Ereignisse können die Ursache dieser Todesfälle sein, etwa Naturkatastrophen wie ein Erdbeben, ein Tsunami oder ein Flächenbrand, aber auch Massenunfälle im Straßenverkehr, Zug- und Flugzeugunglücke, Epidemien von Infektionskrankheiten, Krieg oder terroristische Anschläge.

Ich hatte mich freiwillig gemeldet, als ich hörte, dass das Bundeskriminalamt nach dem Tsunami 2004 in Südostasien Rechtsmediziner für einen Identifizierungseinsatz in Thailand suchte. Über mögliche psychologische Probleme, die damit verbunden sein konnten, machte ich mir zunächst keine Gedanken. Als ich dann mit meiner Gruppe im Flugzeug nach Bangkok saß, fragte ich mich zum ersten Mal, ob ich der Aufgabe überhaupt gewachsen sein würde.

Gleich bei unserer Ankunft fühlte ich aber, dass alles gutgehen würde. Am Abend gab es, wie danach täglich, eine Sitzung, in der wir von der Teamleitung mit großer Ruhe und Kompetenz auf den praktischen Einsatz vorbereitet wurden. Die Neuankömmlinge wurden begrüßt. Die Einsatzleiterin betonte, wie wichtig die Teamarbeit sei. Alle verlassen sich aufeinander, helfen sich gegenseitig, jeder ist wichtig. Dann ließ sie den vergangenen Tag Revue passieren: Wie viele Leichen sind heute identifiziert worden, gab es Probleme? Schließlich wurde die Planung für den nächsten Tag besprochen: Wer arbeitet wo? Es war von Beginn an eine sehr besondere Atmosphäre spürbar. Gemeinsam mit diesen Leuten würde das alles kein Problem sein, da war ich mir sicher. Und so war es auch: Der Zusammenhalt schützte uns vor den schlimmen Eindrücken, denen wir jeden Tag ausgesetzt waren.

Allen Massenunglücken ist gemeinsam, dass zunächst Chaos

herrscht. So war es auch in Thailand. Als der Einsatz des BKA wenige Tage nach der Katastrophe begann, war die Zahl der Opfer völlig unklar, die Planung also äußerst schwierig. Am Anfang war nur von einzelnen, später von Hunderten von Todesopfern in Südostasien die Rede. Täglich wurden neue Leichen gefunden. Zum Schluss waren es – amtlich bestätigt – mehr als 200 000 ums Leben gekommene Menschen. Zusätzlich gab es viele Überlebende, die dringend medizinische Hilfe benötigten. Weil fast die gesamte Infrastruktur durch die Katastrophe zerstört war, reichte die ärztliche Versorgung nicht aus.

Bei anderen Unglücken können die Leichen bis zur Unkenntlichkeit zerstückelt sein, zum Beispiel bei Flugzeug- und Zugunglücken. Nach den Anschlägen in New York am 11. September 2001 wurden etwa 20 000 Leichenteile untersucht, von rund 2800 Toten, die über mehr als sechs Hektar Fläche und über zwanzig Meter Höhe zwischen den Trümmern verteilt waren.

Das betroffene Gebiet kann noch viel größer sein. Die Zerstörung nach dem Tsunami 2004 reichte über große Küstenabschnitte bis zu mehreren Kilometern ins Landesinnere hinein. In einem solchen Fall müssen die Leichen zunächst geborgen werden, was ziemlich gefährlich sein kann. Während die Bergung der Leichen noch voranschreitet, muss ein Arbeitsplatz eingerichtet werden, an dem die Identifizierung stattfinden kann. Bei einer zerstörten Infrastruktur erweist sich das oft als extrem schwierig.

Ein geeigneter Ort muss viele Voraussetzungen erfüllen: Er muss vor Presse, Angehörigen und Natureinflüssen abgeschirmt, jedoch gleichzeitig so gut zugänglich sein, dass man Leichen, Ausrüstung und Einsatzkräfte problemlos hin- und wieder wegfahren kann. Heute setzt man oft Container oder aufblasbare Zelte ein, in denen die Untersuchung der Leichen stattfindet. Die toten Körper müssen geröntgt werden, dazu gehören Röntgenaufnahmen der Zähne und eventuell Abbildungen mit Computertomografen. Im Sektionssaal braucht man Elektrizität und fließendes Wasser. Man benötigt einen sauberen Bereich, wo sich die Einsatzkräfte ausruhen und stärken können, Umkleide- und sanitäre Bereiche, Bereiche für Angehörige, wo sie von ihren Verstorbenen Abschied nehmen können.

Ich war in Thailand von Anfang an auf der «Site 1» beschäftigt – einem buddhistischen Tempel, den uns die Mönche zur Verfügung gestellt hatten, bevor nach Wochen andere Organisationsstrukturen errichtet worden waren. Durch das wunderschöne, verzierte Tor fuhren wir mit unserem Bus auf die Anlage und hielten vor einer Umzäunung, die provisorisch aus Stellwänden errichtet worden war, um keine unberechtigten Gäste wie Presse und Angehörige einzulassen. Sie wurde von thailändischen Soldaten bewacht. «DVI*-Personnel only» stand handschriftlich auf einem Zettel, der an dieser Wand angebracht war – Zutritt nur für Identifizierungspersonal. Vor einer Lücke in der Umzäunung, die unseren Eingang in den Umkleidebereich bildete, waren weitere Stellwände aufgebaut. Hier hatten Angehörige Steckbriefe ihrer Vermissten aufgehängt. Jeden Tag sah ich mir mit meinen Kollegen diese Fotos und Beschreibungen an – viele junge Leute, sogar Säuglinge waren darunter, Deutsche, Schweden, Briten, Australier, Philippinen, die fröhlich in die Kamera strahlten. Ein unendlich trauriges Gefühl beschlich mich, wenn ich daran dachte, wie viele von ihnen unter den entstellten Leichen waren, die ich gleich untersuchen würde. Doch sobald ich durch den Zaun schritt, waren diese Bilder verschwunden. Die Leichen waren Tote, die wir zu identifizieren hatten. Von ihren Angehörigen wurden wir zu unserem eigenen Schutz abgeschirmt.

---

* Abkürzung für «Disaster Victim Identification»: Katastrophenopfer-Identifizierung.

Es war sehr heiß. Die Leichen wurden außerhalb des Tempels in riesengroßen Kühlcontainern gelagert. Wir arbeiteten manchmal bei fünfzig Grad Celsius, und zwar in voller Schutzkleidung. Wir standen dabei in Gummistiefeln knöcheltief im eigenen Schweiß. Die Luftfeuchtigkeit war hoch. Unsere Arbeit war körperlich sehr anstrengend, der Transport von schweren Leichen gehörte dazu. Außerdem fiel regelmäßig die Elektrizität aus. Die notdürftig eingerichtete Stromversorgung war dem Verbrauch der Kühlcontainer nicht gewachsen.

Auch die Sicherheit des Teams muss bei einem Katastrophen-einsatz beachtet werden: Strahlenschutz beim Röntgen der Leichen, Gefahren durch Chemikalien oder Krankheitserreger, Transport zum Arbeitsplatz. In Thailand war mir auf den Straßen manchmal etwas mulmig. Wir wurden mit Bussen kutschiert, die oft keine Anschnallgurte hatten, oder auf der Ladefläche eines Pick-ups. Die Autobahnen waren überfüllt und unsicher, und auf den schmalen, gewundenen Bergstrecken kam es manchmal zu abenteuerlichen Überholmanövern unserer thailändischen Fahrer.

Ein Kollege fand eines Morgens, als er gerade in seine Arbeitskleidung schlüpfen wollte, einen riesengroßen Skorpion in seinem Gummistiefel – eine Gefahr, mit der bis dahin kaum jemand gerechnet hatte.

Die Kommunikation mit den Medien ist ein weiterer Aspekt, den die Einsatzleitung schnell organisieren muss. Die Medien haben die wichtige Funktion, die Bevölkerung über den Stand des Einsatzes zu informieren. Es ist verständlich, dass die Menschen wissen wollen, wie viele Opfer es gibt, wie sie ihre vermissten Angehörigen finden und an wen sie sich wenden können. Dazu kommt, dass gewisse Medien, wenn wir nicht mit ihnen sprechen, auf ihre eigene Art über den Einsatz berichten, manchmal sensationslüstern und mit Falschmeldungen, die sich unkontrolliert verbreiten können.

Ein Identifizierungsteam setzt sich aus Polizeibeamten, Rechtsmedizinern und Zahnmedizinern zusammen, außerdem – je nach Bedarf – aus technischem Personal (Sektionsassistenten, Röntgenpersonal) und Psychologen (in erster Linie für die Angehörigen, bei Bedarf aber auch für die Einsatzkräfte). Die Organisation und Leitung eines Katastropheneinsatzes obliegt meist der Polizei, wobei sich die internationale Polizei (Interpol*) mit den betroffenen Landespolizeistellen abstimmen muss. In Deutschland besitzt das Bundeskriminalamt (BKA) eine ständige Identifizierungskommission, deren Mitglieder in der Durchführung solcher Einsätze erfahren sind. Zusätzlich gibt es einen Zusammenschluss externer Experten wie Rechts- und Zahnmediziner, die entsprechende Kenntnisse besitzen und bei Bedarf angefordert werden können.

Nach dem Tsunami in Südostasien waren insgesamt fünfunddreißig Nationen im Einsatz, das deutsche Team war etwa fünfhundert Personen stark. Jeder war einige Wochen dort, ich selbst insgesamt drei Wochen. Mehrmals wöchentlich reisten Einsatzkräfte an und ab, sodass jeder Neuankömmling mit Gruppenmitgliedern arbeiten konnte, die sich schon auskannten.

Nachdem der Rahmen eines Katastropheneinsatzes organisiert ist, muss entschieden werden, was unter den gegebenen Bedingungen als Leiche oder Leichenteil behandelt, also untersucht werden soll. Handelt es sich um vollständige tote Körper, ist die Entscheidung sehr einfach: Sie werden alle untersucht. Sind die Leichen stark zerstückelt, wie etwa nach den Terroranschlägen vom 11. September 2001, kann man kleinste Fragmente finden, die

---

* Abkürzung für International Criminal Police Organization. Die internationale Polizeiorganisation koordiniert weltweit die Bekämpfung von Verbrechen, zurzeit sind ihr 188 Staaten angeschlossen. Der Hauptsitz ist in Frankreich, in Lyon.

man nicht einmal sicher als menschliches Material zu identifizieren vermag. Die Zahl der Gestorbenen kann man in solchen Fällen unter Umständen erst nach Monaten oder Jahren, vielleicht mit letzter Sicherheit sogar niemals angeben.

Als Nächstes müssen die Methoden zur Identifizierung bestimmt werden. Bei ganzen Leichen wird immer eine vollständige äußere Leichenschau durchgeführt, dabei aber, weil die Todesumstände bei Massenunglücken meist klar sind, nicht im Hinblick auf Todesursache und Todesart, sondern auf die oben beschriebenen Merkmale zur Identifizierung. Dabei werden zuerst alle bei der Leiche gefundenen Gegenstände wie etwa Kleidung und persönliche Dinge genau festgehalten (Marke, Größe, Farbe, Aufdruck und Material) und fotografisch dokumentiert. Bei der Leichenschau beschreibt man neben besonderen Merkmalen wie Narben, Piercings und Tätowierungen auch die Leiche selbst präzise: Größe, Geschlecht, geschätztes Lebensalter, Haarfarbe, -länge, -dicke. Sind Narben vorhanden, zum Beispiel über der Brust und den Gelenken, wird das entsprechende Körperteil geöffnet und auf nummerierte Implantate untersucht. Manchmal werden zusätzlich Teilobduktionen durchgeführt, um festzustellen, ob der Verstorbene schon einmal operiert worden ist. Außerdem werden Fingerabdrücke und Material für eine DNA-Untersuchung abgenommen. Schließlich erhebt man den Zahnstatus. Alle Befunde werden in standardisierten Interpol-Bögen, den etwa zwanzigseitigen «Pink Post-Mortem Forms», genauestens dokumentiert.

Zeitgleich zu diesem Einsatz am Katastrophenort begeben sich Polizeibeamte zu Hause in die Wohnungen und zu den Ärzten der Vermissten. Dort sammeln sie Fingerabdrücke, Zahnschemata, DNA, Fotos, Krankenakten. Sie tragen ihre Ergebnisse ebenfalls in umfangreiche standardisierte Interpol-Bögen ein, die «Yellow Ante-Mortem Forms». Pink Forms und Yellow Forms werden anschließend elektronisch miteinander verglichen. Stellt der Computer eine Übereinstimmung fest, wird diese durch eine erneute Untersuchung der Leiche kontrolliert. Wichtig ist, dass jeder Befund und jede Leiche mit Nummern oder Barcodes eindeutig gekennzeichnet wird, damit es nicht zu Verwechslungen kommen kann.

Wenn statt ganzer Leichen einzig Teile menschlicher Körper gefunden werden, kann man nicht alle beschriebenen Untersuchungen durchführen. Sind nur kleinste Leichenteile vorhanden, ist lediglich eine DNA-Analyse möglich. Man versucht dabei, nur so viel Material zu verwenden, dass den Angehörigen noch etwas für eine Bestattung bleibt.

Eine vollständige Obduktion wird bei Massenunglücksfällen meist nicht durchgeführt, da Todesursache beziehungsweise -umstände ja klar sind. Kommt ein menschliches Verschulden in Betracht, sieht es allerdings anders aus: Um einen Täter verurteilen zu können, muss man ihm die Tat nachweisen. Etwa bei Fahrlässigkeit als Ursache eines Massenunfalls (Zugunglück, Flugzeugabsturz) oder bei einem terroristischen Anschlag. Die vollständige Obduktion muss dann klären, ob alle Toten wirklich an den Folgen des Unglücks verstorben sind, ob also der Beschuldigte tatsächlich für alle Todesfälle verantwortlich ist. Befindet sich unter den Toten eine Person, die schwer krank war und auch ohne das Unglück zu diesem Zeitpunkt hätte sterben können, kann der Beschuldigte für ihren Tod nicht zur Rechenschaft gezogen werden.

Das ist in den USA anders. Bei den Anschlägen auf das World Trade Center wurde bei einzelnen Verstorbenen ein Herzinfarkt als Todesursache festgestellt. Auch diese wurden als Mordfälle bewertet, da sie im unmittelbaren Zusammenhang mit den Attentaten aufgetreten waren. Die Begründung: Der Tod dieser Menschen wäre ohne den terroristischen Anschlag zu einem anderen Zeitpunkt erfolgt.

Der größte Teil der vollständigen Leichen wird noch immer über den Zahnstatus identifiziert, in Thailand waren es etwa zwei Drittel. Die DNA-Untersuchung ist aber die überlegene Methode zur Identifizierung von Leichenteilen. Besondere Merkmale wie Tätowierungen und Prothesen kommen nicht so häufig vor, bewirken aber in Einzelfällen eine besonders schnelle Identifizierung. So fand ein Kollege aus der Hamburger Rechtsmedizin bei seinem Thailand-Einsatz eine ungewöhnliche Tätowierung an einer Leiche. Er veranlasste eine Verständigung von Interpol. Es wurde ermittelt, dass es sich bei dem Mann um einen seit vielen Jahren in einem europäischen Land gesuchten Mordverdächtigen handelte, der in Thailand «untergetaucht» war.

Mich persönlich hat es sehr stark beeindruckt, was Menschen unter schwierigsten Bedingungen leisten können und wie stark der Zusammenhalt zwischen den Beteiligten in solchen Extremsituationen sein kann. Da haben Leute gemeinsam gearbeitet, die sich nicht kannten und zum Teil aus völlig unterschiedlichen Kulturkreisen stammten, kein einziges Wort in einer gemeinsamen Sprache sprachen, völlig andere Arbeits- und Lebensweisen und gänzlich voneinander abweichende Einstellungen zum Leben und zum Tod hatten. All diese Unterschiede verschwinden, wenn die Sache im Vordergrund steht.

Der große Kontrast zwischen dem täglich präsenten Schrecklichen, dem unvorstellbaren Unglück, der Zerstörung auf der einen und dem paradiesischen Land mit seiner strahlenden Sonne und den freundlichen, hilfsbereiten Menschen auf der anderen Seite ließ die Situation manchmal ganz und gar unwirklich erscheinen. Ich wollte nicht mit meiner Familie oder Freunden in Deutschland telefonieren. Ich hätte gar nicht gewusst, wie ich damit beginnen sollte, von der Situation und meinen Eindrücken zu erzählen. Ich hätte keine Worte gefunden, um ihnen meine Erlebnisse und Eindrücke verständlich zu machen. Auch im Hotel wurde die große Distanz zum normalen Leben sehr deutlich, wenn wir mit Touristen zusammentrafen, die dort schon wieder Urlaub machten. Zwei Welten prallten da aufeinander, wir hatten uns nichts zu sagen. Nur manchmal bekamen wir mit, dass Touristen sich darüber beschwert hatten, wir würden abends, wenn wir von der Arbeit zurückkehrten, nach Tod riechen. Das störe beim Essen.

Schwierig, zum Teil schlimm wurde es erst am Ende des Einsatzes – und danach. Darauf war ich nicht vorbereitet gewesen, und vielen anderen ging es genauso. Der Abschied von denen, die dortblieben, war mir nahezu unerträglich. Zu Hause angekommen, fühlte ich mich fremd, fehl am Platz und einsam. Ich wollte wieder zurück, die anderen unterstützen, bei ihnen sein. Meine Arbeit und mein Leben in Hamburg erschienen mir unwichtig, bedeutungslos.

Wochenlang fiel es mir schwer, mich zu motivieren. Ich konnte nicht mit Freunden darüber sprechen – sie waren nicht dort gewesen. Ich hätte immer wieder ganz von vorn anfangen müssen, und trotzdem hätten sie mich nicht richtig verstehen können. Viele, denen ich erzählte, ich sei in Thailand gewesen, legten verständnisvoll den Kopf schräg und die Stirn in Falten und sagten mit besorgtem Blick: «Oh Gott, das war bestimmt furchtbar.» Wie sollte man ihnen erklären, dass es großartig gewesen war? Musste man ihnen, die vielleicht sogar jemanden dort verloren hatten, dann nicht wie ein Ungeheuer vorkommen?

Kontakt mit den Kollegen aus dem Team zu halten ist schwierig. Wenn jeder wieder in seinem alltäglichen Leben angelangt ist, die äußeren Bedingungen einen nicht mehr zusammenhalten, merkt man, dass man sich in Wirklichkeit gar nicht kennt, dass man sich wenig zu sagen hat, sich vielleicht nicht einmal mögen würde, wenn man mehr voneinander wüsste. Wir werden alle immer durch Thailand verbunden sein, aber diese intensiven Beziehungen können nicht bestehen bleiben. Man erleidet den Verlust der Freunde nach dem Abschied ein zweites Mal.

Trotz dieser Schwierigkeiten war der Thailand-Einsatz eine der größten Erfahrungen meines Lebens, und ich würde an einem solchen jederzeit wieder teilnehmen.

4

SEZIEREN

Es war der Leichnam eines dreiundzwanzigjährigen farbigen Fußballspielers, den man ins Institut für Rechtsmedizin in Homburg brachte. «Er ist von einem Mitspieler gefoult worden», informierte mich der anwesende Polizeibeamte. «Er ist zusammengebrochen und nicht mehr aufgestanden. Reanimationsversuche waren vergeblich.»

Ich sah die Leiche an. Junge Sportler kamen nur selten zur Obduktion – zum Glück. «Wie wurde er denn gefoult?», wollte ich wissen.

«Eigentlich ganz unspektakulär. Grätsche in die Beine.»

«Ist er mit dem Kopf irgendwo gegengestoßen?»

«Nicht dass ich wüsste.»

«Hat er Drogen genommen? Medikamente? War er krank?»

«Davon ist uns nichts bekannt. Seine Mutter sagt, er war immer gesund.»

«Die Arme», seufzte ich. «Und der arme Mitspieler! Er muss ja völlig fertig sein.»

«Ist er auch. Er wird von einem Psychologen betreut.»

Bei der Untersuchung der Leiche konnte ich sehen, dass das Foul äußerlich keine Spuren hinterlassen hatte. Der Mann war unverletzt. «Das spricht schon mal dagegen, dass der Tod mit dem Foul zusammenhängt», erklärte ich. Bei der inneren Leichenschau stellte ich fest, dass der Herzmuskel stark verdickt war. Die linke Herzkammer war 3,5 Zentimeter dick. Das ist mehr als doppelt so viel wie bei einem normal großen Herzen. Die sogenannte Aortenklappe, durch die das Blut aus dem Herzen in die Körperhauptschlagader (Aorta) fließt, war aufgrund der Verdickung des Muskels stark eingeengt, sodass nicht ausreichend Blut hindurchfließen konnte. «Das ist eine sogenannte hypertrophe obstruktive Kardiomyopathie», ließ ich den Beamten wissen, «eine angeborene Herzmuskelschwäche, für die diese Muskelverdickung und Einengung der Aortenklappe typisch ist.»

«Hätte die Mutter nichts davon wissen müssen?», fragte der Mann nach.

«Nein, leider nicht. Die Erkrankung bleibt zu Lebzeiten oft lange unentdeckt, kann aber aus scheinbar völliger Gesundheit heraus zum plötzlichen Herztod führen.» Todesursache war ein plötzlicher Herztod. «Die arme Mutter», wiederholte ich. «Trotzdem freut es mich für den Mitspieler.» Das Foul war am Tod des jungen Mannes nicht schuld gewesen.

Als Obduktion, Autopsie oder Sektion bezeichnet man die innere Leichenschau. Darunter versteht man die Untersuchung von Organen und Gewebe im Körperinneren. Weiterhin unterscheidet man mehrere Arten der Obduktion. Sie dienen verschiedenen Fragestellungen und werden deshalb technisch voneinander abweichend durchgeführt.

Bei der anatomischen Sektion kommt es zum Beispiel auf die genaue Darstellung kleinster Nerven und Gefäße an. Bei der klinisch-pathologischen Obduktion, die meist von Pathologen durchgeführt wird, werden Leichen jener Patienten obduziert, die im Krankenhaus gestorben sind. Man will dabei die Todesursache feststellen. Dabei werden alle drei Körperhöhlen untersucht, Kopf-, Brust- und Bauchhöhle, und sämtliche Organe werden auf Krankheiten überprüft. Anschließend analysiert man kleine Gewebestücke histologisch (unter dem Mikroskop). So kann zum

Beispiel ein Tumor klassifiziert werden, dessen Typ man mit bloßem Auge nicht bestimmen kann.

Die in der Rechtsmedizin hauptsächlich durchgeführte Art der Sektion ist die gerichtliche Obduktion. Diese ist eine durch einen Richterbeschluss* angeordnete Untersuchung, wenn ein Mensch, wie gesagt, unter unklaren oder verdächtigen Umständen zu Tode gekommen ist. Sie ähnelt der klinisch-pathologischen Obduktion, kann aber davon abweichen. Je nachdem, wie kompliziert ein Fall ist, dauert eine gerichtliche Obduktion zwischen einer halben Stunde und vielen Stunden (siehe S. 137 f.).

Die Strafprozessordnung (StPO) schreibt vor, dass eine gerichtliche Leichenöffnung von zwei Ärzten durchgeführt werden muss (im Gegensatz zu England). Das nennt man das Vieraugenprinzip**. Vier Augen sehen einfach mehr als zwei, und bei schwierigen und zweifelhaften Befunden kommt man manchmal erst nach einer ausführlichen Diskussion mit einem Kollegen auf das richtige Ergebnis. Rechtsmediziner haben bei der gerichtlichen Obduktion folgende Probleme aufzuklären:

---

 * Allerdings muss die Leichenöffnung von einem Staatsanwalt beantragt worden sein. Bei Gefahr im Verzug kann der Staatsanwalt eine Obduktion anordnen, wenn kein Richter erreichbar ist. Der diensthabende Staatsanwalt muss immer erreichbar sein. Er muss dann versuchen, einen Richter ausfindig zu machen, was aber nicht immer gelingt.
** Paragraph 87 der StPO schreibt das in Absatz 2 vor. Darin wird zusätzlich bestimmt, dass einer der beiden Ärzte Gerichtsarzt oder ein Mediziner mit gerichtsmedizinischen Fachkenntnissen sein muss. Die Staatsanwaltschaft kann der Leichenöffnung beiwohnen, und auf ihren Antrag hin auch ein Richter.

Woran ist der denn nun verstorben?

Danach wird bei der gerichtlichen Obduktion immer gefragt. Sie ist durch eine äußere Leichenschau allein fast nie sicher zu klären. In vielen Fernsehkrimis wird das falsch dargestellt. Ohne die Feststellung der Todesursache ist es nämlich häufig überhaupt nicht möglich, die weiteren Fragen nach den Todesumständen zu beantworten. Die Todesursache kann eine innere sein (ein Herzinfarkt) oder eine äußere, durch Gewalt bewirkte (Ersticken, Ertrinken oder Verbluten). Außerdem kann der Tod aufgrund einer Kombination aus äußeren und inneren Ursachen eintreten.

In bis zu zehn Prozent der Fälle können wir trotz Sektion und zusätzlicher Untersuchungen aber keine Todesursache feststellen. Besonders unbefriedigend ist das bei Kindern und jungen Erwachsenen, die unerwartet sterben. In solchen Fällen ist eine Erklärung besonders notwendig, weil der plötzliche Tod eines jungen Menschen immer unerwartet ist.

Beispiele für Todesursachen, die man selbst durch eine Obduktion nicht sicher feststellen kann, sind Herzrhythmusstörungen (das Herz schlägt ja nicht mehr) oder epileptische Anfälle. Hier müssen wir dann vor allem ausschließen, dass eine äußere Gewalteinwirkung zum Tod geführt hat. Die exakte Todesursache ist dann für das Gericht nicht mehr so wichtig.

Getötet

Zwei junge Männer riefen eines frühen Morgens aufgeregt die Feuerwehr an und sagten: «Helfen Sie uns! Unser Freund ist in den See gesprungen. Er ist untergegangen und nicht mehr aufgetaucht!»

Die Rettungsmannschaft konnte den Einundzwanzigjährigen

bergen, und mehr als eine Stunde lang versuchte sie ihn zu reanimieren, leider ohne Erfolg. Weil ein nichtnatürlicher Tod unklarer Ursache angenommen werden musste, ordnete das Gericht eine Obduktion an. Die Leiche wurde in die Rechtsmedizin in Homburg gebracht.

Der Polizeibeamte erzählte mir, was er über den Fall wusste. «Die Jungs waren unterwegs nach Hause, sie hatten die Nacht durchgefeiert.»

«Weiß man, ob sie Drogen genommen haben?», fragte ich.

«Ist mir nicht bekannt. Keiner von ihnen war bisher polizeilich in Erscheinung getreten.»

Bei der äußeren Leichenschau konnte ich keine Verletzungen feststellen. Bei der Obduktion zeigte sich eine gebrochene Rippe. «Das ist wahrscheinlich bei der langen Reanimation passiert», beruhigte ich den Polizeibeamten, dessen Gesicht etwas bleich geworden war. «Kein Hinweis darauf, dass ihn jemand ins Wasser gestoßen hat.»

Eine Todesursache konnten wir nicht feststellen. Es gab keine Zeichen für ein Ertrinken und keinen Hinweis für eine innere Erkrankung.

«Vielleicht eine Herzrhythmusstörung», schlug ich vor. «Das kann beim Eintauchen ins kalte Wasser passieren, vor allem, wenn Alkohol und Drogen im Spiel sind. Wir sollten eine chemisch-toxikologische Untersuchung durchführen.»

«Ja, machen Sie das bitte.»

Diese Untersuchung von Körperflüssigkeiten auf Drogen und Medikamente ergab, dass der junge Mann in großen Mengen Alkohol und synthetisch hergestelltes Amphetamin («Speed») konsumiert hatte. Die Blutalkoholkonzentration betrug 2,44 Promille, und auch die Amphetamin-Konzentration war hoch. Wir nahmen an, dass er unter dem Einfluss von Alkohol und Amphetamin übermütig in den See gesprungen war. Amphetamin kann

Herzrhythmusstörungen auslösen. Wahrscheinlich war das beim plötzlichen Eintauchen in das kalte Wasser geschehen. Der Mann war daraufhin sofort bewusstlos untergegangen, sodass wir bei der Obduktion keine Zeichen für ein Ertrinken finden konnten.

Die gerichtliche Obduktion soll klären, ob der Tod durch einen anderen Menschen verursacht worden ist. «Fremdverschulden» ist ein juristischer Begriff, den ein Rechtsmediziner nicht verwendet. Wir stellen nur fest, ob sich Anhaltspunkte für eine «Fremdeinwirkung im Zusammenhang mit dem Todeseintritt» oder für eine «Fremdbeibringung der tödlichen Verletzungen» ergeben, wie es in den Aufträgen der Justiz oft heißt. Mit Hilfe der rechtsmedizinischen Ergebnisse müssen Richter später entscheiden, ob sich ein Fremdverschulden ableiten lässt, ob also jemand schuldig am Tod des betreffenden Menschen ist und ob er oder sie dafür strafrechtlich verfolgt werden muss.

Ein Fremdverschulden kann bei einer *beabsichtigten* aktiven Tötung vorliegen, zum Beispiel Mord oder Totschlag, aber ebenso bei einer *unbeabsichtigten* aktiven Tötung, beispielsweise während eines Verkehrsunfalls oder durch eine falsche medizinische Behandlung. Auch eine passive Tötung durch fehlende Behandlung kann ein Fremdverschulden sein, zum Beispiel die Vernachlässigung von alten Menschen oder Kindern oder eine unterlassene Hilfeleistung. So kann eine innere Todesursache, beispielsweise ein Herzinfarkt, ein Fremdverschulden sein, wenn ein Arzt danebengestanden und nichts unternommen hat.

Liegen Verletzungen vor, muss festgestellt werden, ob sie Folge eines Unfalls sind, ob der Tote selbst sie sich vor dem Ableben zugefügt hat oder ob ein anderer seine Hand im Spiel hatte. Verletzungen an Körperstellen, die das Opfer nicht erreichen kann, wie ein Stich im Rücken, sind nahezu immer von fremder Hand beigebracht – ein Suizid scheidet in einem solchen Fall fast sicher aus.

Einmal habe ich eine Ausnahme gesehen: Der Mann hatte ein Messer in der Mauer fixiert und sich rückwärts hineinfallen lassen. Vielleicht hatte er es nicht fertiggebracht, sich das Messer mit den Händen in den Körper zu stoßen.

Sogenannte Abwehrverletzungen weisen auf eine Einwirkung von fremder Hand hin. Sie entstehen, wenn sich ein Opfer gegen einen Angreifer zur Wehr setzt. Das können Schnittverletzungen an den Händen sein, entstanden bei dem Versuch, einem Angreifer ein Messer zu entwenden. Blaue Flecken am Unterarm können zustande kommen, wenn eine geschlagene Person sich die Arme zum Schutz vors Gesicht hält. Versteckte Verletzungen, die man äußerlich nicht sieht, können durch eine Obduktion zutage gefördert werden. Deshalb werden bei einer gerichtlichen Obduktion – im Gegensatz zur klinisch-pathologischen – häufig die Weichteile von Armen und Rücken untersucht: Eine Hautunterblutung, ein blauer Fleck, muss nicht immer von außen sichtbar sein, man erkennt sie dann aber bei der Weichteilpräparation.

Die Bekleidung kann ebenso Hinweise darauf geben, ob Verletzungen durch die eigene oder durch fremde Hand zugefügt wurden. Tötet sich ein Mensch zum Beispiel eigenhändig durch Bruststiche, wird er die Brust meist vorher entblößen, ein Täter dagegen ersticht sein Opfer fast immer durch die Kleidung hindurch. Bei manchen Todesursachen ist es uns nicht möglich, zwischen Selbst- und Fremdbeibringung zu unterscheiden. Bei einer Vergiftung etwa können wir an der Leiche nicht sehen, ob jemand das Gift selbst eingenommen hat oder ob es ihm beigebracht wurde. Das muss die Polizei ermitteln; wir stellen lediglich die Vergiftung fest.

Finden wir Zeichen einer Einwirkung von fremder Hand, müssen wir feststellen, ob die betreffenden Verletzungen auch wirklich ursächlich für den Tod waren. Das ist wichtig für die Klärung der Frage, ob es sich juristisch «nur» um eine Körperverletzung oder um eine Tötung handelt. So kann jemand mit einem Knüppel auf den Kopf geschlagen werden, dann aber im Krankenhaus ganz unabhängig davon an einem Herzinfarkt sterben. Schwierig wird es, wenn sowohl innere Krankheiten als auch schwere Verletzungen vorhanden sind. Wir müssen in diesen Fällen entscheiden, ob eine Kombination aus beidem den Tod verursacht hat und ob der Tod *ohne* die Verletzungen auch eingetreten wäre – oder nicht.

Ein historisches Beispiel: Der österreichische Damenschneider Franz Reichelt wähnte im Jahr 1912, einen anziehbaren Fallschirm erfunden zu haben. In dem Kostüm, das sich mit Luft füllen ließ und in dem er sanft zur Erde hinabgleiten wollte, sprang er aus dem ersten Stock des Pariser Eiffelturms in die Tiefe. Leider war seine Erfindung nicht ganz ausgereift, und er knallte ungebremst auf den im Februar tiefgefrorenen Boden. Im Polizeiprotokoll heißt es, der Einschlag habe einen vierzehn Zentimeter tiefen Krater hinterlassen. Ein Rechtsmediziner hat nach der Obduktion die tröstliche Nachricht verbreitet, der Mann sei bereits vor dem Aufprall an einem Herzinfarkt gestorben.

Dem wahren Geschehen auf der Spur

Ich kämpfte gerade mit einem Wespennest in meinem Haus auf dem Land, als ein Senior Investigating Officer der Polizei in der Grafschaft Derbyshire anrief. Ich wurde gestochen und fluchte noch, als ich den Hörer aufnahm.

«Stör ich?», fragte der SIO. Ich konnte sein Grinsen durchs Telefon förmlich «sehen».

«Entschuldigung. Ich habe hier gerade ein Wespenproblem.»

«Und ich habe leider einen Mord für Sie.»

Bevor ich losfuhr, rief ich noch einen Kammerjäger an. Allein würde ich mit den Wespen nicht fertigwerden. Morgen könne er kommen, meinte der Kammerjäger. Gut, ich würde zu Hause sein, gab ich ihm zur Antwort. Davon war auszugehen, denn angesichts des Mordfalls würde ich sowieso die Nacht durcharbeiten, das war klar. Immerhin war es jetzt nach 17 Uhr. Die Nachbarn hatten mich eigentlich zum *beer-o'clock* zu sich eingeladen, ein scherzhafter Begriff dafür, dass man spätestens um 17 Uhr das erste Bier aufmachte. Ich sagte noch schnell ab. «Nächstes Mal klappt es bestimmt», tröstete mich meine Nachbarin.

Der Tatort lag in einer ruhigen Wohngegend in Derby.

«Nachbarn haben verdächtige Geräusche aus der Wohnung gehört», erzählte der SIO vor der Haustür des Mordopfers. «Der Mieter hatte vor einigen Tagen mehreren Männern die Wohnung geöffnet. Sie sind wohl erst heute Nachmittag wieder rausgekommen. Die Nachbarin hat es durch ihren Spion gesehen, aber sie hatte große Angst. Glaubte, die Täter könnten sich an ihr rächen, hätten sie ihren Anruf bei der Polizei gemerkt. Deswegen hat sie sich erst jetzt bei uns gemeldet.»

Ich betrat die kleine Zweizimmerwohnung. Sie wirkte fast unbewohnt, so gut wie keine Einrichtungsgegenstände, keine persönlichen Sachen. Der Tote lag ausgestreckt auf dem Boden neben einer Matratze. Um ihn herum ein zerbrochener Holzstuhl und -tisch, leere Bierflaschen und Zigarettenkippen. Bei einer ersten orientierenden Untersuchung konnte ich sehen, dass der Mann am ganzen Körper Verletzungen hatte. An den Wänden und auf dem Fußboden klebte angetrocknetes Blut. Die Beamten der Spurensicherung – in England Scene of Crime Officers (SOCO) genannt – nahmen überall in der Wohnung Abstriche mit kleinen Wattetupfern, um sie auf DNA untersuchen zu lassen.

«Er ist erst wenige Stunden tot», bemerkte ich. Ich hatte in der Zwischenzeit mit zwei kleinen Elektroden einen Stromstoß in die Augenmuskeln gesetzt, und das Gesicht hatte noch gezuckt. «Mehr kann ich dann nach der Obduktion sagen.»

Die englischen Polizeibeamten sind geduldiger als die deutschen. Sie lassen sich selbst mehr Zeit, und auch uns. Fast nie hat mich jemand schon am Tatort nach der Todesursache gefragt.

Bei der Autopsie fand ich eine Verletzung am Hinterkopf. «Sieht aus wie ein Hammer, zum Beispiel der, der am Tatort lag», registrierte ich. Ein Scene of Crime Officer holte sofort den beschlagnahmten Hammer aus einer Papiertüte heraus. «Passt genau», bestätigte ich. Am Hals erkannte ich eine Drosselmarke. In der gesamten Gesichtshaut waren punktförmige Blutergüsse zu sehen. «Der Mann wurde gedrosselt, mit einem Band oder etwas Ähnlichem stranguliert», erklärte ich weiter.

«Woran sehen Sie das?», fragte der Beamte.

Ich zeigte ihm die Drosselmarke und die punktförmigen Blutungen. «Durch das Abdrücken der Venen am Hals kommt es zu einer Blutstauung im Kopf. Kleine Gefäße im Gesicht platzen, das Blut tritt unter der Haut aus.» An den Hand- und Fußgelenken entdeckte ich ebenso Zeichen für eine Fesselung. «Er war gefesselt. Haben Sie am Tatort Schnüre gesehen?», fragte ich.

«Nein», sagte der leitende Scene of Crime Officer, «nichts dergleichen.»

An den Armen und Beinen der Leiche konnte ich weiterhin unregelmäßige Verletzungen feststellen. «Das sind ganz ungewöhnliche Verletzungen», bemerkte ich. Ich zeigte sie dem SIO. «Sieht aus wie Stiche, aber mit einem unregelmäßigen Gegenstand ausgeführt, also keinem Messer. Vielleicht von abgebrochenen Holzsplittern aus den Möbeln. Außerdem hat er überall runde Brandverletzungen, am ehesten stammen die von glühenden Zigaretten her.»

«Können Sie sagen, wie alt diese Verletzungen sind?»

«Manche sind ganz frisch, manche einige Tage alt. Um das genauer einzugrenzen, müssen wir histologische Untersuchungen unter dem Mikroskop machen.»

«Wie lange wird das ungefähr dauern?», fragte der SIO.

«Etwa eine Woche. Ich kann Sie gleich anrufen, wenn wir die Ergebnisse vorliegen haben.»

Die histologischen Untersuchungen zeigten, dass alle Verletzungen sogenannte vitale Zeichen aufwiesen, Reaktionen, die nur bei Lebenden vorkommen und deshalb beweisen, dass das Opfer noch gelebt hat, als die Läsionen entstanden sind. Solche Hinweise sind zum Beispiel in die Wunde eingewanderte Entzündungszellen. In diesem Fall wiesen die Veränderungen im Gewebe auf ein unterschiedliches Alter der Verletzungen hin, die zwischen einigen Stunden und mehreren Tagen alt waren. Die Drosselmarke war sogar ganz frisch. Inzwischen hatte unser DNA-Labor auch die Spuren aus der Wohnung untersucht. Sie ergaben, dass sich mindestens fünf männliche Personen in der Wohnung aufgehalten hatten. Ich rief den SIO an. Wir verabredeten eine Fallkonferenz. Sie fand in einem kleinen Raum der Polizeidienststelle statt, mit Kaffee und Kuchen.

«Wir wissen schon, dass das Opfer die Täter am 9. August in die Wohnung gelassen hat. Vier Tage später, am 13. August, sind sie wieder aus der Wohnung verschwunden. An diesem Tag ist der Mann auch gestorben. Liz hat interessante Ergebnisse für uns», fing der SIO an. «Liz, was ist in dieser Zeit passiert?»

«Der Mann hat einen Hammer auf den Hinterkopf bekommen», sagte ich. «Vielleicht war er danach bewusstlos. Die Verletzung war aber nicht tödlich. Sie ist ein paar Tage alt, wurde also am Anfang zugefügt.»

Der SIO vervollständigte diese Hypothese. «Der Mann kannte die Täter und hat ihnen die Tür geöffnet. Dann hat er sich umgedreht, um sie in die Wohnung zu führen. Diese Situation musste wohl einer der Männer dazu ausgenutzt haben, ihm von hinten einen Hammer auf den Kopf zu schlagen. Wahrscheinlich fiel das Opfer dann zu Boden.»

«Und wurde gefesselt», knüpfte ich wieder an. «Die Fesse-lungsspuren sind stark unterblutet. Er war also mindestens eine Zeitlang bei Bewusstsein und hat versucht, sich zu befreien. Au-ßerdem hatte er Stich- und Brandverletzungen, wahrscheinlich von Möbelsplittern und Zigaretten. Sie sind zwischen einigen Stunden und einigen Tagen alt.»

«Er ist demnach über mehrere Tage gequält worden», ergänzte der SIO.

«Und zum Schluss wurde er erdrosselt», erklärte ich. «Das ist die Todesursache.»

Die Täter wurden kurz darauf von der Polizei gefasst. Sie ge-standen und gaben an, Gerüchte gehört zu haben, der von ihnen getötete Mann sei ein Kinderschänder, *nonce* im britischen Slang. Diese Behauptung führte zu umfangreichen Ermittlungen. Es wurden keinerlei Hinweise dafür gefunden, dass die Gerüchte wahr gewesen sein könnten. Die Männer wurden wegen gemein-schaftlichen Mordes verurteilt.

Wenn sich ein gewaltsamer Tod ereignet hat, wollen Polizei und Gericht so genau wie möglich wissen, wie die Tat abgelaufen ist. Die medizinischen Befunde können dazu einiges beitragen. Die Form einer Verletzung erlaubt Rückschlüsse darauf, wie die Tat-waffe ungefähr ausgesehen hat: An einer Schussverletzung kann man oft erkennen, um welche Art von Schusswaffe es sich gehan-delt haben muss, ob sie ein großes oder kleines Kaliber hatte, Ge-wehr oder Faustfeuerwaffe war. Die Art des Geschosses lässt sich feststellen, manchmal sogar, ob ein Schalldämpfer verwendet wurde. Wenn das Projektil noch im Körper steckt, kann man es zur Identifizierung der Tatwaffe heranziehen. Stichverletzungen er-lauben eine Aussage darüber, ob das Tatwerkzeug ein scharfes Mes-ser war, ob nach einem Messer mit einfachem, doppeltem Schliff oder mit einer geriffelten Klinge gesucht werden muss. Blaue Flecken können die Form des Tatwerkzeugs genau abbilden. Geformte Gegenstände wie etwa ein Stock oder eine Gürtelschnalle verursachen charakteristische Unterblutungen, die man manchmal sogar einem individuellen Tatwerkzeug eindeutig zuordnen kann.

Wichtig ist die Klärung der Frage, aus welcher Richtung festgestellte Verletzungen beigebracht wurden. Ein Angriff von hinten gegen ein ahnungsloses Opfer kann als heimtückisch bewertet und deshalb als Mord bestraft werden. Andere Fragen betreffen die Schussentfernung und den Winkel, aus dem eine Verletzung beigebracht wurde. Daraus ist abzuleiten, wie Opfer und Täter zueinander positioniert waren und ob das Opfer zum Tatzeitpunkt gestanden oder gelegen hat. Die Art der Verwundung gibt außerdem Auskunft darüber, wie lange sie ungefähr überlebt wurde und ob das Opfer sofort tot oder bewusstlos war. Wenn eine Läsion das Opfer nicht sofort umgebracht oder bewusstlos gemacht hat, kann es noch eine Weile handlungsfähig gewesen sein, es konnte sich also möglicherweise noch wehren. Andererseits kann ein länger erhaltenes Bewusstsein auch bedeuten, dass das Opfer leiden musste.

Gibt es mehrere Tatverdächtige, die eine Aussage gemacht haben, vergleichen wir die Angaben mit dem Verletzungsmuster und klären, ob beides zusammenpasst. Gibt ein Beschuldigter an, in Notwehr gehandelt zu haben, untersuchen wir auch ihn auf Verletzungen, die das bestätigen können (siehe S. 211 ff.).

Besonders schwierig ist die Rekonstruktion bei einer Kombination verschiedener Gewalteinwirkungen, vor allem wenn sie so gravierend sind, dass sie kleinere, weniger auffällige Befunde verschleiern. Typische Beispiele sind Verkehrs- oder Bahnunfälle. Springt jemand von einer Autobahnbrücke und wird danach – vielleicht sogar von mehreren Fahrzeugen – überfahren, werden schwere Verletzungen vom Sturz, aber auch von den Überfahrungen vorhanden sein. Wir müssen dann diese Läsionen voneinander trennen. Unbedingt ist festzustellen, ob schon der Sturz tödlich war oder erst das Überfahren. War es das Überfahren, sollten wir möglichst herausfinden, durch welches von mehreren Autos es passiert war. Selbst wenn man in einer solchen Situation kaum dem Autofahrer die Schuld geben oder ihn strafrechtlich verantwortlich machen würde, so bedeutet es für sein Gewissen einen entscheidenden Unterschied, ob er einen Lebenden totgefahren oder eine Leiche überfahren hat.

Ob ein Mensch von der Brücke gestoßen wurde oder selbst gesprungen ist, können wir kaum feststellen. Durch leichtes Schubsen entstehen keine Verletzungen, das ist nicht zu erkennen. Wurde dagegen jemand gewaltsam gepackt und hinuntergeworfen, können immerhin blaue Flecken an den Armen als Griffspuren vorhanden sein.

Die Obduktion ist also ein unverzichtbares Instrument zur Klärung der Todesursache und der näheren Umstände des Todes. Leider werden in Deutschland im internationalen Vergleich nur wenige Leichen obduziert. Die Autopsierate liegt unter fünf Prozent, Tendenz fallend. In England werden mehr als 20 Prozent der Verstorbenen obduziert. Bis zu 60 Prozent der ohne Leichenöffnung im Totenschein angegebenen Todesursachen stellen sich bei der Sektion als falsch heraus. Die Dunkelziffer nicht erkannter Tötungsdelikte könnte somit durch höhere Obduktionszahlen erheblich gesenkt werden. Das gilt besonders für Verbrechen an Kindern und alten Menschen, die leicht zu überwältigen sind und deshalb ohne äußerliche Zeichen der Gewalteinwirkung getötet werden können. Tötungsdelikte können äußerlich sogar so arm an Spuren sein, dass sie selbst einem erfahrenen Leichenbeschauer bei der äußeren Leichenschau entgehen.

Eine Obduktion sollte umso eher angestrebt werden, je weniger man über den Verstorbenen weiß, je schlechter der Zustand der

Leiche ist, je jünger der Verstorbene ist. Junge Menschen sterben seltener als alte Menschen an inneren Krankheiten, es ist darum wichtig, einen gewaltsamen Tod auszuschließen. Andererseits muss man sich davor hüten, bei jedem alten Verstorbenen automatisch von einem natürlichen Tod auszugehen.

Wasserleichen

Eines Tages schwimmt die Wahrheit
doch nach oben. Als Wasserleiche.
Wiesław Brudziński

Die vollbekleidete Leiche einer unbekannten Frau wurde außerhalb Hamburgs aus der Elbe geborgen. Sie war in der Nähe des Ufers an einem Stein hängen geblieben und von einem Passanten entdeckt worden. Die ganze Körperoberfläche war von Schlamm und Algen bedeckt. Das Gesicht war nicht zu erkennen.

«Wir wissen nicht, wer sie ist», informierte mich der Polizeibeamte, der bei der Obduktion anwesend war.

Eine Kollegin und ich entkleideten die Leiche und wuschen die Sachen. Zusammen mit dem Polizeibeamten sahen wir uns den Inhalt der Taschen genau an. «Kaugummi, Feuerzeug, 20-Cent-Münze. Nichts, was zur Identifizierung beitragen könnte, kein Perso.» Einen goldenen Ehering nahm die Polizei mit der Begründung an sich: «Der könnte uns weiterbringen.»

Nachdem wir die Körperoberfläche von Algen und Schlamm gereinigt hatten, sahen wir, dass die Leiche erst wenig durch Fäulnis verändert war. Wir konnten einige äußere Merkmale wie etwa die Haarfarbe und ein kleines Muttermal dokumentieren. Dem Beamten erzählten wir: «Sie sieht jung aus, vielleicht dreißig bis vierzig Jahre alt. Das Gebiss ist in einem sehr guten Zustand. Sie hat einige teure Zahnarbeiten. Damit wird man sie identifizieren können.» Der Polizeibeamte schrieb alles genau auf.

Die Frau hatte mehrere Schürfwunden im Gesicht und an den Knien. «Die sind erst nach dem Tod entstanden», sagte ich. «Vielleicht beim Treiben am Grund des Flusses. Sehen Sie, keine Unterblutung im Gewebe.» Die inneren Organe waren gut erhalten. «Sie ist ertrunken.»

«Hat sie Wasser in der Lunge?», fragte der Polizeibeamte interessiert.

«Nein», erwiderte ich. «Sehen Sie, wie stark die Lungen aufgebläht sind?» Ich demonstrierte ihm, wie dieser Befund zustande kommt. «Unter dem durchsichtigen Häutchen, das die Lungen überzieht, können Sie diese verwaschenen rötlichen Flecken erkennen. Die werden als Paltauf'sche Flecken bezeichnet, auch typisch für ein Ertrinken. Die Frau hat viel Wasser verschluckt. Passt alles zusammen.»

«Wie ist sie denn ins Wasser gekommen?», fragte der Beamte nach.

«Das weiß ich nicht. Zumindest hat sie keine Verletzungen, die verdächtig auf eine Tötung von fremder Hand sind. Oder darauf, dass sie brutal ins Wasser geworfen wurde. Ein leichtes Schubsen könnten wir aber nicht erkennen.»

Eine chemisch-toxikologische Untersuchung des Blutes ergab eine Blutalkoholkonzentration von 0,73 Promille, sie verlief negativ für Drogen und Medikamente.

Die Polizei ging ihre Vermisstenkarteien der letzten Wochen durch. Schließlich fanden sie eine neununddreißigjährige Frau, die von ihrem Mann vor drei Tagen vermisst gemeldet worden war. Das Ehepaar bewohnte ein Haus in Elbnähe, etwa dreißig Kilometer flussaufwärts von der Stelle, an der die Leiche gefunden worden war. Die Frau soll an Depressionen gelitten haben. Ihr Mann hatte sich von ihr trennen wollen. Auf einem Foto der Frau konnten wir das Muttermal erkennen, das wir bei der Obduktion beschrieben hatten. Auch der Zahnstatus der Leiche stimmte mit dem der Vermissten überein, sodass wir sicher sein konnten, die Leiche identifiziert zu haben. Die Polizei ging davon aus, dass die Frau mit Selbstmordabsicht ins Wasser gegangen und so ertrunken war.

Als Wasserleichen werden alle toten Körper bezeichnet, die aus dem Wasser geborgen werden. Sie sind für den Rechtsmediziner eine besondere Herausforderung. Die Schwierigkeiten beginnen häufig schon bei der Identifizierung. Besonders in fließenden Gewässern kann eine Leiche weit von dem Ort entfernt angetrieben werden, an dem sie ins Wasser gelangt ist. Lag sie lange im Wasser, weist sie entsprechend massive Fäulniszeichen auf. Diese Personen kann man dann nicht mehr anhand charakteristischer Merkmale wie zum Beispiel Haar-, Augenfarbe und Gesichtszügen identifizieren. Zusätzlich beeinträchtigen oft Schlamm und Algen die Personenerkennung. Noch schwieriger als die Identifizierung einer Wasserleiche gestaltet sich oft die Ermittlung der Todesursache. Dabei müssen wir zunächst herausfinden, ob der Tod wirklich im Wasser eingetreten ist oder vorher. Vor allem tiefe Gewässer sind beliebte «Leichendumping-Plätze»: Immer wieder kommt es vor, dass die Leiche eines Ermordeten im Wasser «entsorgt» wird. Hinweise auf ein Leichendumping kann ein eingepackter toter Körper sein – oder seine Beschwerung mit Steinen. Allerdings ist eine solche Beschwerung auch bei manchen Suiziden zu finden, wenn jemand «auf Nummer sicher» gehen will. Bei Leichen, die in einer Badewanne gefunden werden, müssen wir besonders genau hinsehen. Denn es muss ausgeschlossen werden, dass es ein Mord im Wasser war, zum Beispiel durch Untertauchen oder durch Elektrizität.

Ein Tod im Wasser kann natürlich die Folge eines Ertrinkens

sein. Auch eine Unterkühlung und – seltener – eine Stromeinwirkung sind möglicherweise Todesursachen im Wasser. Schließlich geschieht ein Tod im Wasser auch aus innerer Ursache, etwa durch einen Herzinfarkt – dann trat er nur zufällig im Wasser ein. Und natürlich kommen Kombinationen aus innerer und äußerer Ursache vor, zum Beispiel eine Herzrhythmusstörung als Folge plötzlichen Eintauchens in kaltes Wasser.

Typisches Zeichen für ein Ertrinken ist bei der Obduktion nicht etwa das in Krimis immer wieder zitierte «Wasser in der Lunge». In der Wirklichkeit ist die Lunge beim Ertrinken oft stark aufgebläht («balloniert»), weil das Wasser die Atemwege versperrt – der Ertrinkende kann nicht ausatmen. Durch das Vermischen von Luft, Wasser und speziellen Molekülen in der Lunge bildet sich oft ein fester Schaum in den Atemwegen, der bei der Bergung als «Schaumpilz» zutage treten kann. Bei fäulnisveränderten Leichen sind diese Zeichen meist verschwunden, sodass man ein Ertrinken nicht mehr eindeutig feststellen kann.

Verletzungen an einer Wasserleiche können, etwa bei einem Mord, vor dem Tod entstehen, allerdings auch erst danach, so durch Berührungen mit Schiffen, mit dem Grund eines Gewässers oder durch im Wasser lebende Tiere. Vornehmlich bei fäulnisveränderten Leichen ist es manchmal sehr schwierig, diese Verletzungen von «echten», zu Lebzeiten entstandenen, zu unterscheiden. Was letztlich heißt: Ohne eine Obduktion ist es selbst für einen erfahrenen Leichenbeschauer nahezu unmöglich, die Todesumstände einer Wasserleiche zu klären. Darum sollten Wasserleichen immer obduziert werden.

Tod im Feuer

Eine völlig verkohlte männliche Leiche wurde im ausgebrannten Schlafzimmer einer Wohnung in Hamburg gefunden, die von innen abgeschlossen war. Sie kam zur Obduktion ins Institut für Rechtsmedizin.

«Unsere Brandsachverständigen sagen, dass das Zentrum des Brandes beim Bett lag. Hier war das Feuer entstanden. Es sind Lösungsmittel als Brandbeschleuniger verwendet worden.» Der anwesende Polizeibeamte hatte schon einiges an Informationen zusammengetragen. «Direkt neben dem Leichnam wurde ein Gewehr gefunden. Wir gehen aufgrund der Tatortsituation von einem Suizid aus. Wir hoffen, dass der Mann der Mieter der Wohnung ist – wir konnten ihn bisher nicht identifizieren.»

Dies gelang durch den Abgleich des Zahnstatus, den ich trotz des verkohlten Zustands der Leiche noch erheben konnte. Es handelte sich tatsächlich um den Mieter der Wohnung – zur Freude des Polizeibeamten. Vor der Obduktion führten wir eine Röntgenuntersuchung der Leiche durch. Ich zeigte dem Polizeibeamten das Bild. «In der Wirbelsäule steckt ein Projektil. Der Mann hat eine Schussverletzung erlitten, bevor er verbrannte.»

Die Einschussverletzung fand ich bei der Obduktion an der linken Brustseite des Toten. Weil der Körper stark verkohlt war, konnte ich keine Details der Verletzung und keine Antragungen wie Schmauchspuren mehr erkennen. «Leider ist nicht mehr zu rekonstruieren, aus welcher Entfernung der Schuss abgefeuert wurde. Deswegen kann ich Ihnen auch nicht sagen, ob er selbst geschossen hat.» Das hatte sich der Beamte auch schon gedacht.

Ermittlungen der Polizei ergaben später, dass der Mann depressiv gewesen war und sich seine Partnerin kurz vor seinem Tod von ihm getrennt hatte. Die Ergebnisse der Obduktion und die Ermittlungsresultate sprachen stark dafür, dass der Mann sich selbst umgebracht hatte. Alles wies darauf hin: die von innen ab-geschlossene Tür, die Waffe am Tatort, die Brandbeschleuniger am Bett und nicht zuletzt die bekannt gewordene Depression und seine durch die Trennung von der Partnerin schwierige Lebens-situation. Das Besondere dieses Falles war, dass der Betroffene zwei Suizidmethoden gleichzeitig angewendet hatte, um auf Nummer sicher zu gehen – ein seltenes Ereignis, das in der Rechtsmedizin als «kombinierter Suizid» bezeichnet wird.

Ähnliche Schwierigkeiten wie bei Wasserleichen gibt es bei der Untersuchung von Brandleichen. Insbesondere massiv verbrannte oder verkohlte Leichen sind nicht anhand äußerer Merkmale zu identifizieren. Sichtbare Verletzungen wie Blutunterlaufungen, Stich-, Schnitt- und Schusswunden können durch die Verbren-nung unkenntlich geworden sein. Der Tote kann entweder an den Auswirkungen des Brandes gestorben oder bereits tot verbrannt worden sein, etwa zur Beseitigung eines Mordopfers. Auch das ist äußerlich meist nicht zu erkennen. Man muss dazu feststellen, ob sich zum Beispiel Ruß in den Atemwegen befindet oder Rauch-gase eingeatmet wurden. Für Letzteres ist eine Blutuntersuchung auf Rauchgase erforderlich.

Viel Erfahrung ist nötig, um anhand der Verbrennungen auf die Temperatur des Feuers und auf die Branddauer zu schlie-ßen. Es ist aber möglich, Brandbeschleuniger auszumachen, zum Beispiel Lösungsmittel. Damit hätte man wichtige Hinweise auf eine Brandstiftung vorliegen. Durch eine enge Zusammenar-beit mit Brandsachverständigen von Polizei und Feuerwehr kann man zudem untersuchen, welche Gegenstände verbrannt sind, wie also die Rauchgase zusammengesetzt waren, die eingeatmet wurden.

Die starken Sinneseindrücke bei der Obduktion einer Brand-leiche waren für mich immer mit einer plastischen Vorstellung der

Brandstätte verknüpft – wie stark muss das Feuer gewütet haben, um einen Körper so zu entstellen? Wie wenig bleibt nach seiner mächtigen Einwirkung zurück ...

Das tote Kind

Der Tod eines Kindes ist ein tragisches Ereignis, und wenn es nicht vorher schwer krank war oder Opfer eines tödlichen Unfalls, sind die Todesumstände nahezu immer ungeklärt. Jedenfalls vorerst. Der Rechtsmediziner muss sehr sorgfältig vorgehen, gerade wenn es darum geht, eine tödliche Kindesmisshandlung zu erkennen. Das ist nicht nur strafrechtlich wichtig, sondern vor allem auch, um Geschwister des toten Kindes vor Misshandlungen zu schützen, etwa durch die eigenen Eltern. Andererseits müssen alle an der Aufklärung des Todes Beteiligten sehr große Rücksicht auf die Eltern nehmen und unbedingt verhindern, dass es zu vorschnellen Verdächtigungen, Schuldzuweisungen oder gar Vorverurteilungen kommt.

Bei größeren Kindern kann man Anzeichen auf Misshandlungen in vielen Fällen schon äußerlich erkennen, etwa Blutunterlaufungen an Körperstellen, an denen versehentliche Verletzungen beim Spielen selten sind, wie am Gesäß und am Rücken (siehe S. 180 ff.). Weil Kindesmisshandlung leider meist ein Wiederholungsdelikt ist, sprechen auch unterschiedlich alte Verletzungen dafür. Besonders schwierig ist die Beurteilung bei Säuglingen und Kleinstkindern. Alte Verletzungen können wegen des geringen Lebensalters vollständig fehlen, und frische äußere Verletzungen sieht man manchmal überhaupt nicht, weil ein kleines Kind so leicht zu überwältigen ist.

Das sogenannte «Schütteltrauma»

Eines Tages rief mich ein Arzt aus einem Kinderkrankenhaus in meinem Büro an. «Könnten Sie bei uns ein sechs Wochen altes Kind untersuchen?», fragte er. «Es hat schwere Verletzungen, und die Erklärungen der Eltern passen überhaupt nicht. Wir vermuten eine Kindesmisshandlung.»

«Ja, klar», antwortete ich, «ich brauche etwa zwei Stunden.» Das Kinderkrankenhaus war 150 Kilometer von meinem Institut im Saarland entfernt.

Das Mädchen lag, künstlich beatmet, auf der Intensivstation. Eine Krankenschwester half mir bei der Untersuchung. «Haben Sie ein Zentimetermaß?», fragte ich sie. Sie gab mir eins. «Könnten Sie das hier dranhalten?» Ich zeigte auf mehrere blaue Flecken an Kinn und Wangen. Sie tat es, und ich fotografierte jeden einzelnen. Weitere äußere Verletzungen hatte das Kind nicht. «Darf ich noch mal mit dem Arzt sprechen?», fragte ich die Schwester. Sie holte ihn.

Er berichtete: «Die Eltern haben das Mädchen heute Morgen in die Notaufnahme gebracht. Die Mutter sagte, es sei in ihrem Arm plötzlich ganz schlaff geworden und habe nicht mehr reagiert. Sie könne sich das überhaupt nicht erklären, es sei doch gar nichts gewesen. Als das Kind in die Klinik kam, war es schon bewusstlos.»

«Was haben Sie an inneren Verletzungen gefunden?», wollte ich wissen.

«Im Computertomogramm sehen wir subdurale Blutungen[*], eine starke Schwellung des Gehirns und Einblutungen in die Glaskörper beider Augen. Der Augenarzt hat in den Netzhäuten beider Augen schwere Blutungen festgestellt.»

---

[*] Blutungen zwischen der harten Hirnhaut, die von innen dem Schädel anliegt, und der Oberfläche des Gehirns.

«Spricht alles für ein Schütteln», erwiderte ich.

Er nickte. «Das vermuten wir auch. Wir haben die Polizei schon angerufen.»

«Wie sind die Überlebenschancen?», fragte ich.

«Schlecht», sagte er niedergeschlagen.

Nicht anders fühlte ich mich. Wahrscheinlich würde ich das Kind wiedersehen – tot. Ich verabschiedete mich und fuhr gleich nach Hause. Als ich ankam, war es schon dunkel. Und ich fühlte mich um nichts besser.

Der Zustand des Kindes wurde in den nächsten Tagen immer schlechter. Schließlich starb es und wurde zur Obduktion in die Rechtsmedizin gebracht.

«Die äußeren Kopfverletzungen sind noch verheilt», erklärte ich den anwesenden Polizeibeamten, als ich die blauen Flecken im Gesicht nicht mehr finden konnte. «Das Gehirn ist stark geschwollen. Wir sollten es von einem Neuropathologen* untersuchen lassen.» Obwohl ich das Gehirn nicht vollständig erforschte, konnte ich den Beamten dennoch die Todesursache sagen. «Kopfverletzungen, am ehesten durch ein heftiges Schütteln. Die Verletzungen im Gesicht kommen aber nicht dadurch, die blauen Flecken können von einer heftigen Ohrfeige stammen.»

Leider konnte der Neuropathologe keine eindeutigen Verletzungen mehr erkennen, weil das gesamte Gehirn durch die Schwellung schwer geschädigt war. Es war nicht mehr möglich, die ursprünglichen Verletzungen abzugrenzen. Allerdings waren die subduralen sowie die Augenblutungen noch deutlich zu sehen.

Auch kleine Teile der Schienbeinknochen ließen wir von einem Spezialisten mikroskopisch untersuchen. Er entdeckte Brüche in den Knochen, die mit dem bloßen Auge nicht auszumachen waren.

---

* Pathologe, der auf die Untersuchung des Gehirns spezialisiert ist.

Als ich all diese Ergebnisse zusammenhatte, stellte ich in einem abschließenden Gutachten ein schweres Schütteln des Kindes als wahrscheinlichste Ursache der tödlichen Verletzungen fest.

Kurze Zeit später rief mich der Staatsanwalt an. «Die Eltern haben ihre Angaben nach Ihrem Gutachten geändert», informierte er mich. «Sie sagen jetzt, das Kind sei beim Spielen vom Vater in die Luft geworfen worden, dabei wäre es leicht mit dem Kopf an die Decke gestoßen. Können Sie dazu gutachterlich Stellung nehmen?»

Ich bat ihn, mir die Aussage schriftlich zu schicken, und schrieb ein weiteres Gutachten: Ein solcher Unfall kann keine so schweren Verletzungen verursacht haben.

Die Eltern änderten daraufhin nochmals ihre Schilderung. «Unsere Tochter ist mit dem Kopf an die Autotür gestoßen, als ich sie hineingesetzt habe», so las sich die Aussage des Vaters. Und noch einmal schrieb ich ein Gutachten – mit demselben Ergebnis: Das kann zwar passiert sein, erklärt aber die Verletzungen nicht. Schließlich distanzierten sich die Eltern von allen vorher gemachten Aussagen und begannen sich gegenseitig zu beschuldigen, wobei jeder dem anderen vorwarf, das Kind heftig geschüttelt zu haben.

Nachdem es anfangs sehr schwer gewesen war, ein Urteil zu fällen, weil niemand wusste, ob der Vater oder die Mutter das Kind verletzt hatte, wurde schließlich die Mutter des Kindes wegen Totschlags verurteilt. Sie hatte ein Teilgeständnis abgelegt und den Vater entlastet. Der wurde freigesprochen.

Das heftige Schütteln ist eine schwere und oft tödliche Form der Kindesmisshandlung im Babyalter. Meist passiert das aufgrund von Überforderung, Verzweiflung und Hilflosigkeit des Erwachsenen, etwa wenn das Kind nicht aufhört zu schreien, und nicht als geplante Misshandlung. Aus Geständnissen von verurteilten Tätern weiß man, wie man sich so ein Schütteln ungefähr vorstellen muss. Das Kind wird dabei meist am Rumpf gepackt und heftig hin und her geschüttelt, sodass der Kopf vor- und zurückfliegt. Weil der Kopf eines Säuglings im Verhältnis zum Körper sehr schwer ist und die schwache Halsmuskulatur ihn nicht kontrolliert halten kann, können dabei – selbst wenn nur wenige Sekunden geschüttelt wird – schwerste innere Kopfverletzungen entstehen, die zum Tod oder zu bleibenden schweren Behinderungen führen.

Stirbt das Kind an seinen Verletzungen, kann vor allem die Untersuchung des Gehirns entscheidende Hinweise auf ein sogenanntes Schütteltrauma liefern. Typische Befunde sind diese subduralen Blutungen und die Einblutungen in die Augennetzhäute. Allerdings können auch schwere Anstoßverletzungen ähnliche Befunde verursachen. Die Unterscheidung zwischen Anstoßtrauma und Schütteltrauma ist vielfach sehr schwierig und erfordert eine enge Zusammenarbeit zwischen Ermittlern, Rechtsmedizinern und anderen medizinischen Disziplinen, etwa der Radiologie und der Neuropathologie. Allerdings gibt es sehr wenige Neuropathologen, die auch forensisch geschult sind und die Feinheiten verschiedener Verletzungsmechanismen des Gehirns kennen.

Wenn ein Beschuldigter häufig seine Aussagen ändert und immer wieder andere Unfallmechanismen ins Spiel bringt, ist das ein Hinweis für eine Kindesmisshandlung – wirklich besorgte Eltern, die nichts zu verbergen haben, erzählen sofort die ganze Wahrheit, damit der Arzt alles für ihr Kind tun kann. Auch wenn das Kind viel zu spät einem Mediziner vorgestellt wird, ist das zumindest ein Verdachtsmoment auf eine Misshandlung, denn wenn ein Kind wirklich als Folge eines Unfalls mit dem Kopf anstößt oder stürzt, werden besorgte Eltern in der Regel sofort mit ihm zum

Arzt gehen und den Unfall genau schildern. Misshandelnde Eltern verdecken dagegen eher das Ereignis so lange wie möglich. Sie suchen erst einen Mediziner auf, wenn das Kind schwere Symptome zeigt, manchmal erst nach Tagen.

Der plötzliche Kindstod

Eine verhältnismäßig häufige Todesursache im Säuglingsalter ist der plötzliche Kindstod, im medizinischen Sprachgebrauch als SIDS (Sudden Infant Death Syndrome) oder SUDI (Sudden Unexplained Death in Infancy) bezeichnet. Es handelt sich um den plötzlichen Tod eines Kindes aus ungeklärter Ursache ohne eine eindeutig feststellbare innere Erkrankung oder gewaltsame Einwirkung. Die Ursachen sind nach wie vor nicht geklärt, obwohl seit langer Zeit viele Forschergruppen auf der ganzen Welt danach suchen. Man vermutet ein Zusammenspiel aus genetischen Faktoren, vorausgegangenen Infektionen (zum Beispiel der Atemwege) und äußeren Risiken. Der plötzliche Kindstod ist ein typisches Beispiel für einen Lieblingssatz meines ersten Chefs, Professor Klaus Püschel: «In der Rechtsmedizin lernen wir von den Toten für die Lebenden.» Inzwischen konnten durch systematische rechtsmedizinische Untersuchungen viele Risikofaktoren eines plötzlichen Kindstodes identifiziert werden – wodurch deren Zahl seit vielen Jahren in Deutschland zurückgeht. Zu den wichtigsten gehören Rauchen in der Schwangerschaft, Überhitzung des Kindes (zum Beispiel durch eine zu große und zu dicke Bettdecke) und das Schlafen in Bauchlage.

Einen plötzlichen Kindstod darf man nur diagnostizieren, wenn andere Todesursachen, etwa eine Kindesmisshandlung, ausgeschlossen sind, das heißt, man braucht immer eine Sektion mit ergänzenden chemisch-toxikologischen und histologischen Untersuchungen.

Zwar mag es für Eltern, die gerade ein Kind verloren haben, zunächst eine grausame Vorstellung sein, dass ihr Kind obduziert wird. Die Erfahrung vieler Kollegen und auch meine eigene ist jedoch, dass Eltern im Nachhinein dankbar sind, dass sie die Todesursache durch eine Obduktion erfahren haben und dass sie dies für ihren Trauerprozess als sehr hilfreich und oft als tröstend empfinden. Auch Schuldgefühle der Eltern kann man durch eine Obduktion verhindern, denn sehr oft stellt sich heraus, dass man nichts mehr hätte tun können und dass sie keine Schuld am Tod ihres Kindes trifft.

Mord und Totschlag

Dass eine Obduktion lange dauern kann, zeigt sich bei diesem Fall: In England wurde ich eines Nachts zu einem entlegenen Haus in Lincolnshire gerufen, wo die Leiche eines achtunddreißig Jahre alten Mannes von einem Freund gefunden worden war. Ich hatte große Schwierigkeiten, den Tatort zu finden. Mehrmals verfuhr ich mich (diese Straße war nicht einmal in meinem Navigationssystem verzeichnet). Erst als mich eine Polizeistreife von einem Kreisverkehr abholte, gelangte ich ans Ziel.

Das Anwesen war ein Landhaus, etwa aus dem 17. Jahrhundert, mit dicken Steinwänden und hübschen Rosen in einem gepflegten, typisch englischen Garten. Es stand völlig einsam am Ende eines Feldwegs. Ringsherum gab es keine Beleuchtung, es war stockfinster, und der Polizeibeamte leuchtete mir den Weg zum Gebäude mit einer Taschenlampe. Im offenen Kamin des Wohnzimmers brannte ein Feuer. Der Tote lag bäuchlings auf dem Fußboden vor dem Kamin, der Kopf war mit einem Stofftuch bedeckt, Arme und Beine mit Klebeband gefesselt. Am Hals waren Einschnürungen wie bei einer Strangulation zu sehen, dazu Unterblutungen. Am ganzen Körper wies der Mann Stichverletzungen auf, die Kleidung war blutig durchtränkt.

«Wir sollten hier schon mit der Spurensicherung an der Leiche beginnen», schlug ich den Scene of Crime Officers vor. «Nicht dass beim Transport noch etwas verlorengeht.»

Sie gaben mir recht. Gemeinsam klebten wir die Oberfläche der Leiche mit Folie ab, um Faserspuren zu sichern. «Den Rest können wir bei der Obduktion machen», war ich mir erneut mit den SOCOs einig. Wir packten die Hände und den Kopf der Leiche in Papiertüten ein, um die Spuren zu erhalten. «Die Todeszeit war Nachmittag bis Abend, erst einige Stunden her», konnte ich vermelden, nachdem ich die Rektaltemperatur der Leiche gemessen hatte. Während die SOCOs viele weitere Stunden am Tatort verbrachten, wurde die Leiche in den Sektionssaal gefahren, wo ich im Beisein von Polizeibeamten noch in der Nacht mit der Obduktion begann.

Die SOCOs fotografierten erst den Transportleichensack von außen, dann seine Beschriftung. Es folgten Übersichtsaufnahmen der Leiche nach dem Öffnen des Sacks. Detailaufnahmen vom Kopf mit und ohne Papiertüte, vom Gesicht der Leiche aus allen Richtungen, Details von den Händen vor und nach Entfernen der Papiertüten, von der Bekleidung, den Haaren, den Fesselungen. Die Papiertüten von Kopf und Händen wurden einzeln in dafür bereitgestellten Asservatentüten aufgehoben und gekennzeichnet. Schließlich entnahmen wir unter fotografischer Dokumentation Haare für toxikologische und DNA-Analysen, dann Abstriche aus verschiedenen Regionen des Gesichts, aus dem Mund und vom Hals, danach Abstriche von den Händen. Dann schnitten wir die Fingernägel ab und tüteten sie ein. Als das erledigt war, entfernten wir unter fotografischer Dokumentation die Fesseln – und zuletzt einzeln jedes Kleidungsstück. Alles wurde ebenfalls auf sichtbare Spuren und Beschädigungen untersucht und fotografiert.

Als die Leiche vollständig entkleidet war, bewahrten wir den Leichensack in einer Tüte auf, weil Spuren hineingefallen sein konnten. Jeder Abstrich, jedes Kleidungsstück, jedes kleinste aufgehobene Teilchen musste in einer eigenen Tüte aufgehoben und eindeutig beschriftet werden. Dann machte einer der SOCOs von der entkleideten Leiche Übersichts- und Detailaufnahmen von allen Seiten. Nun wuschen wir Blut und Verschmutzungen ab, und es begann die Beschreibung jeder einzelnen Verletzung. Ich hielt fest, wo sie genau war, welche Form, Größe und Farbe sie hatte, ob es ein Schnitt, ein Stich oder eine Unterblutung war. Insgesamt beschrieb ich auf diese Weise 227 Verletzungen, und der Polizeibeamte fertigte von jeder ein Foto aus der Ferne und ein Detailbild mit Maßstab an, manchmal sogar mehrere. Die äußere Leichenschau mit Spurensicherung und Dokumentation dauerte in diesem Fall fünf Stunden.

Erst jetzt konnte ich mit der eigentlichen Obduktion beginnen, bei der wieder jede Verletzung sorgfältig präpariert werden musste. Das beanspruchte weitere zwei Stunden. Im Sektionssaal herrschte eine konzentrierte Stille, die nur ab und zu durch Fragen der Polizeibeamten unterbrochen wurde. Schließlich konnte ich das Ergebnis präsentieren. «Der Mann ist erdrosselt worden», begann ich. «Zusätzlich hat man ihn geschlagen, mit einer Klinge verletzt und gefesselt – alles zu Lebzeiten.»

Den oder die Täter und das Motiv kenne ich bis heute nicht. Die Polizei tappt völlig im Dunkeln. Der Mann war auf seiner Arbeitsstelle beliebt und hatte viele Freunde. Feinde waren niemandem bekannt. Gestohlen worden war offensichtlich nichts. Ich hoffe, dass dieses Verbrechen eines Tages mit Hilfe unserer umfangreichen Spurensicherung und Dokumentation aufgeklärt werden kann.

Eingesperrt –
in der Polizeizelle

*Um einen Staat zu beurteilen, muss man
seine Gefängnisse von innen ansehen.*
Leo N. Tolstoi

In unser rechtsmedizinisches Institut in Leicester brachte man zur Obduktion die Leiche eines achtunddreißig Jahre alten Mannes, der in seiner Gefängniszelle gestorben war.

«Gibt es Hinweise auf ein Verbrechen?», fragte ich den Senior Investigating Officer, der die Ermittlungen leitete.

«Nicht direkt», antwortete er. «Der Mann starb allein in seiner Zelle. Er war erst seit drei Tagen inhaftiert. Als ein Wachmann am Abend die Zelle kontrollierte, war noch alles in Ordnung.»

«Wann war das genau?»

«Gegen 23 Uhr. Um fünf Uhr morgens wurde er tot auf seinem Bett gefunden.»

«Dazwischen hat niemand reingeschaut?»

«Nein, aber es gab auch keine ungewöhnlichen Geräusche aus der Zelle, man nahm an, dass er schläft.»

«Hatte er denn irgendwelche Krankheiten?», wollte ich wissen.

«Er war Alkoholiker. Bevor er in die Zelle gesperrt worden war, hatte ihn ein Arzt untersucht und offiziell bescheinigt, dass er haftfähig war.»

Das bedeutete, dass aus medizinischer Sicht keine Einwände gegen das Einsperren in einer Zelle bestanden. «Haben Sie zufällig die Unterlagen des Arztes dabei?», fragte ich weiter.

«Natürlich!»

Mensch, die englische Polizei ist wirklich großartig, dachte ich. Ich nahm die Akte entgegen und begann darin zu blättern. «Er hat bei seiner Untersuchung dem Gefängnisarzt erzählt, dass er Alkoholiker ist», trug ich vor. «Auch von körperlichen Entzugserscheinungen hat er berichtet.» Der Arzt hatte Blutdruck und Puls gemessen. Beides war zu hoch gewesen, Blutdruck 180/100 Millimeter Quecksilbersäule, Herzfrequenz 145 Schläge pro Minute. Außerdem hatte der Mediziner ein Zittern der Hände bei dem Häftling dokumentiert. «Das sind eindeutige Zeichen eines körperlichen Alkoholentzugs», erklärte ich dem SIO. «Der Arzt hat aber keine Medikamente verschrieben, um den Entzug zu behandeln.» Immer wieder dasselbe, dachte ich. Alkoholiker, und dann auch noch kriminell – um diese Leute kümmert sich einfach keiner richtig. Ich habe immer wieder Meinungen gehört wie: «Der hat es nicht besser verdient.» Oder: «Selbst schuld.» Eine schreckliche Einstellung für einen Arzt. Leider habe ich mich selbst auch einmal in einer ähnlichen Situation wiedergefunden (siehe S. 144 f.).

Bei der Obduktion konnte ich keine eindeutige Todesursache feststellen. «Fettleber», konstatierte ich, «wahrscheinlich Folge des Alkoholmissbrauchs.» Das Gehirn war stark geschwollen. Ich demonstrierte es dem SIO. «Es wiegt 1800 Gramm, viel zu schwer. Auch in der Lunge hat sich Wasser angesammelt.»

«Was bedeutet das?», fragte er nach.

«Diese Befunde sind leider unspezifisch», erwiderte ich. «Sie können die verschiedensten Ursachen haben. Wir brauchen noch einen Blutalkoholspiegel.»

Ich entnahm Körperflüssigkeiten für die Untersuchung auf Alkohol, Drogen und Medikamente. Die Analyse verlief negativ auf alle Substanzen. Die Blutalkoholkonzentration betrug 0,00 Promille. Das ist für einen Alkoholiker lebensgefährlich, weil Entzugserscheinungen auftreten können, an denen man sterben kann. Ich formulierte daraufhin ein schriftliches Gutachten: Der Mann sei bis auf seine Alkoholkrankheit gesund gewesen, also nicht an einer inneren Erkrankung gestorben. Er habe schon bei der Eingangsuntersuchung durch den Gefängnisarzt unter Entzugserscheinungen gelitten, der Arzt habe aber notwendige Medikamente zum Behandeln des Entzugs nicht verschrieben. Der Mann sei an den Folgen des Alkoholentzugs verstorben. Vor Gericht wurde der Gefängnisarzt aufgrund einer Verletzung seiner Aufsichts- und Fürsorgepflicht verurteilt.

Todesfälle bei Menschen, die sich zwangsweise in der Obhut von staatlichen Einrichtungen befinden, etwa in Gefängnissen, auf Polizeidienststellen oder in psychiatrischen Kliniken, werden stets obduziert. Dabei geht es in erster Linie nicht darum, zu klären, ob die Person durch eine andere getötet wurde. Misshandlungen durch Mitgefangene oder Aufsichtspersonen kommen zwar vor, sind aber hierzulande zum Glück sehr selten. Vielmehr muss bei Todesfällen in öffentlichem Gewahrsam klargelegt werden, ob man den Tod nicht hätte vermeiden können und müssen. Dabei ist zu prüfen, ob die Staatsbediensteten ihre Aufsichts- und Fürsorgepflicht für den Betroffenen verletzt haben. Menschen halten sich nicht freiwillig in öffentlichem Gewahrsam auf, sie sind in den entsprechenden Institutionen gefangen. Daraus ergibt sich die Fürsorgepflicht der staatlichen Einrichtungen für ihre Insassen.

Todesursachen aufgrund innerer Erkrankungen machen den größten Teil der Todesfälle im Gewahrsam aus. Nur durch ausführliche Ermittlungen kann die Frage beantwortet werden, ob ein solcher Tod vermeidbar gewesen wäre. Dabei muss geklärt werden, ob die Erkrankung schon vorher bekannt war und ob die Person deswegen in der letzten Zeit einen Arzt aufgesucht hatte. Ähnliche Fragen stellen sich auch in Fällen von Freitod im Gewahrsam. Eigentlich hat die Institution dafür Sorge zu tragen, dass sich ein Gefangener nicht das Leben nimmt. Die Aufsichtspflicht schließt regelmäßige Kontrollen der Zellen und der Gefangenen in bestimmten Zeitabständen ein. Andererseits ist allgemein bekannt, dass ein Mensch, der sich ernsthaft umbringen will, nicht langfristig davon abgehalten werden kann. Die Frage, ob ein Selbstmord hätte vermieden werden können, ist in vielen Fällen nicht sicher zu beantworten, denn Verletzungen der Aufsichtspflicht sind oft nicht beweisbar.

«Wir haben hier einen völlig Betrunkenen», bereitete mich der Polizeibeamte einer Hamburger Wache auf meinen Einsatz vor. «Er war in eine Schlägerei verwickelt. Wir brauchen eine Blutentnahme für die Schuldfähigkeit. Außerdem hätten wir gern eine Verwahrfähigkeitsbescheinigung.» Er brachte mich zu dem Mann in die Zelle.

«Der scheint ja wirklich ganz schön betrunken zu sein», bemerkte ich. Der Mann hing über einem Tisch, den Kopf in den Armen vergraben, und schnarchte laut. Er roch ungewaschen und nach Alkohol. Die Kleidung war schmutzig und heruntergekommen. Ich rüttelte an seiner Schulter.

«Guten Abend, mein Name ist Türk, ich bin Ärztin. Ich müsste Ihnen einmal Blut abnehmen.»

Langsam hob er den Kopf und sah mich verstört an. An der linken Stirnseite hatte er eine Platzwunde.

«Mein rechter Arm ist eingeschlafen», lallte er.

Die Blutentnahme ließ er ruhig über sich ergehen.

«Sehen Sie mich mal bitte an, ich möchte noch in Ihre Augen leuchten. Haben Sie irgendwo Schmerzen?»

«Kopfschmerzen», gab er zur Antwort. «Und mir ist kotzübel.»

«Sind Ihre Pupillen immer unterschiedlich weit?», fragte ich ihn.

«Weiß nicht.»

Eine Pupille war ganz weit und reagierte nicht auf Licht.

«Der Mann muss sofort ins Krankenhaus», erklärte ich dem Polizeibeamten.

«Wirklich, muss das sein? Wir haben kein Personal, um ihn dort zu überwachen», stöhnte der.

«Er hat ein Schädel-Hirn-Trauma.» Ich ließ mich nicht verunsichern. «Vielleicht eine Blutung, die man operieren muss. Wenn er hierbleibt, ist er vielleicht morgen tot.»

«Na gut, ich rufe einen Rettungswagen.» Der Polizist holte sein Handy heraus, und wenige Minuten später traf das Rettungsteam ein.

«Kopfplatzwunde, Anisokorie, also unterschiedlich weite Pupillen, Übelkeit, Kopfschmerzen, Gefühlsstörung im Arm», erklärte ich den Sanitätern. «Er braucht eine Computertomografie des Kopfes, um mögliche Hirnblutungen festzustellen.»

Sie brachten den Patienten ins Krankenhaus. Als ich am nächsten Tag dort anrief, sagte man mir, er sei noch in der Nacht neurochirurgisch versorgt worden – er hätte eine große Blutung unter der harten Hirnhaut erlitten. Ich atmete auf. In der Zelle wäre er wahrscheinlich verstorben.

Leider findet die Untersuchung zur Bestätigung der «Verwahrfähigkeit» unter sehr schlechten Bedingungen statt. Es gibt kaum Licht in der Zelle und nur wenige technische Hilfsmittel, etwa Augenleuchte und Blutdruckmessgerät. Außerdem sind viele Betroffene unkooperativ, aggressiv oder lassen sich überhaupt nicht untersuchen.

Obwohl ich, manchmal zum Ärger der Polizei, immer eher vorsichtig war und lieber die Verwahrfähigkeit verneinte, wenn ich nur den geringsten Zweifel hatte, passierte es mir doch einmal, dass ein Mann in einer Zelle auf einer Polizeiwache starb, den ich zuvor für verwahrfähig erklärt hatte.

«Was kann ich für Sie tun?», fragte ich, als ich an einem Nachmittag um fünf Uhr die Hamburger Polizeiwache betrat.

«Wir brauchen eine Verwahrfähigkeit», wurde ich informiert.

«Wir kommen lieber mit rein, der Zeitgenosse ist nicht sehr angenehm.»

Es handelte sich um einen obdachlosen Mann. Er wurde nur auf der Wache festgehalten, weil er einen Platzverweis mehrfach ignoriert und Passanten lauthals beschimpft hatte. Ein Verbrechen hatte er nicht begangen. Ich kann mich noch heute sehr genau an ihn erinnern. Er war äußerst ungepflegt, mit einem langen, verfilzten Bart, in dem sich allerlei Schmutz gesammelt hatte. Drohend baute er sich vor mir auf.

«Guten Tag, mein Name ist Türk, ich bin Ärztin und möchte gern Ihren Blutdruck und den Puls messen», stellte ich mich vor.

«Verpiss dich, du Fotze! Du Nazi-Fotze!»

Ich versuchte, beruhigend auf ihn einzureden, aber ohne Erfolg. Zwei Polizeibeamte hielten den Mann auf seiner Pritsche fest, damit ich ihn untersuchen konnte. Auch sie wurden wüst beschimpft, und ich bewunderte sie dafür, wie ruhig und gewaltlos sie mit ihm umgingen. Immer wieder wandte der Obdachlose sich ab und wollte sich der Untersuchung entziehen. Einen Polizeibeamten spuckte er an. Nur mit Mühe konnte ich ihn dazu überreden, sich in die Augen leuchten und den Blutdruck messen zu lassen. Der Blutdruck war normal, die Pupillen mittelweit mit guter Lichtreaktion, also kein Hinweis auf eine schwere Kopfverletzung oder einen Drogeneinfluss. Äußerliche Kopfverletzungen konnte ich auch nicht entdecken. Ich schrieb in meiner Bestätigung der Verwahrfähigkeit, dass ich keinen Hinweis darauf gefunden hätte, dass dem Mann in der Zelle aus gesundheitlichen Gründen etwas passieren könnte. Er war ja wach, konnte sicher sprechen, stehen und gehen und mich beschimpfen. Das wertete ich als Zeichen dafür, dass die wesentlichen Körperfunktionen erhalten waren.

Umso mehr erschrak ich, als mich am nächsten Morgen die leitende Oberstaatsanwältin anrief. «Erinnern Sie sich, dass Sie gestern auf einer Polizeiwache einen Obdachlosen verwahrfähig erklärt haben?»

«Ja», sagte ich, «so gegen 17 Uhr.»

«Es tut mir leid. Der Mann ist heute Morgen um neun tot in seiner Zelle gefunden worden.»

«O Gott!» Dann verstummte ich. Bilder rasten durch meinen Kopf. Der ungepflegte Mann, sein Pöbeln, meine Untersuchung. Hatte ich etwas übersehen? War ich für seinen Tod verantwortlich? «O Gott», wiederholte ich, während ich auf dem Institutsflur hin und her rannte. «Was passiert jetzt?»

«Wir mussten ein Verfahren einleiten», sagte die Oberstaatsanwältin ruhig.

«Wegen fahrlässiger Tötung?» Ich brauchte ihre Antwort nicht abzuwarten. Eigentlich wusste ich es schon. Meine Augen füllten sich mit Tränen. Ich versuchte, das Zittern in meiner Stimme zu unterdrücken. «Er war ganz unauffällig auf der Wache! Wie kann das sein?»

«Beruhigen Sie sich», sagte die Staatsanwältin sanft. «Jetzt muss er erst einmal obduziert werden. Bestimmt wird sich alles klären. Ich empfehle Ihnen, ein Gedächtnisprotokoll zu schreiben, mit Ihren Eindrücken und Untersuchungsergebnissen. Das nehmen wir dann zur Akte. Machen Sie sich keine Sorgen.»

Ich war ihr für ihre Worte sehr dankbar. Aber Sorgen machte ich mir natürlich trotzdem. Ich konnte kaum einen geordneten Satz herausbringen, als ich sofort zu meinem Chef ins Büro lief und ihm davon erzählte. Auch er versuchte mich zu beruhigen. «Wir obduzieren noch heute. Ich werde einen unabhängigen Gutachter dazuholen. Dann wissen wir ganz schnell, was passiert ist.»

Tatsächlich obduzierten sie noch am selben Tag. Die Todesursache konnten sie aber nicht eindeutig klären. Es wurden aus diesem Grund Körperflüssigkeiten auf Drogen und Medikamente untersucht. Nach einigen Tagen – ich erlebte sie, als wäre ich die

Hauptdarstellerin in einem Film, den ich nicht verstand, und ich war unfähig, mich auf meinen Arbeitsalltag zu konzentrieren – kam dann endlich das Ergebnis: Der Mann war an einer Überdosis Heroin gestorben. Die Analyse ergab, dass der Konsum zum Todeszeitpunkt noch nicht lange her gewesen war. Bei meiner Untersuchung hatte er jedenfalls keine hohe Dosis der Droge im Blut gehabt. Er musste etwas in die Zelle geschmuggelt haben.

Mein Chef tröstete mich erneut. «Sie konnten nichts dafür.»

Auch die Oberstaatsanwältin rief mich noch einmal an. «Alle Vorwürfe gegen Sie sind ausgeräumt. Das Verfahren wurde eingestellt.»

Ich weinte. Natürlich war ich erleichtert. Meine Schuldgefühle bin ich trotzdem nicht losgeworden, bis heute nicht. Immer wieder sehe ich den Mann vor mir stehen.

In der Ermittlungsakte, die ich nach Abschluss des Verfahrens einsehen durfte, stand, dass der Mann bei den Obdachlosen in seiner Region sehr beliebt gewesen war. Oft frage ich mich, ob ich ihm wirklich gerecht geworden bin. Hätte ich etwas anders gemacht, wenn er freundlicher gewesen wäre, besser kooperiert oder weniger streng gerochen hätte? Das Heroin, das er irgendwo versteckt haben musste, hätte ich wahrscheinlich nicht gefunden, seinen Tod nicht verhindert. Trotzdem fühle ich mich verantwortlich. Der Mann war im Gewahrsam der Polizei, als ich ihn untersuchte. Ich war nicht als Polizeibeamtin oder Organ der Strafverfolgung dort, sondern als Ärztin. Ich hatte die Verantwortung für ihn, und ich hätte mich besser um den Mann kümmern müssen. Diesen Fall werde ich niemals vergessen.

Im eigenen Haus erfroren

«Wir haben einen Tatort.» Diesmal war es ein Luxemburger Polizeibeamter, der mein Wochenende ruinierte. In Luxemburg, wo wir vom Homburger Institut für Rechtsmedizin aus Fälle bearbeiteten, lag ein achtzig Jahre alter Mann im Keller seines Hauses tot auf dem Boden, der Kopf lag unter einem Schrank. In der unmittelbaren Umgebung des Leichnams waren Werkzeuge und andere Gegenstände ungeordnet ausgebreitet. Die Hose war heruntergezogen, das T-Shirt teilweise ausgezogen. Die Tür nach außen stand weit offen. Die Zimmertemperatur betrug 12 Grad Celsius.

«Suspekte Auffindesituation», sagte der Beamte zu mir. «Und er hat blaue Flecken an den Knie- und Ellenbogengelenken.» Der Polizeibeamte äußerte noch den Verdacht auf ein Verbrechen.

Die Rektaltemperatur der Leiche betrug 18 Grad Celsius. «Ich glaube, das ist ein Kältetod, kein Verbrechen», stellte ich fest. Der Polizist sah mich ungläubig an. «Wir sollten natürlich obduzieren», empfahl ich.

Bei der gerichtlichen Obduktion zeigte sich, dass die Flecken über den Gelenken keine Unterblutungen waren, sondern sogenannte Kälteerytheme – einem Bluterguss ähnliche Flecken, die man typischerweise bei tödlichen Unterkühlungen findet, meist über den Ellenbogen- und Kniegelenken. Man kann sie von Unterblutungen dadurch unterscheiden, dass sich in den tieferen Gewebeschichten keine Einblutungen finden.

«Keine tödlichen Verletzungen, keine Abwehrverletzungen», erklärte ich. «Somit gibt es auch keine Hinweise auf ein Verbrechen. Das Herz ist stark vergrößert, er hatte eine chronische Herzschwäche. Und sehen Sie hier, die Magenschleimhaut! Das sind Wischnewski-Flecken!» Ich zeigte ihm die millimetergroßen, schwarzen Verfärbungen. Sie sind charakteristische Zeichen für einen Tod durch Unterkühlung. Als ich alle Befunde zusammenhatte, konnte ich als Todesursache eine Unterkühlung bei einer vorbestehenden chronischen Herzerkrankung angeben.

«Mann, Sie können ja hellsehen!», rief der Beamte bewundernd aus.

Besaß ich tatsächlich hellseherische Fähigkeiten?

Ein Mensch, der unter einer schweren Erkrankung leidet, an einer Vergiftung oder an einer schweren Kopfverletzung, kann schon bei normaler Raumtemperatur an Unterkühlung sterben, wenn er aufgrund einer Bewusstseinstrübung nicht in der Lage ist, sich vor der Kälteeinwirkung zu schützen. Wenn die Körperkerntemperatur unter 35 Grad absinkt, kommt es kältebedingt zu Bewusstlosigkeit und schließlich zum Tod. In der Phase der Bewusstseinsstörungen tritt häufig ein Phänomen auf, das als «paradoxes Entkleiden» oder «Kälteidiotie» bezeichnet wird. Die Betroffenen scheinen ein paradoxes Wärmegefühl zu empfinden und fangen an, sich zu entkleiden. Wodurch dieses Verhalten ausgelöst wird, ist nicht genau bekannt. Wissenschaftler glauben, dass unterhalb einer gewissen Temperatur die Steuerung der Blutgefäßweite im Körper versagt. Normalerweise verengen sich diese bei Kälte gerade im Hautbereich, damit nicht so viel Wärme über die Haut verlorengeht. Wenn die Temperatur aber zu stark sinkt, versagt – der Theorie nach – diese Engstellung der Gefäße, und es fließt wieder mehr Blut in die Haut. Dadurch fühlt sich die Haut plötzlich warm an. Zum «paradoxen Entkleiden» kann es bei einer Unterkühlung auch zum «terminalen Höhlenverhalten» kommen, bei dem sich die Betroffenen im Gebüsch oder unter Möbelstücke verkriechen. Das ist möglicherweise ein evolutionär erhalten gebliebener Schutzreflex.

Durch diese beiden Mechanismen waren im Fall des Achtzigjährigen die teilweise Entkleidung des Leichnams und die Auffindung mit dem Kopf unter einem Schrank zu erklären. Hat man jemals ein Bild einer solchen Auffindesituation gesehen, erkennt man es wieder. In diesem Fall war die Diagnose einer tödlichen Unterkühlung eine angenehme Wendung für die Polizeibeamten. Aufgrund des Obduktionsergebnisses musste nicht weiter ermittelt werden.

Die Medizin hatte sich in der Zeit der Hitler-Diktatur für die nationalsozialistischen Ideologien auf unvorstellbare Weise einspannen lassen. Manche Ärzte haben die schrecklichsten Verbrechen an Menschen begangen, von Zwangssterilisationen, Giftspritzen bis hin zu Tötungen aus «rassenhygienischen Vorgaben». Viele Rechtsmediziner wissen heute nicht, dass sie, wenn sie Fälle von Unterkühlung begutachten, oft indirekt Bezug nehmen auf Ergebnisse eines ehemaligen Stabsarztes der Luftwaffe. Dr. Sigmund Rascher war ein besonders skrupelloser Arzt, der unbedingt Karriere machen wollte und aus diesem Grund offenbar keinerlei ethisch-moralische Grundsätze kannte. Er hatte persönliche Beziehungen zum «Reichsführer-SS» Heinrich Himmler genutzt, um eine Erlaubnis zur Durchführung von Versuchen an «Menschenmaterial» im Konzentrationslager Dachau zu erhalten. An etwa dreihundert Häftlingen führte Rascher Experimente durch, bei denen diese unter unendlichen Qualen auf unterschiedliche Weise unterkühlt wurden. An manchen der Häftlinge wurden anschließend diverse Arten der Wiedererwärmung erprobt. Etwa ein Drittel der Häftlinge überlebte die Versuche nicht. Als einzige Begründung für seine menschenverachtenden Forschungen erklärte Rascher, dass es sich um «kriegswichtige» Untersuchungen handele. Entsprechende Fragen hatten sich durch den Absturz von Fliegern ins Meer ergeben. Rascher zeichnete bei diesen Versuchen – sie firmierten unter dem Codewort «Seenot» – auf, wie lange verschiedene Arten der Unterkühlung, zum Beispiel an der Luft oder unter Wasser, dauern und ab wann Bewusstlosigkeit und

Tod eintreten. Außerdem zog er Schlüsse darüber, wie man einen Unterkühlten am besten aufzuwärmen habe.

Viele allgemein anerkannte Erkenntnisse über Unterkühlungen stammen keineswegs von Rascher, aber eben nicht alle. Vor Gericht kann man sich als Sachverständiger jedoch nicht weigern, diese heranzuziehen, um entsprechende Fragen zu beantworten. Dennoch habe ich diese Situation manchmal als Konflikt empfunden, wissend, welche unvorstellbaren Grausamkeiten mit manchen dieser Forschungsergebnisse einmal verbunden waren. Der Psychoanalytiker Alexander Mitscherlich drückte das in seinem Buch *Medizin ohne Menschlichkeit* so aus: «Was sich auf diesen Seiten chronistisch verzeichnet findet, sind Untaten von so ungezügelter und zugleich bürokratisch-sachlich organisierter Lieblosigkeit, Bosheit und Mordgier, dass niemand sie ohne größte Scham darüber zu lesen vermag, dass Menschen zu solchem fähig sind.»*

Diese Dinge dürfen wir niemals vergessen. Besonders Rechtsmediziner, die eine Position zwischen Medizin und Recht einnehmen, kommen immer wieder mit Menschen in Berührung, die staatlichen Einrichtungen ausgeliefert sind. Eine unserer wichtigsten Aufgaben ist es, unter ethischen und moralischen Gesichtspunkten auf die Behandlung dieser Menschen einzuwirken. Zum Glück leben wir in Deutschland derzeit in einer Demokratie, in der Gesetze die Rechte dieser Menschen schützen. Das ist aber nicht selbstverständlich, und wir können niemals sicher sein, dass das auch in der Zukunft so bleiben wird. Außerdem kommen leider selbst in einer Demokratie Verletzungen dieser Rechte vor.

---

* Alexander Mitscherlich und Fred Mielke (Hg.): Medizin ohne Menschlichkeit. Dokumente des Nürnberger Ärzteprozesses. Frankfurt am Main 2009, S. 9.

Nach der Obduktion –
es geht weiter

Ein sechsundvierzigjähriger Türke, der immer gesund gewesen war, brach auf der Straße plötzlich und unerwartet tot zusammen. Weil sich keine Hinweise für eine Fremdeinwirkung ergaben, wurde keine gerichtliche Obduktion angeordnet. Seine Familie wollte gern die Todesursache wissen, aus religiösen Gründen lehnte sie aber eine Obduktion ab. Wir schlugen den Angehörigen darum eine Untersuchung des Leichnams mit einer Computertomografie vor. Sie stimmten zu.

Bei diesem Verfahren konnten wir Blut im Herzbeutel erkennen, eine sogenannte Herzbeuteltamponade, Folge eines Einrisses der Körperhauptschlagader oder eines Herzinfarkts mit einem Einriss der Herzwand. Durch den Riss läuft eine große Menge Blut in den Herzbeutel hinein. Das Blut drückt dann auf das Herz, sodass es nicht mehr ungehindert pumpen kann. Im Fall des Türken konnten wir die Todesursache also allein durch die Computertomografie klären, eine Sektion war nicht nötig.

Nicht alle Todesfälle können allein durch die Obduktion aufgeklärt werden. Deshalb werden in manchen Fällen weitergehende Untersuchungen an der Leiche oder an Gewebeproben durchgeführt. So werden schon lange Leichen geröntgt, um zum Beispiel im Körper verborgene Fremdkörper wie Projektile oder Drogencontainer zu identifizieren. Bei Kinderleichen ist eine Röntgenuntersuchung vor der Sektion immer sinnvoll, um Frakturen als Zeichen (wiederholter) Misshandlungen zu bestimmen. Seit einiger Zeit hat sich die computertomografische Untersuchung (Schichtröntgen) von Leichen durchgesetzt. Damit können auch ohne Öffnung des Körpers Todesursachen wie Hirnblutungen festgestellt werden.

Auch histologische Untersuchungen führen wir ergänzend zu Obduktionen durch. Dafür werden im Rahmen der Obduktion etwa ein Zentimeter große Gewebestücke zurückbehalten und in Formalin gehärtet. Anschließend werden sie in wenige μm (1/1000 mm) dünne Scheiben geschnitten und unter dem Mikroskop angesehen. So kann man zum Beispiel Entzündungen nachweisen, die man mit dem bloßen Auge nicht sehen kann, etwa eine Herzmuskelentzündung. Außerdem kann man mit der Histologie das Alter einer Wunde bestimmen. Dadurch lässt sich die Frage beantworten, wie lange ein Opfer eine Verletzung überlebt hat.

Ich war gerade mit ein paar Kollegen in der Mittagspause, als mein Handy klingelte. Es war der Pförtner der Hamburger Rechtsmedizin.

«Kannst du auf eine Außensektion nach Stade fahren?», fragte er.

«Ja, klar!» Ich war ganz froh über die Ablenkung, weil ich sowieso keine Lust hatte, mit dem großen Gutachten anzufangen, das seit einigen Tagen auf meinem Schreibtisch lag. Zusammen mit einer jüngeren Kollegin und einem Sektionsassistenten machte ich mich schnell auf den Weg in die Stadt rund fünfundvierzig Kilometer westlich von Hamburg. Ich fuhr.

Im Sektionssaal des Stader Krankenhauses erwartete uns schon ein Polizeibeamter mit der Leiche.

«Die Frau lag heute Morgen tot auf dem Fußboden ihrer Stader Wohnung», erklärte er. «Sie war regelmäßig von ihrem Freund verprügelt worden.» Das sah man der Toten an. Sie war im Gesicht, am Rumpf und an den Armen mit blauen Flecken übersät. «Wir haben eine Freundin befragt», fuhr der Beamte fort. «Sie sagt, die Frau habe ihr drei Tage zuvor anvertraut, ihr Freund habe ihr mit der Faust ins Gesicht geschlagen und sie dann die Treppe hinuntergestoßen. Er dagegen sagt, seine Freundin sei am Morgen selbst die Treppe hinuntergefallen, weil sie betrunken war.»

Bei der äußeren Leichenschau fand ich ein Monokelhämatom links und einen großen Bluterguss an der linken Körperseite über den Rippen. Beide Verletzungen sahen nicht mehr ganz frisch aus. «Die sind nicht von heute, wie der Freund angibt», erklärte ich. «Die Leichenflecken sind ganz blass, sie hat viel Blut verloren.»

Bei der Obduktion zeigte sich tatsächlich eine große Blutung in die Bauchhöhle. Sie kam aus der gerissenen Milz. Die Milz liegt an der linken Körperseite, direkt unter den Rippen. In diesem Fall waren links unter dem großen Bluterguss mehrere Rippen gebrochen. Dadurch war auch die Milz verletzt worden. Die Ursache des Todes war also die Verletzung der linken Körperhälfte. Diese Verletzung konnte man gut mit einem Treppensturz erklären.

Um das Alter dieser Verletzung näher zu bestimmen, untersuchten wir ein kleines Stück daraus unter dem Mikroskop. Dabei fanden sich eine Einsprossung neuer Blutgefäße und eine beginnende Bindegewebsbildung – Zeichen für eine Wundheilung. Eine Spezialuntersuchung zeigte Eisen in sogenannten Fresszellen (Makrophagen). Es stammte aus roten Blutkörperchen, die bei der Wundheilung von den Makrophagen «abgeräumt» werden. Die Wundheilung war mithin schon in vollem Gange. Die Verletzung war demnach ungefähr drei Tage alt, auf keinen Fall frischer. Auch dass die Frau zum Zeitpunkt ihres Todes alkoholisiert war, konnten wir widerlegen: Die Blutalkoholkonzentration betrug 0,00 Promille. Statt die Angaben des Lebensgefährten zu bestätigen, passten unsere Ergebnisse genau zu dem, was die Freundin der Frau der Polizei berichtet hatte. Der Lebensgefährte der Frau wurde wegen Totschlags verurteilt.

Bei chemisch-toxikologischen Zusatzuntersuchungen werden Körperflüssigkeiten und Gewebe auf Alkohol, Drogen und Medikamente untersucht, um zum Beispiel einer tödlichen Vergiftung auf die Spur zu kommen. Doch die Suche nach einer solchen Substanz kann sich sehr schwierig gestalten.

Die Leiche eines englischen Geschäftsmannes wurde in einem Zinksarg aus der westafrikanischen Republik Sierra Leone in das rechtsmedizinische Institut in Leicester gebracht. Der SIO berichtete mir die unglaubliche Geschichte. «Der Mann starb kurze Zeit nach einem Essen mit einem etwas zwielichtigen Geschäftspartner in Sierra Leone. Seine Angehörigen haben den Verdacht, dass er durch seinen Kollegen beim Essen mit Kugelfischgift vergiftet wurde.»

«Wie kommen die denn darauf?», wollte ich wissen.

«Na ja», erwiderte er, «in bestimmten Teilen von Sierra Leone ist das wohl eine nicht unübliche Methode, sich eines ungeliebten Menschen zu entledigen ... Zeugen sagen, der Verdächtige war während des Essens für etwa zehn Minuten mit dem Koch vor der Tür. Kugelfisch steht in dem Restaurant gar nicht auf der Karte.»

Bei der Obduktion fand ich keine Verletzungen. Allerdings waren tatsächlich mögliche Zeichen einer Vergiftung feststellbar, nämlich eine Schwellung des Gehirns und eine Überwässerung der Lungen. Diese Befunde waren allerdings für eine Vergiftung noch nicht beweisend. Um festzustellen, ob der Mann wirklich an einer tödlichen Vergiftung mit dem Kugelfischgift Tetrodotoxin gestorben war, mussten wir das Gift direkt im Körper des Toten nachweisen. Leider gibt es in ganz Europa kein Labor, welches diese Untersuchung durchführen kann. Das Gift kommt hier einfach viel zu selten vor.

Ich brauchte eine Woche, bis ich ein Labor gefunden hatte, das eine Analyse auf Tetrodotoxin durchführen konnte: Es befand sich in Japan. Dorthin schickte ich tiefgekühltes Blut. Nach drei Wochen erhielt ich eine E-Mail: «Im Körper des Toten ist eine hohe Konzentration des Kugelfischgifts vorhanden!»

«Der Verdacht der Angehörigen hat sich bestätigt», erzählte ich dem völlig verblüfften SIO am Telefon.

Durch mikrobiologische und virologische Analysen sind wiederum Krankheitserreger nachzuweisen. Besonders wichtig ist das, wenn gerade eine Epidemie im Umlauf ist, die «Schweinegrippe» oder EHEC. Da stellen sich die Fragen: Wo kommt eine Infektion her? Welcher Erreger ist es, und wie breitet er sich aus? Da der menschliche Körper nach dem Tod grundsätzlich von Bakterien besiedelt wird, zum Beispiel aus dem Magen-Darm-Trakt, muss man allerdings die Ergebnisse mikrobiologischer Untersuchungen sehr zurückhaltend deuten.

Ein vierjähriges Mädchen kam ins Homburger Institut für Rechtsmedizin zur Obduktion.

«Ihre Eltern haben sie heute Morgen tot im Bett gefunden», berichtete der anwesende Polizeibeamte. «Sie soll in den letzten Tagen eine Grippe gehabt haben. Der Kinderarzt hat sie mehrfach gesehen und Paracetamol zur Fiebersenkung sowie ein Antibiotikum verschrieben.»

«Schweinegrippe?», fragte ich – es ging gerade eine Epidemie um.

«Wir vermuten es.»

Die Obduktion führten wir mit speziellen Schutzmasken durch. Die Lunge war voll mit Blut und Wasser. Unter dem Mikroskop sah man eine frische Lungenentzündung mit schweren Einblutungen in der ganzen Lunge. Durch die blutige Lungenentzündung war es zu einem Atemversagen gekommen.

Wir ließen das Blut des Kindes und etwas Lungengewebe auf alle Viren untersuchen, die Grippe und Lungenentzündungen verursachen können. Sowohl im Blut als auch in der Lunge wiesen Mikrobiologen dann den Erreger der sogenannten Schweinegrippe, das Influenza-Virus Typ H1N1, nach. Bei der mikrobiologischen Analyse fand man außerdem eine besonders aggressive Form von Staphylokokken – Bakterien, die in der Umwelt und auf Lebensmitteln vorkommen und schwere Infektionen verursachen können. Die Todesursache war also eine Lungenentzündung mit Staphylokokken, die sich entwickelt hatte, weil die Lunge durch die schwere Grippe vorgeschädigt und die Abwehr geschwächt war.

Die Mikrobiologen führten noch eine Resistenzbestimmung der Staphylokokken durch. Dabei wird geprüft, welche Antibiotika gegen den Erreger wirksam sind. Die Untersuchung ergab, dass das vom Kinderarzt verschriebene Antibiotikum nicht wirken konnte, weil die Bakterien unempfindlich gegen dieses Medikament geworden waren. Dem Arzt war kein Vorwurf zu machen. Das von ihm verschriebene Antibiotikum ist gegen die meisten Erreger einer solchen Lungenentzündung gut wirksam und wird auch zur Therapie bei Kindern empfohlen. Dass der Erreger in diesem Fall resistent war, konnte er nicht wissen.

Wenn man noch unsicher ist – die zweite Leichenöffnung

In meinem Büro in Leicester klingelte das Telefon.

«Hi, Liz!» Es war ein Strafverteidiger, den ich aus mehreren Gerichtsverhandlungen kannte. «Kannst du eine Zweitobduktion für mich machen?» Diese Zweitobduktionen für die Verteidigung sind in England häufig. Gibt es in einem Verfahren zehn Angeklagte, kann es vorkommen, dass nach der ersten polizeilichen Sektion zehn weitere durchgeführt werden. In Deutschland wird nur selten, in besonders strittigen Fällen, eine zweite Obduktion angeordnet. «Du müsstest dafür aber nach Cambridge fahren.»

Da wollte ich schon immer mal hin, ich sagte also zu. Zweitobduktionen gehen schnell, der erste Rechtsmediziner hat die ganze Arbeit ja schon gemacht.

Die Akte zu dem Fall lag noch am Nachmittag auf meinem Schreibtisch, sodass ich mich sogleich mit dem Fall vertraut machen konnte. Es handelte sich um den Tod eines jungen Mannes nach einer Schlägerei. Laut Zeugenaussagen war er von einem Betrunkenen mit Fausthieben und Stockschlägen gegen den Kopf traktiert worden, plötzlich reaktionslos zu Boden gefallen und nicht mehr erweckbar gewesen. Mein Vorobduzent hatte bei seiner Arbeit keine wegweisenden Befunde festgestellt. Er hatte zwar Proben für histologische Untersuchungen aufgehoben, aber das Gehirn nicht neuropathologisch untersuchen lassen – trotz der berichteten Kopfverletzungen. In seinem Gutachten kam er zu dem mir völlig unverständlichen Schluss, dass der junge Mann wahrscheinlich an den Folgen eines Karotissinus-Syndroms gestorben war. Dabei habe ihm einer der Täter wahrscheinlich kurz an den Hals gefasst oder ihn gegen diesen geschlagen, woraufhin es über Druckrezeptoren am Hals zu einem Reflextod gekommen sei. Der Gutachter hatte ausgeführt, dass schon ein kurzer, versehentlicher Druck ausreicht, um einen Menschen zu töten.

Dieser Mechanismus ist unter Fachleuten äußerst umstritten. Er wird immer wieder von Beschuldigten oder ihren Anwälten zur Entlastung angebracht. «Ich habe doch nur kurz gegen den Hals gefasst, und plötzlich war er tot.» Tatsächlich kann es bei älteren Menschen über einen solchen Reflexmechanismus zu Schwindel oder einer kurzen Bewusstlosigkeit kommen, wenn sie den Kopf heftig drehen oder einen zu engen Kragen tragen. Diesen Mechanismus als Todesursache bei einem jungen, gesunden Menschen anzunehmen, wenn man bei der Obduktion keine andere Todesursache findet, erschien mir niemals zulässig zu sein.

Am nächsten Tag fuhr ich nach Cambridge und obduzierte die

Leiche erneut. Mein Ergebnis war überhaupt nicht im Sinn des Verteidigers, da es den Angeklagten viel stärker belastete als das der ersten Obduktion: Der Tote hatte schwere äußere und innere Kopfverletzungen. Die neuropathologische Untersuchung bestätigte «head injury» als Todesursache. Verantwortlich waren Schläge gegen den Kopf, kein «kurzer, versehentlicher Griff an den Hals». Was hatte meinen Kollegen da geritten? Natürlich macht jeder Fehler, sicher habe ich auch schon etwas übersehen. Aber ein so eindeutiges Fehlurteil – dahinter musste man ja schon fast Absicht vermuten. Der Kollege kann sich doch vor Gericht nie wieder blicken lassen, dachte ich mehrfach, als ich nach der Obduktion in Cambridge auf Sightseeing ging.

Eigentlich halte ich nicht viel von Zweitobduktionen. In den seltensten Fällen ergeben sich weitere Erkenntnisse, weil mit der Zeit die Befunde immer weniger aussagekräftig sind. Der eben beschriebene Fall ist also eine Ausnahme. In Deutschland, wo bei Obduktionen das Vieraugenprinzip gilt, dürften solche krassen Fehleinschätzungen noch seltener sein.

Wenn allerdings statt eines Rechtsmediziners zuerst ein *clinical pathologist* obduziert, kann – das zeigen die folgenden Fälle – eine zweite Obduktion durch einen *forensic pathologist* sehr sinnvoll sein, denn die klinischen Pathologen kennen sich in der Klärung forensischer Fragen kaum aus.

Ich stand in Lincoln am Obduktionstisch, um einen Sechsundfünfzigjährigen zu obduzieren, der vorher von einem klinischen Pathologen untersucht worden war. «Er hatte einen Verkehrsunfall», berichtete der SIO. «Der hinter ihm fahrende Wagen ist auf ihn aufgefahren und hat ihn in den vor ihm stehenden hineingeschoben. Der Mann war sofort tot.»

Im Protokoll des klinischen Pathologen las ich: «Todesursache – dilatative Kardiomyopathie». «Wie kommt er denn darauf?», fragte ich und erklärte dem SIO: «Das ist eine angeborene Herzschwäche, die kann eine Obduktion gar nicht beweisen. Daran soll er nun rein zufällig zum Zeitpunkt des Verkehrsunfalls verstorben sein?»

«Auch die Angehörigen haben das nicht geglaubt», so der SIO, «deshalb haben sie bei uns Strafanzeige gestellt. Der Mann war niemals herzkrank gewesen.»

«Der Pathologe hat den Kopf und den Hals gar nicht untersucht», bemerkte ich und holte das nun nach. Ich fand eine Unterblutung der Kopfhaut an der Oberseite des behaarten Kopfes. Als ich die Halswirbelsäule inspizierte, zeigte sich, dass sie von unten in die Schädelhöhle hineingestaucht war und den Hirnstamm verletzt hatte. Mein Ergebnis, das ich dem SIO auch gleich mitteilte: «Die Todesursache ist eine Verletzung des Hirnstamms, ganz klar Folge des Unfalls. Hinweise für eine dilatative Kardiomyopathie sehe ich nicht. Das Herz sieht nur ein wenig erweitert aus, weil die Fäulnis schon eingesetzt hat.»

Ich erläuterte nun, wie die Verletzung zustande gekommen war. «Der Mann war groß, und schon während der Fahrt stieß er mit seinem Scheitel an das Dach an. Als das Fahrzeug zwischen den beiden anderen Pkws eingequetscht wurde, schob sich das Dach nach innen und drückte den Fahrer mit einer solchen Kraft von oben in den Sitz, dass die Halswirbelsäule von unten in den Schädel hineingedrückt wurde.»

«Dann wird seine Witwe Geld aus seiner Unfallversicherung erhalten», freute sich der SIO.

In einem anderen Fall untersuchte ich die Leiche eines siebzehnjährigen Engländers in Leicester nach. Die Angaben des SIO: «Er war mit Freunden in Griechenland, um seinen Schulabschluss zu feiern. Man fuhr in eine Disco. Die Türsteher wollten die Gruppe wohl nicht in dem Club haben. Im Streit wurden sie handgreiflich.

Alle Zeugen sagen übereinstimmend, dass nur die Türsteher und nicht die jungen Männer gewalttätig waren. Der Siebzehnjährige wurde schließlich von ihnen die Treppe zum Eingang hinuntergestoßen. Polizeibeamte sollen biertrinkend danebengestanden haben. Der Junge starb noch vor Ort, obwohl zuerst Passanten und dann ein Rettungsteam versucht hatten, ihn zu reanimieren.»

«Wie schrecklich!», rief ich aus.

In Griechenland war schon eine Obduktion durchgeführt worden. Der SIO überreichte mir eine Übersetzung des Protokolls. «Todesursache: Lungenödem», las ich vor, «natürlicher Tod.» Warum sollte ein gesunder Siebzehnjähriger plötzlich ein Lungenödem entwickeln, eine massive Überwässerung der Lunge, die sonst nur bei schweren inneren Erkrankungen oder auch bei Vergiftungen auftritt? Und zufällig genau nach einem schweren Sturz? Auch die Eltern des Jungen hatten sich nicht mit der Diagnose zufriedengegeben und Anzeige bei der Polizei erstattet.

Ich fand schwere Kopfverletzungen an mehreren Stellen, die der griechische Pathologe nicht beschrieben hatte. An vielen Stellen im Gehirn waren ausgedehnte Einblutungen zu sehen. Ich veranlasste daraufhin eine neuropathologische Untersuchung des Gehirns. Dabei bestätigte sich die Diagnose einer tödlichen Kopfverletzung, die man aufgrund der Zeugenaussagen klar als Folge des Treppensturzes werten musste. Ein Lungenödem fand sich nicht. Ob sich für die Türsteher in Griechenland aus diesem Fall weitere Konsequenzen ergeben haben, ist mir nicht bekannt.

Was wir weitergeben

Sehr gern habe ich in der Rechtsmedizin Obduktionskurse durchgeführt, bei denen die Medizinstudenten dieses Handwerk erlernen. Über ein Semester sind sie regelmäßig bei Obduktionen anwesend und führen sie nach und nach selbständig durch.

Zu einer Lehrsektion kommen wiederum medizinische Laien, die später mit der Untersuchung von Leichen zu tun haben werden, zum Beispiel angehende Polizeibeamte, Staatsanwälte oder Richter, und wir zeigen und erklären ihnen, was wir tun.

Die Teilnehmer dieser Kurse sind meist sehr interessiert und stellen viele gute Fragen. Juristen und Polizeibeamte denken manchmal völlig anders als Mediziner, weil sie andere Fragen im Kopf haben. Sie fragen etwa, wie schnell eine Verletzung zur Bewusstlosigkeit führt, ob man an einer Verletzung sehen kann, ob der Täter Rechts- oder Linkshänder war (leider geht das normalerweise nicht), warum die Todeszeitbestimmung so ungenau ist. Ich habe diese Veranstaltungen immer sehr gemocht. Es wurde viel diskutiert, und ich habe dabei viel darüber gelernt, welche Fragen den Ermittlern im Verfahren wichtig sind und worauf ich in meinen Gutachten Wert legen muss.

In seltenen Fällen ist es vorgekommen, dass einer der Teilnehmer die Eindrücke bei der Obduktion nicht verkraftet hat. Einige sind vor die Tür gegangen. Einmal ist ein junger Mann sogar zusammengebrochen. Ihm ist nichts passiert. Es war ihm schrecklich peinlich, und wenige Augenblicke später wollte er schon wieder zusehen. Solche Erlebnisse zeigen, dass Rechtsmediziner ein nicht alltäglicher Beruf ist und dass man sich, wenn man Außenstehenden davon erzählt, viel Sensibilität bewahren muss. Auch das habe ich bei den Lehrsektionen gelernt.

5
SPUR 541 –
DER GENETISCHE FINGERABDRUCK

23 Uhr. Meine erste Woche in der Homburger Rechtsmedizin war gerade zu Ende. Ich lag im Bett und reflektierte die neuen Eindrücke, als das Telefon klingelte. Ich musste mich sehr anstrengen, um den saarländischen Dialekt des Polizeibeamten zu verstehen. «Wir haben einen Tatort für Sie», ließ er mich wissen.

Zum Glück befand er sich um die Ecke zum Institut, in der einzigen Straße, die ich kannte. Langsam fuhr ich durch den Schneematsch den hügeligen Weg von zu Hause dorthin. Mehrere Polizeibusse standen vor dem Einfamilienhaus, und ich wurde freundlich begrüßt. Den Einsatzleiter kannte ich ebenfalls. «Hier hat die einundachtzigjährige Dame allein gewohnt», erklärte er mir. «Am Abend wurde sie von einer Freundin tot aufgefunden. Die Kollegen sind noch bei der Spurensicherung, Sie können leider noch nicht rein. Aber dafür kann ich Ihnen ausführlich erzählen, was ich schon weiß.» Ich erfuhr, dass die Verdächtigen Schrotthändler waren. Sie hatten am Tag zuvor Altwaren bei der alten Dame abgeholt und dabei gleich die Situation ausgelotet: wo Geld und Wertgegenstände versteckt waren, dass die Frau allein lebte. Am Abend, nachdem die Händler bei ihr gewesen waren, hatte sie nämlich eine Angehörige angerufen und darüber geklagt, wie unverschämt diese Männer gewesen seien, wie sie sich überall umgesehen und wie sie für das Abholen der Sachen noch Geld verlangt hätten, obwohl abgemacht war, dass es umsonst hätte geschehen sollen.

Zwei Uhr dreißig war es, als ich schließlich das Haus betreten durfte. Die alte Dame lag erdrosselt auf dem Boden im Wohnzimmer. Sie hatte schwere Verletzungen an Kopf und Hals, außerdem Abwehrverletzungen an Armen und Händen. Sämtliche Schränke und Schubladen im Haus waren durchwühlt. Was für eine abartige Tat, dachte ich. Niedriger geht es nicht.

Immerhin hatte sich die stundenlange Spurensicherung gelohnt. Insgesamt hatten die «SpuSi»-Beamten mehr als sechshundert Spuren gesichert, die alle auf DNA untersucht wurden. Die meisten waren nicht auszuwerten oder stammten vom Opfer. Spur 541 schließlich führte zum Erfolg: ein männliches DNA-Profil, das von einem Fingerabdruck an einem Schrankknauf stammte. Es stimmte mit dem Profil eines Beschuldigten überein. Man konnte errechnen, dass dieses Profil statistisch nur bei einem einzigen von einer Billion Menschen zu erwarten ist. Die Zuordnung der Spur zu dem Beschuldigten war somit eindeutig.

Nach späteren Ermittlungsergebnissen hatten die Täter weniger als 100 Euro erbeutet. Für so wenig Geld war die alte Dame überfallen, geschlagen und erdrosselt worden.

Die forensische Genetik, auch als forensische DNA-Analyse oder forensische Molekularbiologie bezeichnet, wurde in den achtziger Jahren von dem britischen Genetiker Sir Alec Jeffreys begründet und hat die Rechtsmedizin wie kaum eine andere Technik revolutioniert. Mit ihr konnten bereits zahlreiche Fälle noch nach Jahren oder gar Jahrzehnten gelöst werden, bei denen die Ermittlungen vorher ergebnislos verlaufen waren. So wurden seit Einführung der Methode in Deutschland einige hundert Morde und Tausende von Sexualverbrechen, Raub- und Einbruchstaten nachträglich aufgeklärt. Weil Mord bei uns nicht verjährt, werden weiterhin viele alte Fälle neu bearbeitet, in der Hoffnung, mit Hilfe der DNA-Analyse doch noch zu neuen Ergebnissen zu kommen. Im September 2011 konnte beispielsweise in Kiel ein Mann festgenommen werden, der schon 1979 eine Prostituierte getötet haben soll.

Jeffreys Verfahren basiert auf der Tatsache, dass jeder Mensch – mit Ausnahme eineiiger Zwillinge – einen einzigartigen genetischen Code besitzt, sich also jedes Individuum von allen anderen durch die Zusammensetzung seiner Erbsubstanz unterscheidet. In der Forensik ist deshalb jede Spur, die ein Täter am Tatort oder am Opfer hinterlässt und aus der sich DNA gewinnen lässt (Speichel, Sperma, Blut, Haare oder Hautschuppen), einem Menschen zuzuordnen. Auf diese Weise wird ein genetischer Fingerabdruck gewonnen, ein DNA-Profil. In vielen Fällen können Tatbeteiligte eindeutig identifiziert oder zu Unrecht Beschuldigte entlastet werden. So kann ein Täter beim Erwürgen eines Menschen mit bloßen Händen Hautschüppchen auf dem Hals seines Opfers hinterlassen. Man kann aber auch an einem Täter DNA-Spuren des Opfers finden, etwa Hautpartikel unter den Fingernägeln oder am Penis nach einer Vergewaltigung.

Ein weiteres Anwendungsgebiet der forensischen Molekularbiologie ist die Identifizierung unbekannter Toter (siehe S. 90 ff.). Man benötigt dazu die DNA der vermissten Person, die man mit dem Profil einer Leiche vergleichen kann. Auch wenn der Verdacht besteht, dass eine Blut- oder Urinprobe vertauscht worden ist, kann das durch eine DNA-Analyse aufgeklärt werden. Bei Vaterschaftstests wird das DNA-Profil des Kindes mit dem der Mutter und dem des fraglichen Vaters verglichen. So kann festgestellt werden, wer die leiblichen Eltern eines Kindes sind.

Aber was genau ist die DNA?

DNA, auf Deutsch DNS, ist eine Abkürzung für Desoxyribonukleinsäure – ein Doppelstrang, ähnlich einer Strickleiter, zusammengesetzt aus den vier Basen Adenin (A), Thymin (T), Guanin (G) und Cytosin (C), die sich in wechselnder Reihenfolge immer wiederholen. Die unterschiedliche Reihenfolge der Basen macht dabei die Individualität aus. Der Doppelstrang weist eine verwickelte dreidimensionale Struktur auf; lange Doppelstränge sind im Zellkern aufgeknäuelt zu sogenannten Chromosomen. Jede menschliche Zelle hat sechsundvierzig Chromosomen, die aus Milliarden von Basen bestehen. Die DNA einer einzigen menschlichen Zelle, die nur unter dem Mikroskop sichtbar ist, ist ungefähr ein Meter achtzig lang!

Bestimmte DNA-Abschnitte bilden die Gene, in denen die Erbinformationen eines Individuums gespeichert sind. Ein Gen besteht aus zehn Prozent codierender Sequenzen, in denen die Erbinformation verschlüsselt ist, und zu etwa 90 bis 95 Prozent aus nichtcodierenden Sequenzen, die dazwischenliegen und keine Erbinformation verschlüsseln. Alle Chromosomen eines Individuums bilden das Genom, also die Erbanlagen.

Die codierenden DNA-Sequenzen werden in individuelle Merkmale wie Augenfarbe, Krankheiten etc. übersetzt. Dafür interessiert sich die Humangenetik, die Wissenschaft über das Erbgut des Menschen. Sie befasst sich mit der Frage, welche genetischen Veränderungen es bei bestimmten Krankheiten gibt. Die Rechtsmedizin arbeitet dagegen mit den nichtcodierenden Sequenzen des Genoms. Wir untersuchen keine Merkmale, die im äußeren Erscheinungsbild eines Menschen erkennbar sind, stellen also nicht fest, welche Haarfarbe ein Täter hat oder ob er an einer bestimmten Krankheit leidet. Wir analysieren überwiegend sich wiederholende DNA-Sequenzen (auf Englisch: «short tandem repeats», abgekürzt STRs) in den nichtcodierenden Abschnitten bestimmter Gene.

Jeder Mensch hat STRs an den gleichen Stellen, aber jeder hat eine andere Anzahl davon. Das nutzen wir bei unserer Analyse aus. Mensch 1 kann in Gen X zum Beispiel acht solcher STRs haben, Mensch 2 zwanzig. Mensch 1 hat in Gen Y vier STRs, Mensch 2 sechzehn. Je mehr Gene man auf STRs untersucht, desto besser kann man auf diese Art Individuen auseinanderhalten. Die Anzahl der STRs in den analysierten Genen bezeichnet man als DNA-Profil einer Person. Man kann berechnen, wie häufig ein Profil in der Weltbevölkerung auftritt, und daraus wiederum, mit welcher Wahrscheinlichkeit eine spezielle Spur zu einem Individuum gehört. Meist reichen acht Gene, um einen Menschen eindeutig zu identifizieren. Heutzutage werden meist zur Sicherheit noch mehr untersucht.

Das Besondere an der DNA-Analyse ist, dass sie sogar bei mikroskopisch kleinen Spuren funktioniert. Es reichen einzelne Hautschuppen, geringste Speichelspuren an einer Zigaretten-kippe oder feinste Blutspritzer, um ein vollständiges DNA-Profil zu gewinnen. Das ist aufgrund der Polymerase-Ketten-Reaktion (PCR/Polymerase Chain Reaction) möglich. Mit dieser Methode kann man kleinste Mengen von DNA so lange vervielfältigen, bis ausreichend Material für die Analyse vorhanden ist.

Die forensische DNA-Analyse kann aber auch Nachteile haben und die Interpretation von Ergebnissen erheblich erschweren. So können kleinste Verunreinigungen der zu untersuchenden Spur, etwa durch die Hände des Untersuchers (Hautschuppen!), dazu führen, dass falsche Spuren gefunden und schlimmstenfalls Unschuldige verdächtigt werden – oder dass aufgrund von Mischspuren mit DNA-Profilen mehrerer Personen das Analyseergebnis nicht eindeutig auszuwerten ist.

2009 erregte der Fall des «Phantoms von Heilbronn» großes Aufsehen. An vierzig Tatorten sichergestellte Spuren enthielten DNA derselben Person. Jahrelang ermittelte die Polizei gegen eine vermutete Serientäterin. Schließlich stellte sich heraus, dass die Spur von einer Arbeiterin jener Firma war, die die Wattestäbchen verpackte. Sie stammte also nicht von den Tatorten, sondern von den Wattestäbchen, mit denen die Spurensicherung durchgeführt worden war.

Sauberes Arbeiten mit Handschuhen sowohl am Tatort als auch im Labor ist absolut unerlässlich, um Verunreinigungen der Proben zu vermeiden. Bei ihrer Deutung ist viel Erfahrung erforderlich, damit man nicht zu falschen Schlüssen gelangt. Bei der Spurensicherung ist darauf zu achten, wo genau eine Spur entnommen wird. Ein mir bekannt gewordener Mordfall wurde auf diese Art nach vielen Jahren gelöst. Das Opfer war die Gastgeberin, die eine Tasse nur gereicht hatte – sie hatte einzig am Griff der Tasse Spuren hinterlassen. Der mutmaßliche Täter war der Gast, der daraus getrunken hatte – seine DNA fand man am Rand der Tasse, dort, wo er getrunken hatte. Siebzehn Jahre lang lag die Tasse in der Asservatenkammer der Polizei, erst durch den genetischen Fingerabdruck nach Wiederaufnahme des Mordfalls konnte man ihn lösen.

Wenn DNA-Spuren an der Luft getrocknet sind, bleiben sie jahrzehntelang für die Analyse erhalten. Feuchte Spuren, etwa Blut oder Speichel, müssen darum sorgfältig getrocknet werden. Verpackt man sie einfach in ein luftdichtes Gefäß, wird die DNA zerstört.

Auch anderer Fallstricke muss man sich bewusst sein. Manche Täter legen absichtlich falsche Spuren, um den Verdacht auf jemand anders zu lenken. Nur weil die Spur eines Menschen an einem Tatort gefunden wird, ist längst nicht seine Täterschaft bewiesen! Außerdem gibt es in vielen Fällen berechtigte Spurenleger, das heißt Personen, deren DNA am Tatort oder an einem Gewaltopfer gefunden werden können, ohne dass sie mit der Tat im Zusammenhang stehen. Eltern hinterlassen etwa an ihren Kindern DNA-Spuren, beim Wickeln, bei Umarmungen, beim täglichen Kontakt. Partner tun dies ebenfalls. Auch erwünschte Besucher. Aus diesem Grund ist die DNA-Analyse oft wertlos, wenn der Beschuldigte ein berechtigter Spurenleger ist. Das trifft zu, wenn der Verdacht eines sexuellen Kindesmissbrauchs durch ein Elternteil besteht.

In besonderen Fällen kann die DNA-Analyse trotz optimaler Vermeidung von Vertauschen, Fallstricken und Kontamination verwirrende Ergebnisse liefern. Zum Beispiel kann ein Mensch nach einer erfolgreichen Knochenmarkstransplantation im Blut das DNA-Profil des Spenders aufweisen, in den übrigen Körperzellen, etwa seinem Speichel, jedoch sein eigenes Profil. Dieses Phänomen wird als genetischer Chimärismus bezeichnet: Ein einzelnes Individuum hat dann zwei verschiedene genetische Identitäten, zwei DNA-Profile.

Die DNA-Datenbank des BKA

1998 wurde im Bundeskriminalamt (BKA) eine DNA-Analysedatei (DND) eingerichtet. Darin sind DNA-Profile von Verurteilten gespeichert, aber auch welche von Menschen, die nur beschuldigt waren, sowie Profile aus Spurenmaterial von verschiedenen Tatorten. Die Rechtsgrundlage dieser DNA-Datenspeicherung wurde 2005 erheblich ausgeweitet, und seitdem dürfen DNA-Profile auch zu erkennungsdienstlichen Zwecken den Landeskriminalämtern zur Verfügung gestellt werden. Und bei Gefahr im Verzug dürfen Proben ohne Einwilligung der betreffenden Person von Staatsanwaltschaft oder Polizei angeordnet werden, sogar eine richterliche Genehmigung. Auch Reihenbestimmungen von DNA-Profilen sind unter bestimmten Voraussetzungen zulässig. Die Ergebnisse dürfen allerdings nicht so lange wie andere gespeichert werden. Bei nicht aufgeklärten schweren Straftaten wie Sexualverbrechen können Reihenabnahmen von DNA-Proben auf freiwilliger Basis durchgeführt werden. Die Speicherung der auf diese Weise erhobenen Daten bedarf allerdings der Anordnung durch einen Richter oder der Einwilligung des Betroffenen. Erst nach einer vorge-schriebenen Aufbewahrungsfrist von zehn Jahren (bei Jugend-lichen fünf Jahre) wird erneut geprüft, ob gespeicherte Daten be-richtigt oder gelöscht werden müssen.

Was diese Praxis betrifft, bin ich da zwiespältiger Meinung. So unverzichtbar die DNA-Analyse in der modernen Verbrechens-bekämpfung ist, so ist es doch immer wieder erstaunlich, wie leicht und manchmal vollkommen unkritisch über unser verfas-sungsmäßig garantiertes Recht auf «informationelle Selbstbe-stimmung» hinweggegangen wird. Bei der anwachsenden inter-nationalen Vernetzung und der permanent größer werdenden Menge gespeicherter Daten kann selbst bei verantwortungsvollem Umgang mit solchen Datenbanken die Einhaltung schutzrecht-licher Bestimmungen kaum garantiert werden. Es wird zuneh-mend schwieriger werden, nachzuvollziehen, wer Zugriff auf die gespeicherten Daten hat. Eine ständige datenschutzrechtliche Kontrolle wird angesichts des großen Aufwands kaum möglich sein. Bei schon jetzt vielen hunderttausend gespeicherten Daten-sätzen ist das unrealistisch – wie soll das erst funktionieren, wenn noch mehr hinzukommen? Wer soll das Löschen und Korrigieren leisten? Einzelpersonen mit Verfassungsklagen hatten gegen die Speicherung ihrer Daten vielfach Erfolg. Das bestätigt meine Zweifel.

Die Speicherung von DNA-Profilen ist nicht auf Kapitalverbre-chen beschränkt. Ob der Gewinn an Sicherheit, mit dem solche Maßnahmen stets begründet werden, tatsächlich so immens ist, dass er die Einbuße an informationeller Selbstbestimmung auf-wiegt, ist aus meiner Sicht mehr als fragwürdig.

6

ES GEHT AUCH
UM DIE LEBENDEN

Gerade stand ich mit einem Kollegen am Sektionstisch, als mich einer der Assistenten beim Diktieren der äußeren Leichenschau unterbrach. «Die Polizei hat eben angerufen», informierte er mich. «Du sollst ins Krankenhaus Altona fahren und eine verprügelte Frau untersuchen.»

«Wissen die, dass ich gerade obduziere?»

«Ja, du sollst zurückrufen, wenn du fertig bist.»

Das tat ich dann auch.

«Die Frau ist schwer verletzt», erzählte der Polizeibeamte am Telefon. «Am Anfang war sie bewusstlos. Ihr Mann hat sie geschlagen. Sie kann sich nicht an alles erinnern.»

Ich fuhr in das Krankenhaus im Westen Hamburgs und ließ mich zum Bett der geschundenen Frau auf der Intensivstation bringen. Sie war kaum zu erkennen. Ihr Gesicht war grün und blau, mit vielen Platzwunden versehen und stark angeschwollen.

«Mein Mann hat mich immer wieder gegen den Kopf getreten», berichtete sie, nur sehr mühsam die Worte ausstoßend. «Ich wollte mich von ihm trennen. Er muss mir aufgelauert haben.»

Sie hatte eine schwere Gehirnerschütterung, aber keine inneren Blutungen. Sie würde wieder ganz gesund werden.

Einige Monate später rief derselbe Polizeibeamte im Institut an. Ich konnte mich sofort an den Fall erinnern, als er von der schwerverletzten Frau erzählte. «Ihr ist noch etwas eingefallen», erklärte

171

er. «Der Mann hat ihr eine Pistole an den Kopf gehalten und abgedrückt.»

«Kann sie zu einer weiteren Untersuchung zu uns ins Institut kommen?», fragte ich.

«Ja, das würde sie gern.»

Ich begutachtete sie also noch einmal. Inzwischen waren die Kopfverletzungen verheilt, sie sah gut aus.

«Hier hat er die Pistole hingehalten», sagte sie und zeigte auf die linke Scheitelregion. Ich schob ihre Haare beiseite und sah eine knapp einen Zentimeter große, ringförmige Verfärbung, die wie eintätowiert aussah – Bestandteile der Ladung. Der Mann hatte ihr die Schusswaffe direkt an den Kopf gehalten und abgedrückt. Die Waffe war zum Glück nicht losgegangen, obwohl Munition in ihr enthalten war. Er wurde wegen versuchten Mordes verurteilt.

Die klinische Rechtsmedizin ist ein weniger bekanntes, dennoch äußerst bedeutsames Feld. Sie befasst sich mit der Untersuchung lebender Personen, meist überlebende Opfer, die einer Gewalttat ausgesetzt waren, es können aber auch Zeugen oder Beschuldigte in einem Strafverfahren sein. Sowohl bei den Gewaltopfern als auch den Tatverdächtigen dient das zum einen zur Spurensicherung – zum Beispiel dem Auffinden von Fasern oder der Sicherstellung von DNA –, zum anderen der Dokumentation und Interpretation des Verletzungsmusters. Wir fragen: Wie können die Verletzungen entstanden sein? Sind sie mit den Schilderungen von Zeugen und Beteiligten zum Tathergang vereinbar? Anders gesagt: Kann es so gewesen sein, wie die Zeugen behaupten? Daneben lässt sich mit rechtsmedizinischen Untersuchungen die Verhandlungsfähigkeit von Prozessbeteiligten in einem Gerichtsverfahren beurteilen.

Überfälle, Sexualverbrechen
und andere Gewalttaten

Gewalt gegen einen Menschen kann schwere gesundheitliche Folgen haben, die man in vieler Hinsicht mit einer chronischen Krankheit auf eine Stufe stellen kann. Opfer von Gewalt werden im Vergleich mit anderen Menschen öfter krank und sterben statistisch früher. Die unmittelbaren Folgen (bedingt etwa durch eine akute Lebensgefahr) spielen dabei eine Rolle, aber auch die langfristigen Auswirkungen der Gewalt auf die Gesundheit eines Menschen. Bleibende körperliche und geistige Behinderungen kommen besonders nach Schädel-Hirn-Verletzungen vor, außerdem können psychische Folgeschäden auf Dauer physische Auswirkungen haben: Depressionen, Ängste, Schlafstörungen, posttraumatische Belastungsstörungen* und psychosomatische Beschwerden**. Bekannt ist weiterhin, dass Gewaltopfer häufiger zu Alkohol- und Drogenmissbrauch neigen als andere.

Die Forensik nimmt bei Gewaltopfern eine Schlüsselrolle ein. Der Rechtsmediziner ist oft der erste Arzt, mit dem sie Kontakt haben, wenn sie nicht lebensgefährlich verletzt wurden und eine notärztliche Versorgung erfolgte. Neben einer strafrechtlichen Bedeutung als Gutachter hat der Rechtsmediziner die weitere medizinische Versorgung zu organisieren und gegebenenfalls die Ärzte zu beraten, die die Patienten weiterbehandeln. Ohne Partei

---

* Diese schwerwiegende psychische Erkrankung wird oft mit den Buchstaben PTBS abgekürzt. Sie ist in Deutschland ein Thema öffentlicher Diskussion im Zusammenhang mit dem Einsatz von Bundeswehrsoldaten im Krieg in Afghanistan geworden. Nicht nur Personen, die am eigenen Leib Gewalt erfahren haben, sondern auch Beobachter von solchen Ereignissen katastrophalen Ausmaßes können an PTBS leiden.

** Das sind körperliche Beschwerden wie Herz- oder Magenschmerzen, die durch eine psychische Belastung verursacht werden (etwa beruflicher Stress, Überforderung oder private Konflikte).

zu ergreifen, können wir mit Kontaktadressen von Anlaufstellen für eine psychische wie auch rechtliche Beratung weiterhelfen.

Ein Fall verfolgte mich besonders lange. Eines Samstagmorgens um halb drei Uhr rief mich der diensthabende Student an der Pforte des rechtsmedizinischen Instituts zu Hause an. «Kannst du sofort herkommen?», fragte er. «Die Polizei bringt einen Mann, der am Dienstag überfallen wurde. Sie sind schon unterwegs.»

«Wenn er schon am Dienstag überfallen wurde und bis heute warten konnte, dann wird es ja wohl nicht so eilig sein. Kann der Mann nicht etwas später am Tag zu uns gebracht werden?», maulte ich. «Warum muss das unbedingt mitten in der Nacht sein, wenn sowieso schon drei Tage vergangen sind?»

Selbstverständlich konnte der Student, der mich angerufen hatte, das nicht beantworten. Mürrisch und müde machte ich mich auf den Weg.

Als ich eine Dreiviertelstunde später im Institut eintraf, wartete der Herr schon im Foyer, zusammen mit seiner Frau und zwei Polizeibeamten. Ich erschrak bei seinem Anblick. Er war etwa fünfundsiebzig Jahre alt, zusammengekauert saß er auf einem Stuhl. Ihn und seine Frau bat ich ins Untersuchungszimmer.

«Was ist denn passiert?», fragte ich sanft. All mein Groll war verschwunden.

«Wir sind am Dienstag auf der Straße überfallen worden», antwortete die Frau unter Tränen. Ihr Mann blickte schweigend zu Boden. «Zwei Männer haben meinen Mann mit einer Eisenstange geschlagen. Getreten haben sie ihn auch, immer wieder. Dann haben sie sein Portemonnaie und meine Handtasche mitgenommen und sind weggerannt.» Sie schluchzte. Ich reichte ihr ein Taschentuch. «Aus Angst haben wir uns seit Dienstag nicht mehr aus dem Haus getraut», berichtete sie weiter. «Heute Abend hat mein Sohn uns zur Wache gebracht, und wir haben Anzeige erstattet. Wir wollen doch heute noch verreisen! Dann können wir das alles endlich hinter uns lassen.»

Ich hätte fast mitgeweint, so sehr berührte mich das Paar. Ich riss mich aber zusammen und fragte: «Sind Sie auch verletzt worden?»

«Nein, nur mein Mann.»

Ich legte dem älteren Herrn, der bis zu diesem Zeitpunkt nichts gesagt hatte, die Hand auf die Schulter. «Sind Sie einverstanden, wenn ich Sie untersuche und Ihre Verletzungen fotografiere?», fragte ich ihn. «Die Untersuchungsergebnisse werden dann der Polizeiakte beigelegt.»

Er nickte.

Seine Frau half ihm, den Pullover und das Hemd auszuziehen. Am ganzen Körper hatte er Prellmarken, manche so groß wie ein Fußball. Zum Glück war er rüstig und konnte alle Gelenke bewegen.

«Haben Sie Schmerzen beim Einatmen? Luftnot?», fragte ich. Mit dieser Frage wollte ich sichergehen, dass er sich keine Rippen gebrochen hatte. Er verneinte. «Dann können Sie auch in den Urlaub fahren», sagte ich lächelnd. Ich hatte ein furchtbar schlechtes Gewissen, weil ich vorher so verständnislos gewesen war. Zum Glück wussten die alten Leute das nicht. Seitdem habe ich immer sehr genau nachgefragt, bevor ich eine Untersuchung auf den nächsten Tag verschob. Und bei diesem Ehepaar hoffte ich, dass es auch tatsächlich alles vergessen würde.

Gewalt kann verschiedene Formen annehmen. Die Rechtsmedizin befasst sich vor allem mit körperlicher Gewalt, mit Schlägen, Tritten, Stich- und Schusswunden und mit sogenannten sexualisierten Taten wie Vergewaltigung oder Nötigung. Psychische Folgen dieser Taten werden für uns eher als begleitendes Phänomen wichtig. Jeder kann ein Opfer werden, unabhängig von der sozialen Lebenssituation. Kinder und Frauen sind aber besonders häufig betroffen. Auch mit Folteropfern haben wir Rechtsmediziner es zu tun, so bin ich Mitglied der International Forensic Expert Group on Torture, die sich aus Experten verschiedener Fachgebiete zusammensetzt und sich international gegen die Folter von Menschen engagiert.*

Opfer von Verkehrsunfällen gehören ebenfalls zu unseren Patienten. Anhand ihrer Verletzungen sollen wir möglichst genau den Unfall rekonstruieren. Da fragen wir: Von welcher Seite aus wurde angefahren? War Alkohol im Spiel? Wurde ein Fußgänger angefahren, überfahren, überrollt? Von wie vielen Fahrzeugen?

Zu einer Gewaltopferuntersuchung gehört als Erstes eine genaue Befragung – wenn das überhaupt möglich ist –, ähnlich wie bei einem Patienten das Arztgespräch. Wir wollen wissen, welche Form von Gewalt ausgeübt wurde, wer die Tat begangen hat, wo und wann das Ereignis stattfand. Dabei halten wir im Gegensatz zur Polizei keine Zeugenaussagen fest. Uns kommt es darauf an, zu klären, wie eine Verletzung entstanden ist und welche Spuren wir sichern müssen. Ergänzend erfragen wir von der Polizei Aussagen anderer Personen, zum Beispiel von Zeugen und Tatverdächtigen.

---

* Die International Forensic Expert Group on Torture wurde 2009 vom International Rehabilitation Council for Torture Victims (IRCT) und dem rechtsmedizinischen Institut der Universität Kopenhagen gegründet. Das IRCT ist eine weltweit operierende Organisation, der mehr als 140 unabhängige Unterorganisationen in mehr als siebzig Ländern angehören und die sich sowohl um die Versorgung der Opfer nach Folter kümmert als auch um die Prävention von Folter. Die Forensic Expert Group gibt offizielle Stellungnahmen zu den Wirkungen einzelner Foltermethoden heraus, hat eine Anleitung zur forensischen Untersuchung von Folteropfern publiziert und dokumentiert die Folgen von Folter in Form von Gutachten, die in Gerichtsverfahren verwendet werden.

Anschließend führen wir eine gründliche Spurensicherung durch, die sich am jeweiligen Fall orientiert. So sichern wir zum Beispiel Fingernägel, Abstriche für DNA-Untersuchungen, die Bekleidung. Das ist vor allem bei Sexualdelikten wichtig, weil sich daran entscheidende Spuren wie Sperma oder Speichel finden können. Bei Verkehrsdelikten geht es uns um Kontakt- oder Reifenspuren von einem Auto. Danach folgt die körperliche Untersuchung, wobei wir immer den gesamten Körper betrachten. Konzentriert man sich nur auf Verletzungen, die sofort ins Auge fallen, wie Stich- oder Schusswunden, kann man Abwehrspuren und andere wichtige Befunde schnell übersehen. Die Ergebnisse werden schriftlich und fotografisch dokumentiert, das ist wichtig für spätere Gerichtsverhandlungen.

Zum Schluss formulieren wir ein Gutachten, in dem wir unsere Befunde interpretieren. Dabei steht die Rekonstruktion der Tat oder eines Unfalls im Vordergrund: Wie sind die Verletzungen entstanden? Was können die Tatwerkzeuge gewesen sein? Gibt es Hinweise auf eine Beteiligung mehrerer Täter? Aus welcher Richtung wurden die Wunden beigebracht? Wie alt sind sie, sind sie vielleicht zu mehreren Zeitpunkten entstanden? Passen sie zu den Aussagen des mutmaßlichen Opfers oder anderer Zeugen? Oder ist vielleicht die Version des Beschuldigten die wahrscheinlichere?

Außerdem müssen wir klären, ob die Verletzungen des Opfers lebensgefährlich waren. Das kann bei Gericht den Unterschied zwischen einer Körperverletzung und einem versuchten Mord oder Totschlag ausmachen.

Zu Hause – Gewalt ganz nah

Besonders bewegt hat mich der Fall einer jungen türkischen Frau. Ihr Bruder, dem sie sich anvertraute, überredete sie, Anzeige gegen ihren Ehemann zu erstatten, der sie regelmäßig schlug. Die Geschwister kamen gemeinsam ins Hamburger Institut für Rechtsmedizin. Zuerst berichtete der junge Mann, seine Schwester nickte zu seinen Angaben. «Nicht nur ihr Mann wird tätlich gegen sie», erzählte er, «seine ganze Familie prügelt auf sie ein. Ihre Schwiegermutter schlägt sie immer wieder mit einem Nudelholz.»

«Darf ich Ihre Verletzungen einmal ansehen?», fragte ich die Frau.

Sie nickte.

«Soll Ihr Bruder draußen warten?»

«Nein», antwortete sie. «Er hat das alles schon gesehen.»

Als sie ihr Kopftuch abnahm und sich entkleidete, erschrak ich furchtbar. Büschelweise waren ihr die Haare herausgerissen worden, und sie hatte kaum noch ein Stück unversehrter Haut am Körper. Über und über war sie mit unterschiedlich alten Verletzungen bedeckt, auch an der Kopfhaut. Die Ohren waren durch die häufigen Verletzungen blumenkohlartig verwuchert. Das religiös begründete Verhüllungsgebot war dazu missbraucht worden, die ständigen Misshandlungen durch den Ehemann und seine Familie zu verdecken. Der Bruder, der ihr half, Anzeige zu erstatten und sich aus ihrer schlimmen Lage zu befreien, war sehr mutig. Leider weiß ich nicht, was aus ihnen geworden ist.

Die Dunkelziffer bei häuslicher Gewalt in Partnerschaften ist hoch, weil die misshandelten Partner sich aus Scham oder Angst oft jahrelang keinem anvertrauen. Mehr als 75 Prozent der Opfer sind Frauen, etwa ein Viertel Männer. Allerdings ist die Dunkelziffer bei Männern wahrscheinlich noch höher als bei Frauen, weil die Hemmung bei Männern sehr groß ist, ihre Misshandlung öffentlich zu machen, und sie sich noch seltener für eine Anzeige entscheiden als das «schwache Geschlecht».

Den wenigsten Opfern gelingt es, aus einer Partnerschaft auszubrechen, die von Gewalt geprägt ist. Oft ist der misshandelte

Partner von dem misshandelnden abhängig, sowohl psychisch als auch finanziell. Zudem werden gerade den Frauen, die aus einer solchen Beziehung ausbrechen wollen, häufig in Ahnung dieser Tatsache noch Schlimmeres angedroht – etwa, dass man sie töten wolle –, sodass sie es am Ende nicht wagen, aus ihrem Umfeld zu fliehen. Manche Täter nehmen ihren Opfern sogar Ausweise und das Handy weg, damit diese nicht entkommen oder Hilfe rufen können. Besonders schlimm ist das für Ausländerinnen, die nicht Deutsch können und deshalb extrem von ihrem Partner abhängig sind.

2002 wurde das sogenannte Wegweisungsgesetz eingeführt. Dadurch hat die Polizei die Möglichkeit bekommen, den misshandelnden Partner einer gemeinsamen Wohnung zu verweisen. Davor war es immer das Opfer, meist die Frau, die die Wohnung verlassen und zum Beispiel in einem Frauenhaus Zuflucht finden musste. Trotzdem lassen viele misshandelte Frauen ihren Partner gleich wieder in die Wohnung, wenn dieser es verlangt.

Das Beispiel eines Mannes, der von seiner Frau misshandelt wurde, ist mir besonders nahegegangen. Seit einem Unfall war er dauerhaft an einen Rollstuhl gefesselt. Beschämt blickte er zu Boden, als er mir erzählte: «Meine Frau demütigt mich. Sie schreit mich an, ich sei kein richtiger Mann, ein Schlappschwanz, ein Versager. Einmal hat sie mich mitsamt dem Rollstuhl die Treppe hinuntergestoßen, damals hatte ich mehrere Rippen gebrochen. Das ist aber schon lange her.»

«Und wo kommen diese Verletzungen her?», fragte ich, als ich ihn untersuchte und auf rundliche, etwas abgeschürfte Unterblutungen der Haut zeigte, die etwa einen Zentimeter groß waren.

«Sie tritt mich», erwiderte er. «Mit Pumps.»

Die Verletzungen bildeten die Abdrücke ihrer Schuhe ab, mit denen sie regelmäßig auf ihn eintrat.

«Haben Sie Anzeige erstattet?», fragte ich.

«Noch nicht. Ich wollte erst einmal ein Gutachten haben, falls ich es irgendwann doch machen will.»

«Viel Glück», sagte ich zum Abschied.

Er drückte meine Hand lange. «Vielen Dank», antwortete er leise.

Kindesmisshandlungen

Niemand kann mit Schlägen die
Erziehung eines Kindes erzwingen.
Walther von der Vogelweide

Ein eineinhalbjähriges Mädchen wurde mit schweren Verbrühungen der Beine in ein Luxemburger Kinderkrankenhaus eingeliefert. Die behandelnden Ärzte informierten die Polizei, weil sie eine Misshandlung vermuteten. Ich untersuchte das Kind nicht selbst, sondern bekam von der Polizei Fotografien der Verletzungen zugeschickt. Die Füße und Beine des Kindes waren bis zum oberen Drittel der Schienbeine strumpfförmig verbrüht. Dazu erhielt ich die Aussagen des tatverdächtigen Vaters aus dessen polizeilicher Vernehmung.

Darin hieß es: «Ich habe die Kleine in die Badewanne gesetzt und nicht gemerkt, dass das Wasser zu heiß war. Es dampfte auch nicht. Der Thermostat war immer auf 38 Grad Celsius eingestellt, weshalb ich es nicht weiter überprüft habe. Ich verließ das Bad, weil mein Sohn auf dem Flur geweint hat. Da fing plötzlich die Kleine an zu schreien. Ich habe sie sofort aus der Wanne geholt, die Verbrühungen unter kaltes Wasser gehalten und einen Krankenwagen gerufen.»

In meinem Gutachten kam ich zu dem Schluss, dass die Angaben des Vaters mit den Verletzungen nicht übereinstimmten. Die strumpfförmige Verteilung der Verbrühungen konnte nicht durch Sitzen im heißen Badewasser entstanden sein. Das hätte Verbrühungen bis hoch zum Gesäß verursacht. Eine Wassertemperatur von 38 Grad Celsius verursacht niemals solche Verbrühungen, selbst nicht nach vielen Stunden. Das Wasser muss heißer gewesen sein. Der Verdacht auf eine Kindesmisshandlung erhärtete sich. Der Vater wurde angeklagt.

Der betonte jedoch immer wieder, es sei ein Unfall gewesen. «Vielleicht hat die neue Reinemachefrau den Thermostaten auf eine höhere Temperatur eingestellt», mutmaßte er in einer weiteren Vernehmung. Daraufhin wurde die Reinemachefrau befragt. Ja, sie habe tatsächlich den Thermostaten auf die höchste Temperatur gedreht, um heißes Wasser zum Putzen zu haben, bestätigte sie.

Zusammen mit der Polizei und dem Angeklagten vereinbarte ich einen Termin in dessen Wohnung, um das Geschehen zu rekonstruieren. Dabei stellte sich heraus, dass der Beschuldigte nur Englisch sprach. Die Angabe, er habe das Kind in die Wanne gesetzt, stellte einen Übersetzungsfehler dar. Er hatte gesagt: «I put her in the tub», was bedeutet, ich «tat» sie in die Wanne. Tatsächlich hatte er das Mädchen in die Wanne gestellt, nicht gesetzt – im Englischen kann man beides mit put ausdrücken.

«Ich zeige Ihnen den Thermostaten», sagte er schließlich und führte uns in den Flur. Die Temperatur konnte man auf 80 Grad Celsius hochstellen. Wir taten das und ließen Wasser in das Bad einlaufen, auf jene Höhe, die der Angeklagte für den Vorfall angegeben hatte. Tatsächlich entwickelte sich dabei kein Dampf. Selbst als ich die Handfläche direkt über die Wasseroberfläche hielt, war nicht zu merken, wie heiß das Wasser war. Danach hielt ich ein Thermometer in das eingelaufene Wasser: 59 Grad Celsius (das Wasser kühlt beim Einlaufen in die Wanne ab). Der Angeklagte zeigte uns dann, wo sein Sohn im Flur stand, als er ihn beruhigen wollte. Die Stelle war nur etwa zwei Meter vom Bad entfernt.

«So kann es gewesen sein», erklärte ich der anwesenden Untersuchungsrichterin und den Polizeibeamten. «Die Reinemachefrau hat den Thermostaten auf 80 Grad Celsius hochgedreht. Der Vater stellte seine Tochter in die Wanne und merkte nicht, dass das Wasser zu heiß war. Dann wandte er sich seinem weinenden Sohn zu. Weil der Schmerz im Körper durch sogenannte langsame Nervenfasern geleitet wird, fing seine Tochter im Bad erst nach etwa zwei Sekunden an zu schreien. Der Vater lief zu ihr zurück und holte sie sofort aus dem Bad. Das Mädchen hatte erst weniger als zehn Sekunden im heißen Wasser gestanden, aber bei einer Wassertemperatur von 59 Grad Celsius reicht das aus, um schwere Verbrühungen zu verursachen. Die Angaben des Angeklagten sind schlüssig.»

Der erleichterte Vater begann zu weinen. Er bedankte sich überschwänglich. Auch seine Frau weinte. Sie hatte die ganze Zeit zu ihm gestanden, überzeugt, dass er die Tochter nicht misshandelt hatte. Er wurde freigesprochen.

Der Fall zeigt, wie wichtig es ist, jeden Verdachtsfall einer Kindesmisshandlung individuell und mit äußerster Vorsicht zu betrachten. Niemals dürfen wir voreingenommen sein, auch dann nicht, wenn es vermeintlich typische Hinweise auf eine Misshandlung gibt. Eine vorschnelle Verurteilung kann furchtbarste Folgen für die Beteiligten haben.

Kindesmisshandlung ist die Misshandlung oder Vernachlässigung eines Kindes oder Jugendlichen unter achtzehn Jahren durch einen Erwachsenen. Die meisten Fälle spielen sich in den Familien ab, weitere im engen Umfeld, zum Beispiel in Schulen oder Kindergärten. Täter sind meist die ständigen oder vorübergehenden Sorgeberechtigten. Viele von ihnen sind als Kind selbst missbraucht oder misshandelt worden.

2008 wurden in Deutschland mehr als 4000 Fälle von Kindesmisshandlung registriert. Die Dunkelziffer dürfte um ein Vielfaches höher liegen. Entdeckt werden in erster Linie die schweren Misshandlungen, wenn die Sorgeberechtigten gezwungen sind, mit dem Kind einen Arzt aufzusuchen. Diese Fälle sind aber nur die Spitze des Eisbergs. Viele rechtsmedizinische Institute bieten inzwischen einen sogenannten Konsiliardienst für Haus- und Kinderärzte an. Wenn die sich nicht sicher sind, ob bei einem Patienten eine Misshandlung vorliegt, können sie dort Rat einholen und das Kind rechtsmedizinisch untersuchen lassen.

Formen von Kindesmisshandlung sind sowohl körperliche als auch seelische Misshandlung und Vernachlässigung. Oft kommen sie kombiniert vor. Sexueller Kindesmissbrauch tritt allein oder in Verbindung mit ihnen auf.

All diese Fälle sind eine besondere Herausforderung für die an ihrer Aufklärung Beteiligten. Das Wohl des betroffenen Kindes muss absolut im Vordergrund stehen. Um das zu erreichen, ist eine enge Zusammenarbeit der Fachleute wichtig. Neben Rechtsmedizin und Ermittlungsbehörden (Polizei, Staatsanwaltschaft) sollten Hausärzte, Kinderärzte, Psychologen, Hebammen sowie staatliche Einrichtungen wie das Jugendamt daran beteiligt sein. Wenn die Eltern die misshandelnden Personen sind, was leider sehr häufig der Fall ist, sollte man versuchen, auch sie in das Erarbeiten von Lösungsansätzen einzubeziehen. Ihre Reaktionen sind vielfach nicht Folge von Gefühllosigkeit oder Sadismus, sondern Zeichen einer schweren Überforderung, deren sich die Eltern selbst schämen. Ein vorsichtiger Umgang mit ihnen, das Anbieten von Hilfe und Unterstützung sind deshalb oft viel mehr als die Bestrafung wichtige Schritte, um den Konflikt zu beenden.

Zunächst sollte man versuchen, einen Weg zu finden, damit das Kind in der Familie bleiben kann. Die Trennung von den Eltern kann nämlich eine zusätzliche schwere seelische Verletzung für ein Kind bedeuten, selbst wenn es von ihnen misshandelt wurde. Allerdings ist das nicht immer möglich, weil den Kindern Gefahr für Leib und Leben droht. Die Unterbringung in einer Pflegefamilie mit Besuchsregelungen hilft dabei, diese Probleme abzuwenden, ohne den Kontakt zu den Eltern vollständig zu unterbinden. Leider führen selbst ideal erscheinende Regelungen nicht immer zum Erfolg, auch wenn man sich noch so große Mühe gegeben hat.

Wie stellt ein Rechtsmediziner aber eine Kindesmisshandlung fest?

Es gibt einige Verletzungen, die dafür typisch sind. Je mehr sich davon finden lassen, desto eindeutiger kann die Diagnose gestellt werden. Verdächtige Verletzungen sind meist an sogenannten «sturzuntypischen Stellen» zu entdecken, also an solchen Körperstellen, die normalerweise nicht bei einem Sturz verletzt werden: am Rücken, am Gesäß, an den Rückseiten der Oberschenkel, im Genitalbereich, am Bauch, in der Mundschleimhaut. Schutzbehauptungen von Beschuldigten, dass die Verletzungen beim Spielen entstanden sind, können so häufig schon entkräftet werden. Sturztypische, also eher unverdächtige Läsionen sind solche an Schienbeinen, Knien oder an der Stirn. Verletzungen, die die Form eines Gegenstands abbilden, sind fast immer ein Hinweis auf eine Misshandlung: Gürtelschnallen, Doppelstriemen nach Stockschlägen, Abdrücke der Hand nach heftigen Ohrfeigen oder gewaltsamem Anpacken.

Verbrühungen sind verdächtig, besonders, wenn sie strumpfförmig an den Füßen und Unterschenkeln lokalisiert sind und so für ein Eintauchen des Kindes mit den Füßen in heißes Wasser sprechen. Auch Verbrühungen auf der Rückseite des Körpers sprechen fast immer für eine Misshandlung: Sie entstehen durch ein Übergießen mit heißer Flüssigkeit. Oft wird behauptet, ein Kind habe einen Wasserkocher zu sich heruntergezogen und sich auf diese Weise selbst verbrüht. Dabei ist aber die Vorderseite, nicht die Rückseite des Körpers betroffen.

Findet man Verletzungen unterschiedlichen Alters, ist das ein Warnzeichen. Leider sind Kindesmisshandlungen meist Wiederholungstaten. Wer einmal sein Kind geschlagen hat, neigt dazu, es wieder zu tun. Ein Nebeneinander von gelben, blauen und grünen Flecken oder Knochenbrüche in verschiedenen Heilungsstadien sind solche Zeichen. Oft gehen die Eltern sehr spät mit ihrem Kind zum Arzt, häufig gar nicht, sodass sich in manchen Fällen schlecht verheilte Knochenbrüche finden lassen, die nie medizinisch versorgt wurden.

Fast immer besteht ein großes Missverhältnis zwischen dem, was als Unfall behauptet wird, und der schweren Verletzung. Meist wird als Ursache ein unwichtiges Alltagsereignis angegeben. Es wird etwa behauptet, das Kind sei «ganz leicht mit dem Kopf gegen den Türrahmen gestoßen». Manchmal wird gar keine Erklärung angeboten, nur eine Formulierung wie: «Auf einmal wurde sie ganz ruhig.» Bei Säuglingen ist vor allem der Sturz von der Wickelkommode ein häufiger Versuch, sich aus der Verantwortung herauszureden. Dabei zeigen alle bisherigen Studien, dass bei einem derartigen Sturz nur in Ausnahmefällen schwere oder gar lebensgefährliche Verletzungen die Folge sind.

Allgemein gilt der Grundsatz, dass ein Kind sich bei einem kleinen Unfall in der Regel nicht schwer verletzen kann. Wenn schon jeder kleine Anstoß Schlimmstes bewirken würde, müssten die Friedhöfe voll sein von Kindern, die von der Wickelkommode gefallen, auf dem Spielplatz gestürzt sind oder sich irgendwo den Kopf gestoßen haben. Zum Glück ist das nicht der Fall.

Neben einer körperlichen Misshandlung müssen Rechtsmediziner und behandelnde Ärzte bei Kindern auch eine Vernachlässigung erkennen. Dazu gehören vor allem Untergewicht und ein verzögertes Wachstum, das heißt, das Kind ist für sein Alter zu klein. Ein stumpfes, glanzloses Aussehen der Haare kann ein Hinweis einer Mangelernährung sein, auch Hautausschläge oder ein schlechter Pflegezustand mit Pilzinfektionen sind möglichweise entsprechende Zeichen.

Unbedingt muss man sich davor hüten, aus einem scheinbar krankhaften psychischen Befund den Verdacht einer Misshandlung herzuleiten. Der Rechtsmediziner kennt ja das betroffene Kind nicht. Ein auffälliges Verhalten während der ungewohnten Untersuchung ist nie ein Beweis für eine Misshandlung!

Eine Sonderform der Kindesmisshandlung ist das sogenannte Münchhausen-Syndrom «by-proxy». Beim Münchhausen-Syndrom stellen sich erwachsene Patienten einem Arzt vor und machen falsche Angaben über schwerste Krankheitszeichen, um durch eine Aufnahme in die Klinik und umfangreiche Therapien (bis hin zu wiederholten Operationen) Aufmerksamkeit und Anerkennung zu erlangen. Bei der Störung Münchhausen-Syndrom «by-proxy» werden die Symptome nicht von der Person bei sich selbst, sondern stellvertretend beim Kind vorgetäuscht. Dazu wird ihm ein körperlicher Schaden zugefügt. Am häufigsten kommen Vergiftungen oder ein Beinahe-Ersticken mit einem Kissen vor. Das Kind wird dann mit Symptomen wie Atemnot, Bewusstlosigkeit, Durchfall oder Erbrechen in eine Klinik gebracht. Das Münchhausen-Syndrom «by-proxy» ist sehr schwer zu erkennen, weil der Arzt nicht dabei ist, wenn dem Kind Gewalt zugefügt wird. Findet man trotz aufwendiger und umfangreicher Untersuchungen keine organische Krankheit, die die Symptome erklärt, ist das ein weiterer Hinweis, genauso wie ein Verschwinden der Beschwerden nach der Trennung von der Kontaktperson und wiederholte Vorstellungen des Kindes beim Arzt mit unerklärlichen Krankheitsbildern.

Einen seltenen Fall von mutmaßlicher Kindesmisshandlung mit erfreulichem Ausgang berichtete mir ein Kollege aus der Hamburger Rechtsmedizin. Er rief mich in sein Büro. «Sieh dir mal dieses Bild an», sagte er und zeigte mir das Foto eines Säuglings mit blau verfärbtem Kopf. «Was hältst du davon?»

«Sieht wie eine riesengroße Unterblutung der Kopfhaut aus», antwortete ich. «Aber komisch – es ist die ganze Kopfhaut betroffen. Wie soll das passiert sein?»

«Hab ich auch zuerst gedacht, also das mit der Unterblutung. Aber schau mal, was jetzt passiert.» Er zeigte mir weitere Bilder. «Das ist das Kind, und zwar nach einer Ultraschalluntersuchung des Kopfes», fügte er beim letzten Bild lächelnd hinzu. Das Blau war zerlaufen, fast verschwunden.

«Woher stammt denn die Farbe?», fragte ich.

«Von seiner neuen blauen Mütze», erklärte er.

Ich freute mich. «Endlich mal eine gute Nachricht …»

Der Misshandlungsverdacht hatte sich nicht bestätigt.

Beim sexuellen Kindesmissbrauch ergeben sich andere Probleme. Wird eine erwachsene Person sexuell missbraucht und erstattet Anzeige, wird sie meist innerhalb weniger Stunden ärztlich untersucht. Bei sexuell missbrauchten Kindern ist das anders. Oft werden diese Fälle erst nach Jahren oder gar Jahrzehnten bekannt. Eine Spurensicherung oder Begutachtung von Verletzungen ist nach so langer Zeit nicht mehr möglich, darum kann der Missbrauch selten direkt bewiesen werden. Zudem kommt es in den meisten Fällen sexuellen Kindesmissbrauchs nicht zur vollendeten Vergewaltigung mit analen oder genitalen Verletzungen. Nur in solchen Fällen sind noch nach langer Zeit körperliche Folgen erkennbar, wie Verletzungen des Jungfernhäutchens oder eine Infektion mit sexuell übertragbaren Krankheiten. Viel häufiger missbrauchen die Täter Kinder durch sexuelles Berühren und andere Handlungen, die überhaupt keine beweisenden Spuren hinterlassen. Leider.

Es war Wochenende, und ich wollte gerade meine neue Umgebung im Saarland mit dem Fahrrad erkunden, als das Telefon klingelte. Ein saarländischer Kinderarzt an der Uniklinik in Homburg war am Apparat und sagte: «Hier liegt ein siebenjähriger Junge mit Verdacht auf sexuellen Missbrauch. Können Sie ihn untersuchen?» Ich fuhr sofort hin.

Die Eltern des Jungen waren bei ihm. Sie wirkten sehr verstört. «Mein Name ist Türk, ich bin die Rechtsmedizinerin», stellte ich mich vor. Beide gaben mir die Hand. «Sind Sie damit einverstanden, dass ich Ihren Sohn untersuche?»

«Ja, das möchten wir unbedingt», antwortete die Mutter, «wir wissen ja gar nicht, was eigentlich passiert ist.»

Ich begrüßte nun den Jungen. Er war sehr verschüchtert und sprach nicht mit mir.

«Was können Sie mir denn erzählen?», wollte ich von den Eltern wissen.

Die Mutter weinte, während der Vater seinen Sohn an der Hand hielt. «Mein Mann war bei der Arbeit», begann sie schließlich, «er ist eben erst hier in der Klinik angekommen. Unser Sohn ist heute erst ganz spät aus der Schule gekommen und sofort in seinem Zimmer verschwunden. Das passt gar nicht zu ihm, sonst erzählt er immer gern, was in der Schule passiert ist. Am Nachmittag hat er mich gerufen, als er auf der Toilette war. Er hat geweint und über starke Schmerzen im Analbereich geklagt. Da habe ich dann die Verletzung gesehen. Er wollte mir nicht erzählen, was los ist. Ich habe ihn sofort ins Krankenhaus gefahren.»

Inzwischen war auch eine Kinderärztin ins Krankenzimmer eingetreten, die den Patienten kannte und mir bei der Dokumentation helfen wollte.

«Jetzt bekommst du gleich ein bisschen was zum Schlafen», erklärte sie dem Jungen, «und wir sehen uns deine Wunden an, du kriegst gar nichts mit. Deine Eltern bleiben bei dir.»

Mit dem Einverständnis der Eltern und des Jungen gab sie ihm ein leichtes Schlaf- und starke Schmerzmittel. Er sollte nicht weiter traumatisiert werden.

Die Mutter hielt ihn im Arm, während ich ihn untersuchte. Am Anus war eine schwerste Verletzung zu sehen. Das Gewebe war unterblutet und an mehreren Stellen tief eingerissen, sodass der Schließmuskel in der Tiefe der Verletzung zu sehen war. Ich entnahm Abstriche für DNA-Analysen.

«Mögen Sie kurz mit mir vor die Tür kommen?», fragte ich die Eltern.

Wir gingen hinaus.

«Das ist eine schwere Verletzung», erklärte ich. «So etwas kann bei einer Penetration entstehen, bei einem sexuellen Missbrauch. Es tut mir sehr leid. Haben Sie einen Verdacht, wer so etwas getan haben könnte?»

Sie verneinten.

«Einen Lehrer kann ich mir nicht vorstellen», sagte die Mutter. «Vielleicht ältere Mitschüler?»

«Oder auch fremde Täter auf dem Schulweg», ergänzte ich. «Ich rate Ihnen auf jeden Fall, die Polizei einzuschalten und Anzeige gegen unbekannt zu erstatten. Die Verletzung ist ganz frisch. Die Chancen, noch Spuren zu finden, sind ziemlich groß.»

«Ja, das wollen wir machen», sagten sie.

Ob inzwischen ein Täter gefunden ist, weiß ich nicht. Der Junge musste operiert werden und wird möglicherweise für den Rest seines Lebens stuhlinkontinent bleiben. Ich muss noch oft an ihn denken.

Besonders schlimm ist es, wenn bei einer Trennung mit Streitigkeiten um das Sorgerecht von einem Partner falsche Anschuldigungen wegen sexuellen Kindesmissbrauchs vorgebracht werden. Leider passiert das nicht so selten – auf die Kinder wird dabei keine Rücksicht genommen. Oft ist es die Mutter, die den Vater anschuldigt.

Eine Mutter kam mit ihren drei Töchtern – vier, fünf und sieben Jahre alt – zur Untersuchung ins Hamburger Institut für Rechtsmedizin. «Alle Mädchen sind von frühester Kindheit an immer wieder von ihrem Vater vergewaltigt worden», erzählte sie erstaunlich emotionslos. Die Töchter saßen daneben und nickten. Dabei sahen sie zu Boden.

«Wie sah das genau aus?», fragte ich die Mutter.

«Er ist zu ihnen ins Zimmer gegangen und hat sie gefickt», erhielt ich zur Antwort.

«Erzähl du doch mal», forderte sie dann ihre älteste Tochter auf.

«Er hat uns alle gefickt. Ich habe gesehen, wie er meine Schwestern gefickt hat», erklärte die Siebenjährige.

Die anderen Mädchen sagten genau das Gleiche.

«Könnte ich mal mit Ihnen allein reden?», fragte ich die Mutter.

Wir traten vor die Tür.

Ich kam gleich zum Punkt. «Es klingt angelernt, was die Kinder da erzählen. Dass es so war, glaube ich nicht. Wollen Sie wirklich, dass Ihre Kinder das wieder und wieder bei der Polizei aussagen müssen, auch vor Gericht, in aller Öffentlichkeit? Wollen Sie ihnen das wirklich antun?»

«Er hat sie aber gefickt», gab sie nur zurück.

Zum Glück gab es einen schriftlichen Befund von einer kindergynäkologischen Untersuchung. Die Mädchen mussten also nicht noch einmal begutachtet werden. Laut diesem Befund war bei allen das Jungfernhäutchen intakt. Das ist nach mehrfacher vollendeter Vergewaltigung durch einen erwachsenen Mann so gut wie unmöglich.

Ich schrieb ein kurzes Gutachten, in dem ich die Schilderung bezweifelte, und regte ein psychologisches Gutachten zur Prüfung der Glaubwürdigkeit der Kinder an. Der Psychologe, der hiermit beauftragt wurde, schätzte die Aussagen – nicht anders als ich –

als unglaubwürdig ein. Schließlich stellte sich heraus, dass der angebliche sexuelle Missbrauch durch den Vater von der Mutter erfunden worden war, um sich Vorteile im Sorgerechtsstreit zu verschaffen. Das Sorgerecht erhielt der Vater, die Mutter wurde wegen Vortäuschung einer Straftat angeklagt.

Eine Besonderheit bei der Untersuchung von Kindern ist, dass der Rechtsmediziner in aller Regel selbst keine ausführliche Befragung durchführt. Kinder haben eine lebhafte Phantasie, und ihre Geschichte kann sich mit jedem Erzählen ändern, sodass nach einiger Zeit kein authentischer Bericht mehr festgehalten werden kann. Außerdem versuchen Kinder ihre Misshandler oft zu beschützen, besonders wenn es die Eltern sind. Für die Befragung von Kindern sind deshalb sehr viel Erfahrung und der Aufbau von Vertrauen erforderlich. Aus diesen Gründen wird das speziell geschulten Polizeibeamten oder Psychologen überlassen.

Erhärtet sich durch die rechtsmedizinische Untersuchung der Verdacht auf eine Kindesmisshandlung, folgen Fragen, wie es nun weitergehen soll: Muss man das Jugendamt informieren, sofort Strafanzeige stellen, das Kind aus der Familie nehmen? In vielen Fällen ist es eine gute Idee, das Kind erst einmal im Krankenhaus stationär aufzunehmen. Dadurch kann man etwas Zeit für die Entscheidung gewinnen, während das Kind in Sicherheit ist. In leichteren Fällen sind auch Auflagen an die Eltern möglich, wie etwa eine wöchentliche Vorstellung des Kindes beim Hausarzt. Kommen die Eltern diesen Auflagen nicht nach, wäre der nächste mögliche Schritt, das Jugendamt einzuschalten. Die Strafanzeige betrachten wir immer als das letzte Mittel, wenn wir gar keine andere Möglichkeit sehen. So ein Fall wäre gegeben, wenn Eltern im Krankenhaus aggressiv auftreten und unter Gewalt androhen, ihr Kind wieder mit nach Hause zu nehmen, obwohl es medizinische Hilfe braucht. Auch bei lebensgefährlichen Verletzungen schalten wir meist die Polizei ein. Dabei muss man immer daran denken, dass zu Hause möglicherweise noch Geschwisterkinder in Gefahr sind.

Mir ist es so ergangen wie vielen Kollegen: Fälle von Kindesmisshandlung sind besonders schlimm, und sie sind mir oft besonders nahegegangen. Manchmal ist es mir schwergefallen, meine Traurigkeit und auch Wut darüber zurückzuhalten, dass jemand einem wehrlosen Kind so Schlimmes antun kann. Aus dem Beruf muss man solche Gefühle heraushalten. Es hilft keinem, erst recht nicht der Gerechtigkeit, wenn man als Gutachter Partei ergreift – nicht einmal für ein Kind.

«Pille danach» und HIV-Prophylaxe – Sexualverbrechen

Eine junge Drogensüchtige wurde von zwei Kripobeamten in die Gynäkologie des Uniklinikums Hamburg gebracht. Wie üblich sollte ich sie zusammen mit einer Gynäkologin untersuchen.

«Was ist denn passiert?», fragte ich die Drogensüchtige.

«Mein Ex hat mich vergewaltigt», antwortete sie. «Bei mir in der Wohnung. Ich hab ihn reingelassen, er hatte Shore* dabei.»

«Wann war das genau?»

«So vor vier Stunden.»

«Hatten Sie die Drogen genommen?»

«Nein, er wollte erst Sex. Als ich nicht mitmachte, hat er mich geschlagen, zu Boden geworfen, mir die Hose heruntergerissen und mich vergewaltigt.»

«Hat er ein Kondom benutzt?»

Sie lachte laut auf. «Sind Sie naiv! Nein, hat er nicht. Und die Pille nehm ich auch nicht, keine Kohle. Scheiße, vielleicht bin ich jetzt schwanger.»

---

* Szenebezeichnung für Straßenheroin.

«Wir können Ihnen die ‹Pille danach› verschreiben», sagte die Gynäkologin und holte ein Rezept aus einer Schublade. Während sie es ausfüllte, fragte ich weiter.

«Ist er auch drogenabhängig?»

«Ja. Er ist auch HIV-positiv, das weiß ich.»

Wir verschrieben ihr zusätzlich eine HIV-Prophylaxe.

«Bitte nehmen Sie mit diesen Medikamenten unbedingt die ‹Pille danach› ein», riet ich. «Die HIV-Prophylaxe ist für ein ungeborenes Kind gefährlich und kann es schwer schädigen.» Sie nickte.

Ich hatte noch weitere Fragen. «Hat er Sie irgendwo verletzt? Haben Sie Schmerzen?»

«Nee, glaube nicht, ich hab keine Schmerzen, hab mir aber auch 'nen Schuss gesetzt.»

«Haben Sie inzwischen geduscht? Tragen Sie noch dieselbe Kleidung?»

«Ich hab nicht geduscht. Die Kleidung haben die Bullen schon.»

Gemeinsam mit der Gynäkologin untersuchte ich die Frau. Sie hatte Kratzspuren am Gesäß, wahrscheinlich vom Herunterreißen der Hose. Sonst wies sie keine Verletzungen auf. Die Gynäkologin sicherte Abstriche für DNA-Untersuchungen, und ich nahm noch Blut für die Untersuchung auf Hepatitis und HIV ab.

«Das müssen Sie in sechs Wochen wiederholen und dann noch einmal in sechs Monaten», sagte ich. «Jetzt kann man noch keine Infektion nachweisen, wir können nur feststellen, ob Sie jetzt noch negativ sind. Und unbedingt die ‹Pille danach› und die HIV-Prophylaxe nehmen! Nicht vergessen. Alles Gute.» Im Stillen dachte ich: Hoffentlich bekommt sie das hin.

Einige Monate später rief sie verzweifelt bei mir im Institut an. «Ich bin nun doch wieder mit meinem Ex zusammen», schluchzte sie. «Wir hatten entschieden, dass ich die ‹Pille danach› nicht einnehme. Wir wollten das Kind.»

«Sie sind schwanger von der Vergewaltigung?», fragte ich.

Sie schwieg.

«Und die HIV-Prophylaxe?»

«Die habe ich genommen, aber nicht zu Ende», sagte sie leise, «dem Kind sollte doch nichts passieren.» Sie fragte, was das jetzt bedeute.

Ich seufzte. «Ich weiß es nicht mit Sicherheit», erklärte ich wahrheitsgemäß, «dafür habe ich zu wenig Erfahrung mit den Medikamenten. Aber es kann gut sein, dass das Kind durch sie geschädigt ist und Sie sich trotzdem mit HIV angesteckt haben, weil Sie die Prophylaxe nicht zu Ende genommen haben.» Ich gab ihr die Nummer des Instituts für Infektionsmedizin durch, wo man über diese Medikamente besser Bescheid wusste. «Alles Gute», wiederholte ich. Wie schrecklich, dachte ich, einfach nur schrecklich. Was für ein trostloser Start ins Leben für dieses Kind.

Vergewaltigung, sexuelle Nötigung und andere sexuelle Gewalt bezeichnen wir als «sexualisierte Gewalt», denn nicht jede sexuell ausgelebte Gewalt hat auch ein sexuelles Motiv. Ein häufiges Motiv für sexuelle Misshandlungen ist die Demonstration von Macht durch Demütigung und Erniedrigung des Opfers. Sadistische Neigungen, bei denen der Täter eine Befriedigung empfindet, wenn er seine Opfer quält, werden oft sexuell ausgelebt. Am häufigsten werden in der Rechtsmedizin Frauen als Opfer sexualisierter Gewalt vorgestellt, in Einzelfällen Männer (über Kinder habe ich ja schon berichtet).

Bei ihrer Untersuchung ist die Vorgeschichte besonders wichtig. Auch wenn es schmerzhaft ist, sind erinnerte Details unverzichtbar: Wann hat sich die Tat ereignet? Wer war der Täter, oder waren es mehrere? War es eine vaginale, orale, anale Vergewaltigung oder kombiniert? Wurde ein Kondom verwendet? Kam es zum Samenerguss, wenn ja, wohin? Nimmt das Opfer die Pille, ist es schwanger, wann war die letzte Regelblutung? Wurde zusätzliche Gewalt angewendet, gab es Schläge, Tritte, Fesselungen, Bisse? Hat sich das Opfer nach der Tat gewaschen und umgezogen? Hat es Alkohol oder Drogen konsumiert? War es dadurch wehrlos? Gibt es Hinweise auf K.-o.-Mittel? Erinnerungslücken? Eine Bewusstlosigkeit? Bestehen Impfungen gegen Hepatitis B und Tetanus?

Mit Hilfe dieser Fragen ist es möglich, das weitere Vorgehen zu planen: Wo müssen wir Abstriche entnehmen? Müssen wir Blut und Urin sichern? Müssen wir impfen, die «Pille danach» oder eine HIV-Prophylaxe verschreiben? Müssen Kleider und Gegenstände am Tatort gesichert werden?

Außerdem dienen die Fragen dazu, Verletzungen einzuordnen. Einige sind für eine Vergewaltigung typisch: Blutunterlaufungen an den Innenseiten der Oberschenkel durch gewaltsames Auseinanderpressen der Beine, Schürfungen durch Herunterreißen der Kleidung, Griff-, Biss- und Fesselungsspuren. Das Opfer kann äußerlich aber auch vollkommen unverletzt sein, wenn es durch einen körperlich überlegenen oder bewaffneten Täter bedroht wurde. Deshalb bedeutet das Fehlen von Verletzungen nie automatisch, dass die Vergewaltigung nicht stattgefunden hat. Sie ist nur schwerer zu beweisen, gerade wenn der Täter behauptet, der Geschlechtsverkehr sei einvernehmlich gewesen. Ist der Tatverdächtige gefasst, darf man ihm auch gegen seinen Willen Blut abnehmen und es auf Hepatitis und HIV testen.

Die Frage, ob eine HIV-Prophylaxe angebracht ist, kann man nicht immer einfach beantworten, wie das folgende Beispiel zeigt.

Ich konnte nicht fassen, was mir ein Kripobeamter des LKA* 42 am Telefon erzählte. «Wir haben hier eine Hundertjährige, die vergewaltigt wurde.»

---

* Landeskriminalamt.

«Was? Wirklich? Wie geht es ihr? Wer macht denn so was, das ist ja abartig!» Ich konnte es nicht fassen. Als ich in der Gynäkologie eintraf, um mit einer Kollegin gemeinsam die Patientin zu untersuchen, saß diese schon im Behandlungszimmer, etwas unruhig, aber offenbar wohlauf. Ich stellte mich vor und fragte, was passiert sei.

«Ich lebe noch allein», begann sie. Die Gynäkologin und ich tauschten einen bewundernden Blick aus. «Ich ging aus meiner Wohnung, dann auf die Straße, es war schon dunkel. Da überfiel mich ein Unbekannter. Er schob mich zurück ins Haus. Er zog mich die Kellertreppe hinunter und verging sich an mir. Sie müssen mir Medikamente gegen Aids geben.» Sie atmete schwer.

«Darüber sprechen wir nach der Untersuchung», sagte ich und versuchte sie zu beruhigen. «Leider muss ich Ihnen vorher ein paar Fragen stellen. Ich weiß, dass das schwer für Sie ist. Haben Sie sich schon gewaschen? Tragen Sie noch dieselbe Kleidung?»

«Eine Nachbarin hat etwas gehört und gleich die Polizei gerufen. Ich konnte mich nicht mehr umziehen», antwortete sie beschämt.

«Das ist gut», sagte ich freundlich. «Wenn Sie sich nachher umziehen, waschen Sie die Sachen bitte nicht, sondern überlassen Sie sie der Polizei. Hat er Sie verletzt?»

«Nein, glaube ich nicht. Mein Rücken tut weh.»

«Dürfen wir Sie denn einmal komplett untersuchen, auch frauenärztlich?», fragte die Gynäkologin.

«Ja, dürfen Sie. Und Medikamente gegen Aids brauche ich auch.»

Zum Glück konnten wir keine schweren Verletzungen feststellen. Als die alte Frau sich wieder angezogen hatte, verlangte sie erneut eine HIV-Prophylaxe.

«Das sind Medikamente mit schweren Nebenwirkungen, die können in Ihrem Alter sehr gefährlich sein», erklärte ich ihr.

«Das ist mir egal. Ich will nicht mit gewissen Leuten in einen Topf geworfen werden.»

«Meinen Sie Leute mit einer HIV-Infektion?», fragte ich nach.

«Ja. Das kriegen doch nur gewisse Leute.»

Darüber wollte ich nun mit der hundertjährigen Patientin nicht diskutieren. Aber etwas anderes konnte ich ihr erläutern. «Die Inkubationszeit der Krankheit ist sehr lang. Das heißt, es dauert zehn Jahre oder länger, bis sie ausbricht.»

«Ja, und?», fragte sie. Sie hatte wohl noch nicht verstanden.

«In zehn Jahren wären Sie einhundertzehn», sagte ich vorsichtig.

«Ach so», meinte sie, «da lebe ich wahrscheinlich gar nicht mehr.»

Ich nickte. «Deshalb sind die Medikamente für Sie viel gefährlicher als die HIV-Erkrankung. Die kann Ihnen nichts mehr anhaben.»

«Na gut, dann brauche ich das wohl nicht», gab sie sich schließlich zufrieden.

Die Gynäkologin und ich tauschten noch ein Schmunzeln. Dann brachte ich die alte Dame nach draußen zum Polizeiwagen. Ob man den Täter gefasst hat, habe ich nie erfahren.

Die gemeinsame Beurteilung eines Opfers durch einen Rechtsmediziner und einen Gynäkologen spart für das Opfer viel Zeit und mehrere belastende Untersuchungen – alles wird in einem einzigen Durchgang «erledigt». Anhand dessen, was ich in manchen Gerichtsverhandlungen erlebt habe, kann ich allerdings gut verstehen, dass viele Opfer nach einer Vergewaltigung trotzdem nicht zur Polizei gehen.

Gemeinsam mit dem diensthabenden Gynäkologen sollte ich eine Frau ansehen, die Beamte des LKA 42 zur Untersuchung gebracht hatten. Vorher war sie schon in der Notaufnahme versorgt worden – sie hatte Platzwunden und Schürfungen am Kopf, mehrere Zähne fehlten. Aus dem Bericht der Kollegen ging außerdem hervor, dass eine Rippe gebrochen war.

Die Frau erzählte uns, was geschehen war. «Ich habe am Abend noch einen Spaziergang gemacht. Da sah ich einen Radfahrer, der gerade betrunken vom Rad gefallen war. Ich lief hin und half ihm auf. Da griff er mich plötzlich an! Er hat mich geschlagen und getreten.» Sie fing an zu weinen. Der Gynäkologe reichte ihr ein Taschentuch. «Er schlug und trat mir gegen Kopf und Körper», fuhr sie fort, «ich blutete und habe mehrere Zähne verloren. Dann hat er mir die Hose heruntergerissen.» Wieder musste sie unterbrechen. Sie schnäuzte sich ausgiebig. «Ich habe ihm gesagt, ich habe gerade meine Periode. Ich habe gedacht, dann vergewaltigt er mich vielleicht nicht.» Er hatte es aber doch getan.

Die Verletzungen dokumentierte ich genau – auch jene, die der Gynäkologe feststellte. Als die Frau mit den Polizeibeamten wieder abgefahren war, fragte mich der Kollege: «Wird einem nicht ganz schlecht, wenn man als Frau so was hört?»

«Schlecht nicht direkt», antwortete ich, «aber was für eine gemeine Tat!»

Einige Monate später sah ich die Frau im Gerichtssaal wieder. In der öffentlichen Verhandlung musste sie die Tat noch einmal im Detail erzählen. Das ist ein unverzichtbarer Bestandteil der Beweisaufnahme, für das Opfer aber eine Qual, zumal bei öffentlichen Verhandlungen Wildfremde im Zuhörerraum teilnehmen können.

Der Angeklagte sah die Frau unbeteiligt an, als sie den Tatablauf in allen Einzelheiten schilderte, nur gelegentlich unterbrochen von Fragen des vorsitzenden Richters. Als der Rechtsanwalt des Angeklagten an der Reihe war, der Frau Fragen zu stellen, sagte er zu ihr: «Wenn eine Frau vorgibt, sie hat ihre Periode, meint sie damit, sie würde zwar gern, kann aber nicht.»

«Was?!», rief die Frau aufgebracht. «Ich würde zwar gern?»

Der Vorsitzende unterbrach. «Beruhigen Sie sich», sagte er sanft zu der Frau. «Herr Verteidiger, nehmen Sie sich bitte etwas zurück, ja?»

Der Verteidiger fuhr fort: «Woher wissen Sie überhaupt, dass mein Mandant Sie überfallen hat? Er sagt, Sie wären voller Angst vor Ihrem Ehemann geflüchtet. Vielleicht war der das ja auch?»

Im Publikum sprang der Ehemann der Frau auf.

«Bitte setzen Sie sich», bat der Vorsitzende. «Das Blut der Frau klebte aber an der Kleidung Ihres Mandanten», fuhr er, zum Verteidiger gewandt, fort, «und an seinen Händen.»

«Weil sie sich aus Furcht vor ihrem Ehemann hilfesuchend an ihn geklammert hat», antwortete der.

«Das wird jetzt etwas abenteuerlich. Bitte bleiben Sie sachlich», ermahnte der Vorsitzende.

Die Frau wirkte verzweifelt. «Mein Ehemann war zu Hause. Er hat mich zur Polizei gefahren. Der Angeklagte hat mich vergewaltigt», sagte sie resigniert.

Das Gericht folgte der Version des Verteidigers nicht. Der Angeklagte wurde verurteilt.

Vor Gericht als Lügnerin dargestellt und selbst wie eine Täterin behandelt zu werden, kostet Kraft und dürfte viele Frauen von einer Anzeigeerstattung abhalten. Trotz dieser großen Schwierigkeiten möchte ich alle, die Opfer eines Sexualdelikts geworden sind, ermutigen, sich bei der Polizei zu melden oder sich zumindest direkt nach der Tat rechtsmedizinisch untersuchen zu lassen. Ich verstehe gut, dass man dem ersten Impuls folgen will, schnell nach Hause zu kommen und sich zu reinigen. Danach ist aber eine Spurensicherung meist unmöglich oder sinnlos, weil Haut-, Haar-, Sperma- und Speichelspuren durch das Waschen verlorengehen. Die Chance, dem Täter seine Tat zu beweisen, wird dadurch viel geringer. Auch die medizinische Versorgung sollte so schnell wie möglich erfolgen. Impfungen, HIV-Prophylaxe und die «Pille danach» sind bereits nach einem bis drei Tagen nicht mehr einsetzbar, weil sie nach dieser Zeit wirkungslos wären. In vielen Instituten ist eine rechtsmedizinische und gynäkologische Untersuchung selbst ohne vorherige Anzeige bei der Polizei möglich. Wenn man sich später doch noch zu einer Anzeige entscheiden möchte, ist Material für DNA-Tests und Untersuchungen auf K.-o.-Mittel gesichert, und alle Verletzungen sind dokumentiert. Das hilft später in der Gerichtsverhandlung.

Die Ärzte werden ohne Einverständnis der betroffenen Person nicht die Polizei benachrichtigen. Findet die Untersuchung im Auftrag des Opfers statt, unterliegen wir der ärztlichen Schweigepflicht. Man kann sich also noch lange überlegen, ob man Anzeige erstatten möchte – Gutachten und Spurenmaterial werden im rechtsmedizinischen Institut aufgehoben.

Wehrlosigkeit und Erinnerungslücke – K.-o.-Tropfen

Eine neunzehnjährige Frau kam mit Beamten des LKA 42 zur rechtsmedizinischen und gynäkologischen Untersuchung. Sie trug einen sehr kurzen Minirock und hohe Schuhe, auf denen sie kaum laufen konnte. Ihre Schminke war verwaschen, sie weinte. Wir gaben ihr eine Decke und fragten sie, was passiert sei.

«Ich hatte sie im Internet kennengelernt», sagte sie etwas lallend, «ich bin so ein Idiot!»

«Ganz langsam, Schritt für Schritt», bat ich, «erzählen Sie es mir von vorn, der Reihe nach.»

Sie nickte. «Ich habe mich gestern Abend mit ihnen getroffen. Es waren fünf Jungs. Ich kannte sie aus dem Internet, sie wirkten so lustig. Wir wollten eine Mitternachtsparty machen und haben uns an der S-Bahn-Haltestelle N. getroffen.» Es war eine einsame und etwas berüchtigte Gegend in Hamburgs Süden. Die Gynäkologin schlug die Hand vors Gesicht. Ich hoffte, dass die junge Frau das nicht bemerkt hatte. «Wir sind dann in eine Kleingartenparzelle gegangen.»

«In dem Outfit? Mensch, Mädel», entfuhr es der Gynäkologin. Ich sah sie strafend an. wieso?

Die junge Frau erzählte weiter: «Sie hatten Wodka dabei. In der Parzelle stand noch Bier, das haben wir auch getrunken. Ich hatte aber nur ein Glas Wodka Tonic und ein Bier, mehr kann es nicht gewesen sein. Dann weiß ich erst mal nichts mehr. Als ich aufwachte, vergewaltigte mich gerade einer der Männer. Ich wehrte mich und schrie: ‹Nein, nein!›, aber er hat nicht aufgehört. Die anderen haben gelacht. Einer von ihnen hat mich dann auch noch vergewaltigt, die anderen haben mich festgehalten. Ob die noch was anderes mit mir gemacht haben, weiß ich nicht mehr. Dann sind sie abgehauen.» Sie weinte. «Ich glaube, die müssen mir was ins Getränk getan haben. Ich hab doch kaum was getrunken. Und jetzt weiß ich auf einmal nichts mehr.»

Wir nahmen ihr Blut und eine Urinprobe ab. Die Untersuchung ergab einen Alkoholwert von 3,2 Promille. K.-o.-Mittel haben wir nicht gefunden. Die Frau hatte auf jeden Fall mehr als nur zwei alkoholische Getränke zu sich genommen, und 3,2 Promille konnten die Erinnerungslücke gut erklären. Selbstverständlich gab das keinem Mann das Recht, sich an der Frau zu vergehen. Trotzdem macht es einen Unterschied, ob die Gruppe eine solche Tat nach einem gemeinsamen Alkoholexzess mit dem Opfer begeht oder ob die Männer schon vor dem Treffen die Vergewaltigung planten, K.-o.-Mittel besorgten, diese zum Treffen mitbrachten und der Frau dort heimlich ins Getränk mischten, um sie wehrlos zu machen.

Vor allem bei Eigentumsdelikten wie Diebstahl und Raub und bei Sexualdelikten wie Vergewaltigung werden von den Tätern manchmal Drogen oder Medikamente eingesetzt, die ein Opfer wehrlos machen und es so den Tätern erleichtern, das Verbrechen zu begehen. Man spricht deshalb auch von «drug facilitated crimes» («durch Drogen erleichterte Verbrechen») oder speziell «drug facilitated sexual assault» («durch Drogen erleichterter sexueller Übergriff»). Für die Substanzen, die bei solchen Verbrechen eingesetzt werden, hat sich in der Umgangssprache der Begriff «K.-o.-Tropfen» durchgesetzt; manchmal werden sie im Zusammenhang mit Sexualdelikten als «Date-rape-Drogen»* bezeichnet. Die Substanzen werden den Opfern in der Regel heimlich unter Speisen oder häufiger in Getränke gemischt. Bei Sexualdelikten spielt oft zusätzlich der Alkohol eine Rolle.

Die Bezeichnung «K.-o.-Tropfen» ist eigentlich ungenau, da sie den Eindruck erweckt, es gäbe nur eine einzige Substanz, die in flüssiger Form, zur Verabreichung als «Tropfen», erhältlich ist. Die Wirklichkeit ist, wie fast immer, deutlich komplizierter.

Eine unüberschaubar große Anzahl von Substanzen, darunter legale Medikamente und illegale Drogen, kann als K.-o.-Mittel benutzt werden. All diese Substanzen haben gemeinsam, dass sie auf das Gehirn wirken, meist dämpfend («Beruhigungsmittel») oder narkotisierend. Oft bewirken diese Mittel außerdem eine Erinnerungslücke für die Ereignisse nach der Einnahme (antegrade Amnesie), sodass sich die Opfer nicht an die Verbrechen erinnern können. Diese Erinnerungslücken kommen selbst dann vor, wenn das Opfer während der Tat nicht bewusstlos war. Das macht den Einsatz von K.-o.-Mitteln für Täter zusätzlich attraktiv. Wenn sich das Opfer aufgrund solcher Substanzen nicht wehren kann, hat es meist hinterher keine Verletzungen. Behauptet der Täter also

---

* Englisch *rape* = Vergewaltigung.

nachher, der Geschlechtsverkehr sei einvernehmlich erfolgt, finden wir bei der Untersuchung keine Verletzungen, die das Gegenteil beweisen.

Neben Wirkungen wie Verwirrtheit, Bewusstseinsstörungen oder Erinnerungsverlust, aus Sicht der Täter die erwünschten, zeigen K.-o.-Mittel weitere Effekte. Solche «Nebenwirkungen» können zum Beispiel Schwindel, Zittern, Übelkeit, ein schnellerer oder ein langsamerer Herzschlag und eine Erweiterung oder Verengung der Pupillen sein. Weil diese Reaktionen von Substanz zu Substanz unterschiedlich sind, können sie uns helfen, das eingesetzte Mittel zu identifizieren.

Über die Vielzahl von Medikamenten und Drogen, die sich als K.-o.-Mittel eignen, könnte man ein eigenes Buch schreiben. Ich will nur kurz einige wichtige nennen.

Benzodiazepine sind eine große Gruppe von Medikamenten, die in der Medizin als Schlaf- und Beruhigungsmittel, zur Angstlösung und zur Behandlung epileptischer Anfälle gebraucht werden. Am bekanntesten ist das Flunitrazepam (zum Beispiel Rohypnol®); andere sind das Diazepam (zum Beispiel Valium®) und das Lorazepam (zum Beispiel Tavor®). Benzodiazepine wirken dämpfend auf das Gehirn und können in entsprechend hoher Dosis einschläfern oder sogar bewusstlos machen. Zusätzlich verursachen sie besonders in Kombination mit Alkohol oft eine Erinnerungslücke. Flunitrazepam wurde früher in Form farb- und geschmackloser Tabletten hergestellt. Nachdem es jedoch viel als «Date-rape-Droge» missbraucht worden war, hat der Hersteller die Zusammensetzung geändert. Die Tabletten haben seitdem eine bläuliche Farbe und einen etwas bitteren Geschmack, sodass sie zum Beispiel in Getränken mehr auffallen. Im Ausland ist die alte Form jedoch noch erhältlich.

Gamma-Hydroxybuttersäure (GHB) kommt natürlicherweise im

Nervensystem des Menschen vor und wird in der Anästhesie und Intensivmedizin verwendet. Auch als Partydroge findet sie seit langem Verwendung und wird auf dem Schwarzmarkt unter Namen wie «Liquid Ecstasy», «Liquid X» oder «Fantasy» gehandelt. In niedriger Dosierung ähnelt der Effekt der Wirkung von Alkohol: Euphorie, Enthemmung, aber auch motorische Störungen wie Lallen und Torkeln. In höheren Dosen verursacht GHB Schläfrigkeit bis hin zu einem tiefen, narkoseähnlichen Schlaf. In Kombination mit Alkohol oder anderen Drogen können Atemstillstand und lebensgefährliche Herzrhythmusstörungen auftreten. Auch nach dem Konsum von GHB treten häufig Erinnerungslücken auf. GHB ist geruchlos und schmeckt etwas salzig, was aber in Getränken mit einem starken Eigengeschmack nicht auffällt. Der Umgang mit GHB – mit Ausnahme des Eigenkonsums – ist inzwischen nach dem Betäubungsmittelgesetz illegal.

Auch Beruhigungsmittel, die in Apotheken ohne Rezept zu haben sind, werden als K.-o.-Mittel verwendet, so etwa Präparate, in denen sich der Wirkstoff Doxylamin findet.

Ketamin ist ein verschreibungspflichtiges Narkose- und Schmerzmittel, das Halluzinationen und Erinnerungslücken hervorrufen kann. Es wird sowohl als Partydroge («K», «Special K», «Kitty», «Kate», «Fiction») als auch als K.-o.-Substanz missbraucht.

Illegale Drogen werden ebenso wie Medikamente ohne Wissen des Opfers eingesetzt, um einen sexuellen Kontakt zu erleichtern. Sie werden nicht als klassische K.-o.-Mittel verwendet, die ihr Opfer schlaftrunken und wehrlos machen. Vielmehr wird die stimulierende Wirkung von Partydrogen wie *Kokain, Amphetamin* («Speed») oder MDMA und ähnliche Substanzen (Ecstasy, XTC) ausgenutzt. Unter ihrem enthemmenden Einfluss, oft in Verbindung mit Alkohol, stimmen manche sexuellen Praktiken zu, zu denen sie im nüchternen Zustand niemals bereit wären.

Auch Industriestoffe finden als K.-o.-Mittel Verwendung. Ein Problem ist, dass sie nicht im Betäubungsmittelgesetz für illegal erklärt werden können, weil sie in der Industrie unverzichtbar sind. Beispiel ist das *Gamma-Butyrolacton* (GBL), das etwa bei der Herstellung von Reinigungsmitteln und Nagellackentferner gebraucht wird. Es ist eine farb- und fast geruchlose Flüssigkeit. GBL dient auch als Ausgangsstoff für die Herstellung von GHB. Als Partydroge und K.-o.-Mittel wird es vor allem seit dem Verbot von GHB benutzt.

Um den Einsatz von K.-o.-Substanzen bei der Aufklärung von Verbrechen eindeutig zu beweisen, müssen wir sie im Körper des Opfers identifizieren. Das geht nur durch chemisch-toxikologische Analysen in einem Speziallabor und ist selbst bei konkretem Verdacht nicht immer einfach. Nicht alle Mittel sind in Routineuntersuchungen zu entdecken. Man muss also genau wissen, wonach man sucht.

Der Rechtsmediziner stellt beim Opfer Blut und Urin für diese Labortests sicher, manchmal auch Körperhaare. Und damit es die forensischen Toxikologen bei ihrer gezielten Suche nach der eingesetzten Substanz leichter haben, ist die Befragung sehr genau: Wie viel Alkohol wurde getrunken? Wurden zusätzlich willentlich Medikamente oder Drogen eingenommen? Wann setzt die Erinnerungslücke ein, welchen Zeitraum umfasst sie in etwa? Wie ging es nach dem Erwachen, war das Opfer sofort wieder ganz «klar», wie es zum Beispiel nach dem Genuss von GHB häufig der Fall ist, oder gab es eine länger dauernde «Nebelphase», die zum Beispiel auf Benzodiazepine und Alkohol hinweist? Welche Symptome hat das Opfer bemerkt – Schläfrigkeit, Schwindel, Herzrasen?

Im Blut sind die Substanzen am kürzesten nachweisbar. Das liegt daran, dass der Körper unmittelbar nach der Einnahme damit beginnt, sie abzubauen und auszuscheiden. Das, was bei diesem Abbau entsteht, nennt man Stoffwechselprodukte. Ihr Nachweis kann dazu beitragen, zu rekonstruieren, wann und wie viel von einer Substanz konsumiert wurde.

Viele Stoffe scheidet der Körper über die Nieren aus, das heißt, sie tauchen nach einer bestimmten Zeit im Urin auf. Der Nachweis funktioniert deshalb meist mehrere Tage länger als die Bestimmung aus dem Blut.

Manche Drogen und Medikamente lagern sich in Haare ein. Je nach Haarlänge können sie dort noch nach Jahren entdeckt werden. Die Untersuchung eignet sich vor allem, um eine wiederholte und langfristige Einnahme nachzuvollziehen. Speziallabors können für manche Substanzen sogar einen einzigen Konsum belegen. Deshalb kann diese Methode für die Entdeckung von K.-o.-Mitteln interessant sein, vor allem dann, wenn sie sich im Blut und im Urin nicht mehr finden lassen, weil ein Opfer erst Wochen oder Monate nach der Tat Anzeige erstattet hat.

Natürlich bedeutet das Auffinden einer K.-o.-Substanz nicht automatisch, dass sie vom Täter absichtlich eingesetzt wurde oder dass das Opfer die Substanz unwissentlich geschluckt hat. Gerade Partygänger nehmen häufig freiwillig verschiedene Substanzen ein, darunter auch mögliche K.-o.-Mittel (zum Beispiel Liquid Ecstasy, Ketamin), um das Partyerleben zu steigern. Deshalb sollten, wenn möglich, neben Blut und Urin des Opfers auch Reste von Nahrung oder Getränken auf die entsprechenden Substanzen untersucht werden.

Zahlenmäßig spielt der Einsatz von K.-o.-Mitteln bei Sexualdelikten eine viel geringere Rolle, als die manchmal reißerischen Berichte in den Medien vermuten lassen. Größeren Studien zufolge beträgt der Anteil bei Sexualdelikten weniger als drei Prozent. Dagegen spielt als bedeutendste Substanz der freiwillig konsumierte Alkohol mit bis zu 80 Prozent der Fälle die wichtigste Rolle. Die

Opfer, die sich für ihren großen Alkoholgenuss schämen, untertreiben dann oft und äußern den Verdacht, dass K.-o.-Tropfen mit im Spiel gewesen sein könnten. «Ich hatte nur ein kleines Glas Sekt getrunken, stand aber völlig neben mir.»

Der Schrei nach Aufmerksamkeit – Selbstverletzungen

Immer wieder verletzen Menschen sich selbst und behaupten später, sie seien angegriffen worden. Zum Beispiel wurden ab den neunziger Jahren vermehrt Fälle von angeblich rechtsextremen Übergriffen bekannt, bei denen die vermeintlichen Opfer angaben, man habe ihnen Hakenkreuze in die Haut geritzt. Das sorgte zunächst für große Empörung in der Öffentlichkeit. So hatte ein im Rollstuhl sitzendes Mädchen 1994 angegeben, Neonazis hätten ihm ein Hakenkreuz in die Wange geritzt. Etwa 10 000 Menschen demonstrierten daraufhin gegen rechtsextreme Gewalt.

In unserem Institut für Rechtsmedizin in Hamburg wurde einmal ein vermeintliches Opfer rechtsextremer Gewalt zur Untersuchung gebracht, bei dem das Hakenkreuz falsch herum in die Wange geritzt war. Am Ende kam heraus, dass es sich die Verletzung vor dem Spiegel selbst beigebracht hatte. Und nicht nur bei ihm: Bei allen behaupteten Hakenkreuz-Ritzungen wurde später entweder durch rechtsmedizinische Gutachten oder durch Geständnisse der vermeintlichen Opfer die Selbstbeibringung erkannt. Auch Vergewaltigungen werden leider häufig vorgetäuscht. Dieses Thema ist durch spektakuläre Prozesse wie etwa den Kachelmann-Prozess wieder stärker ins Licht der Öffentlichkeit gerückt.*

---

* Vgl. zum Beispiel «Zwei blaue Flecke und ein Nullbefund», in: *Die Zeit*, 26. Februar 2011

Häufiges Motiv für Selbstverletzungen ist die Suche nach Aufmerksamkeit und Anerkennung. Ich habe den Betroffenen in solchen Fällen immer klar gesagt, dass ich ihre Geschichte nicht glaube. Dennoch habe ich versucht, einfühlsam auf sie zuzugehen. Nie habe ich sie verurteilt. Ich erklärte ihnen, dass sie sich selbst strafbar machen und eine Geld- oder sogar eine Gefängnisstrafe für das «Vortäuschen einer Straftat» riskieren würden, wie ein solcher Sachverhalt im Gesetzestext heißt. Viele reagierten darauf erleichtert, gaben alles zu und nahmen Hilfsangebote dankbar an. Andere blieben bei ihrer Version des Geschehens.

Manchmal werden auch Unschuldige konkret beschuldigt. Einmal habe ich erlebt, wie ein Fall sogar vor Gericht ging, weil sich selbst die Rechtsmedizinerin anhand der Verletzungen hatte täuschen lassen. Das vermeintliche Opfer war eine vierundvierzigjährige Frau. Sie hatte Strafanzeige gegen ihren Mann gestellt. Er habe sie mit einem Gürtel auf den Rücken geschlagen, dazu habe sie mit nacktem Oberkörper über den Rand der Badewanne lehnen müssen. Meine Kollegin stellte bei der Untersuchung der Mittvierzigerin Unterblutungen fest, die wie ein Gürtel mit einer Schnalle geformt waren. In ihrem Gutachten kam sie zu der Einschätzung, dass die Verletzungen wahrscheinlich von einer anderen Person verursacht worden seien. Das begründete sie unter anderem damit, dass die Verletzungen alle auf dem Rücken zu finden waren. Erst vor Gericht gab das vermeintliche Opfer zu, sich die Geschichte ausgedacht und sich selbst mit dem Gürtel auf den Rücken geschlagen zu haben. Die Anordnung der Unterblutungen am Rücken bestätigten die Version: Bei allen lag der Abdruck der Gürtelschnalle unten. Hätte der Mann von hinten zugeschlagen, hätten die Abdrücke der Schnalle nach oben zeigen müssen. Der zu Unrecht wegen Körperverletzung beschuldigte Ehemann hatte geschwiegen, um seine psychisch labile Frau zu schützen. Er wurde freigesprochen.

Selbst beigebrachte Verletzungen sind tendenziell einfach zu erkennen. Sie sind an Stellen zu finden, die der Betroffene eigenhändig erreichen kann. Meist liegen sie an Körperstellen, die wenig schmerzempfindlich sind, zum Beispiel an Armen, Bauch oder Wangen. Soll ein Sexualverbrechen vorgetäuscht werden, können die Brüste verletzt sein, die Brustwarzen sind aber oft von Verletzungen ausgespart, weil sie sehr schmerzempfindlich sind. Je nachdem, ob die betreffende Person Rechts- oder Linkshänder ist, sind die Verletzungen bevorzugt auf einer Seite verteilt, oberflächlich und gleichförmig, überwiegend sind es Schnittwunden. Abwehrverletzungen fehlen dagegen. Häufig wird ein besonders brutales Geschehen geschildert, nicht selten mit mehreren Tätern. Die Betroffenen geben an, sich heftig gesträubt zu haben. Das passt dann nicht zu den nur diskreten Befunden.

Eine Ausnahme: Im Auftrag der Polizei untersuchte ich in einem Hamburger Krankenhaus eine junge Frau. Sie hatte eine tiefe Stichwunde im Bauch, die bis in die Bauchhöhle reichte und lebensgefährlich war. An den Oberarmen konnte ich typische Griffspuren feststellen. «Ich bin am Abend aus dem Bus gestiegen», erzählte die Frau weinend. «Ich musste noch ein Stück die einsame Straße entlanggehen. Da tauchte auf einmal ein Mann auf.» Ihre Stimme versagte, und ich legte ihr beruhigend die Hand auf den Arm. Nach einer Weile sprach sie weiter: «Er hat mich von hinten gepackt.» Sie zeigte mir die Griffspuren, und ich nickte verständnisvoll. «Dann hat er mir ein Messer in den Bauch gestoßen. Meine schönen Sachen sind total versaut.» Dabei wies sie auf einen Stuhl, auf dem ihre blutdurchtränkte Jacke und ein Pullover in einer Papiertüte der Polizei lagen. Ich holte die Sachen hervor. Sowohl in der Jacke als auch im Pullover fand sich die Stichverletzung, was klar für eine Fremdbeibringung (siehe S. 116 ff.) sprach.

«Aber was sind das hier für Narben an Ihren Unterarmen? Haben Sie sich da mal selbst verletzt?», fragte ich.

Daraufhin fing die junge Frau erneut zu schluchzen an. «Es stimmt alles nicht», gestand sie schließlich, «ich habe alles erfunden. Ich habe es gemacht.»

Ihre Aussagen deckten sich mit den Erkenntnissen der Polizei – die Frau hatte zuvor mehrfach mit eigenhändig beigebrachten Verletzungen Überfälle vorgetäuscht und Anzeige erstattet. Offenbar hatte sie auch mit Rechtsmedizinern Erfahrung – mit den Griffspuren und der lebensgefährlichen Bauchverletzung durch die Kleidung hindurch hätte sie mich um ein Haar hinters Licht geführt.

Ein seltenes Motiv für die Selbstbeibringung von Verletzungen habe ich bei einer fünfzig Jahre alten, geistig und körperlich leicht behinderten Frau erlebt. Sie wohnte in einem Pflegeheim. Gemeinsam mit einer Gynäkologin untersuchte ich sie im Hamburger Uniklinikum, nachdem sie gegen einen Heimmitarbeiter Anzeige erstattet hatte.

«Er soll sie vergewaltigt haben», berichtete der Kripobeamte vom Landeskriminalamt, dem LKA 42, der zuständigen Dienststelle. «Allerdings hört sich die Geschichte nicht gerade glaubwürdig an.»

«Vielleicht hat der bloß keine Lust, weiter zu ermitteln», sagte ich zu der Gynäkologin, als wir die Patientin gemeinsam untersuchten.

Meine Kollegin war erfahrener und weniger naiv als ich. Außerdem war sie sehr einfühlsam und fand sofort einen Draht zu der Patientin, sodass ich ihr die Befragung überließ.

«Sagen Sie mal», sprach sie die Patientin an, «das war doch nicht wirklich so, wie Sie es berichtet haben, oder? Ist es nicht gemein, so etwas zu erzählen, wenn der Pfleger gar nichts gemacht hat? Fühlen Sie sich vielleicht in dem Heim nicht wohl?»

Genauso war es. Die Patientin lächelte verlegen. «Es stimmt, was Sie sagen. Ich will da tatsächlich raus!»

Sie tat mir furchtbar leid. Gemeinsam mit der Gynäkologin erklärten wir dem Kripobeamten die Situation. Zum Glück hat die Polizei die Frau nicht wegen «Vortäuschung einer Straftat» verfolgt. Leider weiß ich nicht, was weiter aus ihr geworden ist.

Auch Habgier kann ein Motiv für die Selbstbeibringung von Verletzungen sein. Eine Versicherung bot einige Jahre lang Chirurgen an, sich gegen den Verlust ihrer Finger finanziell abzusichern. Für einen einzigen verlorenen Finger zahlte sie eine Million Mark aus. Nachdem sich Fälle von Chirurgen häuften, die ihren linken Ringfinger, meist angeblich beim Holzhacken, verloren hatten und das Geld einforderten, nahm die Versicherung das Angebot zurück. Solche Fälle haben wir oft im Auftrag der Versicherungsgesellschaften begutachtet. Die Unfallschilderungen der Betroffenen wiederholten sich dabei ebenso wie die Erklärungen für den Verlust des abgetrennten Fingers. Meist musste der Hund als Schuldiger herhalten, der den Finger gefressen hatte. So konnte der verlorene Finger nicht wieder angenäht werden. Das hätte nämlich bedeutet, dass die Versicherung nicht gezahlt hätte.

Kontakt mit dem Täter

*Es ist eher hinzunehmen, dass ein Schuldiger freigesprochen,
als dass ein Unschuldiger verurteilt wird.*
Voltaire

Rechtsmediziner untersuchen nicht nur die Opfer von Gewalt, sondern auch die mutmaßlichen Täter. Verletzungen sollen festgestellt werden und dabei helfen, den Tatablauf zu rekonstruieren, es soll begutachtet werden, ob ein Beschuldigter in Notwehr gehandelt hat, Spuren sollen gesichert werden. Besonders bei

Tötungsdelikten gibt die Polizei häufig eine rechtsmedizinische Untersuchung des Beschuldigten in Auftrag.

Wieder mal saß ich an einem Gutachten, als auf meinem Schreibtisch das Telefon klingelte. Ein Kripobeamter aus Saarbrücken meldete sich. «Können Sie im Krankenhaus einen Patienten mit einer Schussverletzung untersuchen? Er stammt aus dem Rocker-Milieu. Er wurde gerade operiert.» Das klang spannend, Schussverletzungen sind selten, und mit Rockern hatte ich noch nicht häufig zu tun gehabt.

Der junge Mann lag noch auf der Intensivstation, im künstlichen Koma und mit einem Beatmungsschlauch im Hals, als ich bei ihm eintraf. Befragen konnte ich ihn nicht. Eine Krankenschwester half mir bei der Untersuchung.

«Der Einschuss ist links im Unterbauch, der Ausschuss am Rücken», berichtete ich kurz darauf dem Beamten auf dem Revier. «Der Schusskanal geht von vorn unten durch den Bauch nach schräg hinten oben. Die Verletzung ist lebensgefährlich.»

«Wir haben den Beschuldigten, er sitzt nebenan», sagte der Beamte. «Er sagt, es war Notwehr. Das angebliche Opfer soll ihn zuerst mit einem Schlagring traktiert haben, erst dann will er geschossen haben. Vom Boden aus.»

«Der Verlauf des Schusskanals passt dazu», bemerkte ich, «von vorn unten nach hinten oben – der Schuss kann gut von einem am Boden Liegenden abgefeuert worden sein.»

«Können Sie unseren Beschuldigten auch noch untersuchen?», fragte er.

«Klar, kein Problem, ich bin ja eh hier», erwiderte ich.

Der Beschuldigte saß in einem Nebenraum und wurde gerade von einem weiteren Kripobeamten befragt. Er war recht groß, kahl rasiert und furchteinflößend. Ich stellte mich vor und erklärte ihm, warum ich ihn untersuchen sollte. Unschwer konnte ich sofort mehrere Verletzungen im Gesicht und an der Kopfhaut sehen, die typisch für einen Angriff mit einem Schlagring waren, darunter eine große Platzwunde. Auch Abwehrverletzungen an den Armen waren zu erkennen.

«Waren Sie schon bei einem Arzt?», fragte ich zuerst.

«Nein, ich wurde sofort festgenommen», erwiderte der Angesprochene.

«Wir fahren Sie gleich hin», versicherte der Beamte schnell, der ihn gerade vernahm.

Ich fragte nach Symptomen einer Gehirnerschütterung. «Haben Sie Kopfschmerzen? Eine Erinnerungslücke? Ist Ihnen übel?» Er verneinte.

«Sie sagen, der andere hat Sie mit einem Schlagring angegriffen?», fragte ich weiter.

«Ja. Er hat mir damit gegen den Kopf geschlagen, mehrfach.» Der Beschuldigte zeigte auf seine Verletzungen.

«Wie hat er Sie denn überwältigt? Er ist ja um einiges kleiner und leichter als Sie?»

«Zwei andere haben mich zu Boden geworfen. Dann haben sie noch ordentlich zugetreten, an den Kopf, in die Rippen.» Er hob sein T-Shirt an. Mehrere Trittverletzungen kamen zum Vorschein, zum Teil bildete sich ein Sohlenprofil ab. Auch an der Schläfe identifizierte ich ein Schuhsohlenprofil mit kräftiger Unterblutung. «Irgendwann hab ich die Waffe gezogen und abgedrückt.»

«Die Verletzungen an beiden Männern passen genau zu dem, was der Beschuldigte erzählt», fasste ich direkt nach der Untersuchung für den Kripobeamten zusammen.

Der Mann wurde statt versuchten Mordes nur wegen unerlaubten Waffenbesitzes verurteilt, die Notwehrsituation wurde vom Gericht anerkannt.

Allgemein gilt, was viele Opfer und leider auch viele Polizeibeamte nicht wissen: Je früher eine rechtsmedizinische Untersuchung eingeleitet wird, desto eindeutiger sind unsere Aussagen im Gutachten. Ein blauer Fleck zerläuft im Lauf der Tage, sodass man seine ursprüngliche Form nur am Anfang gut erkennen kann. Und wurde eine Verletzung medizinisch versorgt, etwa chirurgisch genäht, ist ihre ursprüngliche Form überhaupt nicht mehr auszumachen. Anhand einer vernähten Wunde kann man nichts mehr zum Tatwerkzeug sagen, etwa ob es eine Platzwunde war, durch einen Schlag entstanden, eine Stichverletzung, ein Schnitt oder gar eine Schussverletzung. Je frischer die Spuren sind, desto wahrscheinlicher findet man auch verwertbare DNA.

Werden wir zu spät eingeschaltet, müssen wir unsere Auftraggeber immer wieder enttäuschen.

7

VOR GERICHT

In den Gerichtshöfen sollen die Gesetze
sprechen und die Herrscher schweigen.
Friedrich der Große

Die Rechtsmedizin bewegt sich im Grenzbereich zwischen Medizin und Recht. Sie soll medizinische Zusammenhänge erklären, deren Verständnis notwendig ist, um juristische Fragen zu beantworten. Richter nutzen unsere Informationen, um ihr Bild vom Sachverhalt zu vervollständigen und ein Urteil fällen zu können. Deshalb verbringen Rechtsmediziner viel Zeit als Sachverständige bei Gericht – manchmal mehr Zeit als am Tatort oder im Sektionssaal. Dort beantworten wir in einem mündlichen Gutachten die Fragen der Richter, Staats- und Rechtsanwälte.

Unsere Gutachten beziehen sich zum einen auf schon beschriebene Ergebnisse (Obduktion mit Zusatzanalysen, körperliche Untersuchungen lebender Personen, DNA-Tests), zum anderen nehmen wir neue Erkenntnisse aus der Verhandlung in das Gutachten auf, zum Beispiel Zeugenaussagen. Manchmal berichten Tatverdächtige, Opfer und Zeugen vor Gericht eine vollkommen andere Geschichte als die, die wir ursprünglich von Polizei oder Staatsanwaltschaft gehört haben, und dadurch kann sich unsere Deutung der Untersuchungsergebnisse ändern. Das Gutachten vor Gericht ist für Rechtsmediziner die Vollendung ihrer Arbeit. Erst wenn ein Urteil rechtskräftig ist, ist der Fall für uns abgeschlossen.

Manchmal sollen Rechtsmediziner einem Gericht erklären, ob ein Beschuldigter zur Tatzeit unter Einfluss von Alkohol oder Drogen stand und wie sich das auf sein Handeln ausgewirkt hat. Das kann bei Straßenverkehrsdelikten wichtig sein, so bei «Trunkenheitsfahrten». Bei Straftaten geht es um die Schuldfähigkeit des Angeklagten. Hier kennen wir den Fall vor der Gerichtsverhandlung oftmals nicht. Erst in der Verhandlung können wir uns anhand der Aussagen von Anwälten, Angeklagten und Zeugen ein Bild vom Sachverhalt machen. Das Gutachten müssen wir dann ohne Vorbereitung mehr oder weniger spontan erstatten.

Der kann doch nicht mehr fahren!

Ich saß schon auf dem Platz, der bei Gericht für Sachverständige vorgesehen ist – zur Linken der Staatsanwaltschaft. Der vorsitzende Richter steckte kurz den Kopf durch die Tür und fragte, ob alle anwesend seien. Der Verteidiger sagte: «Der Sachverständige ist noch nicht da. Es soll ein Herr Dr. Türk kommen.» Zu mir gewandt, fuhr er betont freundlich fort: «Sind Sie die Referendarin?»

«Nein, ich bin *Frau* Dr. Türk, die Sachverständige», erwiderte ich und dachte: Aha, gleich ein plumper Versuch, mich zu verunsichern. Die Verhandlung konnte beginnen.

Der Staatsanwalt verlas die Anklageschrift. Danach hatte der Angeklagte unter dem Einfluss von Alkohol eine rote Ampel überfahren und dann auf der rechten Straßenseite mehrere parkende Autos gestreift. Kurz darauf war er von der Polizei zu Hause angetroffen und auf die Wache gebracht worden. Hier war eine Blutentnahme erfolgt. Der Alkoholwert betrug 1,55 Promille.

«Möchten Sie sich zu diesen Vorwürfen äußern?», fragte der Vorsitzende.

«Ja», erwiderte der Angeklagte. «Ich war nicht betrunken, als das passiert ist. Ich bin nach dem Unfall heimgefahren. Ich war so geschockt, dass ich erst mal ein großes Glas Wodka runtergekippt habe. Dann kam die Polizei.» Bei dieser Aussage blieb er auch nach eingehender Befragung durch den Vorsitzenden und den Staatsanwalt.

«Meinem Mandanten tut das alles sehr leid», ergänzte der Verteidiger. «Er hat den Geschädigten ihren Schaden bereits ersetzt.»

«Haben Sie noch Fragen an den Angeklagten, Frau Sachverständige?», fragte mich der Vorsitzende.

Ich bejahte und wandte mich dem Angeklagten zu. «Wie viel Wodka haben Sie genau getrunken?», wollte ich wissen.

«Ein Glas, 0,2.»

«Das heißt 0,2 Liter?», fragte ich nach. «Nicht ein ‹Kurzer›, sondern ein Wasserglas voll?»

Er bejahte.

«Um wie viel Uhr war das genau?»

«So gegen halb zehn, als ich nach Hause kam.»

«Wie viel wiegen Sie?», fragte ich zuletzt.

«Genau siebzig Kilo», gab er zurück.

«Danke, ich habe keine weiteren Fragen», erklärte ich.

Es wurde jetzt eine Zeugin vernommen, die den Unfall beobachtet hatte. «Er fuhr ohne Licht», berichtete sie, «obwohl es schon dunkel war. In Schlangenlinien. Rechts ist er in mehrere parkende Autos reingefahren. Deswegen habe ich mir sein Nummernschild aufgeschrieben und die Polizei angerufen.»

Nach der Zeugin war ich wieder an der Reihe. «Dann darf ich Sie jetzt um Ihr Gutachten bitten», erteilte mir der Vorsitzende das Wort.

Ich begann mit den Angaben zu meiner Person, die jeder Aussage bei Gericht vorausgehen – Name, Titel, Alter, Dienstanschrift, mit dem Angeklagten nicht verwandt oder verschwägert. «Blutentnahmezeit auf dem PK* 34 war 23 Uhr», referierte ich,

---

* Polizeikommissariat.

«die BAK* betrug 1,55 Promille. Tatzeit war 21 Uhr. Der Zeitpunkt des Alkoholkonsums ist nicht bekannt. Deshalb kann man zugunsten des Angeklagten ein rückrechnungsfreies Intervall von zwei Stunden berücksichtigen. Das heißt, die angenommene Tatzeit-BAK ist gleich der Entnahmezeit-BAK: 1,55 Promille. Das gilt, wenn der Angeklagte den Alkohol vor Fahrtantritt konsumiert hat.»

Ich tippte ein paar Zahlen in meinen Taschenrechner, bevor ich fortfuhr: «Nun zu der Angabe des Angeklagten, er habe erst nach dem Unfall getrunken – um 21.30 Uhr ein Wasserglas voll mit Wodka. Das sind etwa vierundsechzig Gramm Alkohol; bei einem Körpergewicht von siebzig Kilogramm käme man auf eine BAK von 1,37 Promille. Das heißt, 0,18 Promille wären es dann schon zur Tatzeit gewesen. Rein rechnerisch ist das möglich. Allerdings muss ich feststellen, dass er viele ausgesprochen alkoholtypische Fahrfehler begangen hat: Fahren ohne Licht, Übersehen der roten Ampel, Streifen der parkenden Autos auf der rechten Seite. Das alles spricht dafür, dass er zur Tatzeit deutlich alkoholisiert war. Um näher zu klären, wann getrunken wurde, könnte man eine Begleitstoffanalyse durchführen.»

In diesem Fall war das nicht nötig. Das Gericht folgte meinem Gutachten. Der Angeklagte wurde zu einer Geldstrafe verurteilt, seine Fahrerlaubnis wurde ihm entzogen.

Besteht der Verdacht, dass jemand unter Alkoholeinfluss am Straßenverkehr teilgenommen oder sogar einen Unfall verursacht hat, muss der Sachverständige seine Blutalkoholkonzentration zur Tatzeit berechnen, also feststellen, wie viel «Promille» er hatte. Eine genaue Berechnung ist besonders dann wichtig, wenn es um bestimmte Grenzwerte geht: In Deutschland ist es eine Ordnungs-

---

* BAK ist die Abkürzung für Blutalkoholkonzentration.

widrigkeit, mit mehr als 0,5 Promille zu fahren, wenn in einem Kilogramm des Blutes also mehr als 0,5 Gramm Alkohol nachzuweisen ist. Ab 1,1 Promille handelt es sich um eine Straftat. Ab 1,6 Promille wird eine medizinisch-psychologische Untersuchung (MPU) angeordnet.

Wurde dem Fahrer wie im beschriebenen Fall eine Blutprobe entnommen, können wir die BAK von der Entnahmezeit auf die Tatzeit zurückrechnen. Das ist recht einfach, weil der Alkohol im Körper linear verstoffwechselt wird, das heißt, in jeder Stunde nach Alkoholgenuss wird die gleiche Menge abgebaut, etwa 0,15 Promille pro Stunde.

Weil es gewisse individuelle Schwankungen gibt, werden in der Praxis eine «theoretische Mindest-BAK» und eine «theoretische Maximal-BAK» berechnet, also die kleinste und die größte mögliche Menge Alkohol, die der Betroffene unter Berücksichtigung der Schwankungsbreite zum Tatzeitpunkt im Blut gehabt haben kann. Man rechnet damit, dass mindestens 0,1 Promille pro Stunde abgebaut werden und höchstens 0,2 Promille. Die rückrechnungsfreie Zeit, die ich in dem Beispiel berücksichtigt habe, ist eine Betrachtung zugunsten des Angeklagten: Man geht davon aus, dass der Abbau nicht sofort nach dem Trinken beginnt, sondern maximal zwei Stunden später. So kam der Angeklagte im Beispiel nicht über 1,6 Promille und brauchte keine MPU.

Wurde jedoch keine Blutprobe entnommen, sind wir auf die Angaben des Betroffenen zu seinem Alkoholkonsum angewiesen. Unter Einbeziehung von Körpergewicht, Geschlecht, Trinkzeit, Aufnahme des Alkohols im Darm, Trinkgeschwindigkeit und Art der Getränke kann man die BAK berechnen – wenn denn die Angaben korrekt sind …

In der juristischen Praxis gilt der Grundsatz: «Im Zweifel für den Angeklagten.» Im Verkehrsrecht ist es in der Regel für den Betroffenen günstig, wenn die Tatzeit-BAK möglichst niedrig ist.

Deshalb gehen wir zu seinen Gunsten von der theoretischen Mindest-BAK aus.

Kompliziert kann es werden, wenn der Betroffene wie im obigen Beispiel angibt, den Alkohol erst nach der Tat konsumiert zu haben. In solchen Fällen kann es sinnvoll sein, eine sogenannte Begleitstoffanalyse durchzuführen. Diese Methode will ich kurz erklären: Beim Abbau alkoholischer Getränke fallen im Körper unterschiedliche Stoffwechselprodukte oder «Begleitstoffe» an. Außerdem enthalten alkoholische Getränke zusätzlich zum Ethanol ebenfalls Begleitstoffe, etwa Methanol. Sie finden sich von Getränk zu Getränk in unterschiedlicher Zusammensetzung. Anhand der Begleitstoffe im Blut kann ein erfahrener Rechtsmediziner deshalb in etwa beurteilen, welche Getränke der Betroffene wann konsumiert hat. Leider sind die Ergebnisse nicht immer eindeutig.

Hat der Sachverständige die BAK berechnet, muss er die Frage beantworten, wie stark die Fähigkeit des Angeklagten, ein Fahrzeug zu lenken, durch den Alkohol gestört war: Gibt es Hinweise auf alkoholtypische Fahrfehler, zum Beispiel Fahren von Schlangenlinien, Überfahren roter Ampeln oder Anfahren parkender Autos wegen eines alkoholbedingten «Tunnelblicks»? Fahrunsicherheit oder gar Fahruntüchtigkeit kann unabhängig von der BAK auch ohne einen konkreten Fahrfehler vorliegen, wenn der Betroffene unter alkoholbedingten Ausfallerscheinungen leidet, zum Beispiel Lallen oder Torkeln, und dadurch ein Fahrzeug nicht mehr über eine längere Strecke sicher führen kann. Unter solchen Voraussetzungen kann auch schon unterhalb der 1,1-Promille-Grenze eine Straftat vorliegen.

Bei Drogen und Medikamenten ist die Bewertung viel schwieriger. Sie werden nicht, wie der Alkohol, linear im Körper abgebaut, sondern je nach Konsumgewohnheiten des Betroffenen mit ganz unterschiedlicher Geschwindigkeit. Deshalb kann der Blutspiegel

mancher Drogen zur Tatzeit – selbst beim Vorliegen einer Blutprobe – meist nicht genau berechnet werden.

Die häufigsten illegalen Drogen, die sich bei Verkehrsteilneh-
mern finden lassen, sind der Wirkstoff THC aus der Cannabis-
pflanze (Hasch) sowie Amphetamine. Auch legale Beruhigungsmittel sind häufig. Zur Identifizierung von Autofahrern, die unter
Drogeneinfluss stehen, müssen Polizeibeamte speziell geschult
sein, um die typischen Wirkungen und Ausfallerscheinungen der
wichtigsten Drogen bereits vor Ort zu erkennen. In der Schulung
dieser Beamten spielt die Rechtsmedizin in vielen Bundesländern
eine wichtige Rolle.

Straftaten –
schuldfähig oder nicht?

Manche Wiederholungstäter, die wegen Straftaten unter Alkoholeinfluss mit dem Gesetz in Konflikt geraten, kennen die güns-
tigen Auswirkungen der Alkoholwirkung auf das Strafmaß ganz
genau.

Ich kam auf das Polizeikommissariat 26 in Hamburg, um einem
Beschuldigten Blut abzunehmen. «Gefährliche Körperverletzung»
stand auf dem Papier, das ich nach der Blutentnahme ausfüllen
sollte. Der zweiseitige Bogen dient dazu, die ärztliche Einschätzung zu dokumentieren: Wie viel wurde konsumiert? Wie betrunken ist der Betroffene?

Als Tatzeit war 22.55 Uhr angegeben. Ich sah auf die Uhr: 23.45.
Nicht lange her also. Ich begann, dem Mann die auf dem Bogen
aufgelisteten Fragen zu stellen: «Wie viel Alkohol haben ...?»

Er unterbrach mich: «Ich habe mindestens 2,5 Promille, da
krieg ich eh einen Einundzwanziger.» Gemeint war Paragraph 21

des Strafgesetzbuches, der das Vorliegen einer eingeschränkten Schuldfähigkeit regelt.

«Jetzt nicht mehr», antwortete ich. Die Tatsache, dass er in der Lage war, die eigene BAK zu berechnen und die Auswirkungen bezüglich des Paragraphen 21 zu erkennen, sprachen eindeutig gegen eine eingeschränkte Schuldfähigkeit.

Im Verkehrsrecht kann, wie gesagt, allein die Höhe der BAK den Unterschied zwischen Ordnungswidrigkeit und Straftat ausmachen. Dagegen hat die exakte BAK im Strafrecht eine eher untergeordnete Bedeutung. Sie allein bestimmt nämlich nicht, wie stark jemand wirklich durch den Alkohol beeinträchtigt war. So kann ein Alkoholabhängiger bei einer BAK von zwei Promille vollkommen nüchtern erscheinen und darum juristisch voll schuldfähig sein. Jemand, der nur gelegentlich ein Glas Wein trinkt, wirkt dagegen meist schon bei ein Promille merklich angetrunken oder sogar betrunken.

Trotzdem berechnen wir die BAK auch im Strafrecht, nämlich um zu beurteilen, ob zum Tatzeitpunkt überhaupt eine relevante Alkoholisierung vorlag, ob also der Tatverdächtige so viel Alkohol getrunken hat, dass man der Frage der verminderten Schuldfähigkeit weiter nachgehen muss.

Im Unterschied zum Verkehrsrecht ist es hier für den Angeklagten günstiger, wenn zum Tatzeitpunkt eine möglichst hohe BAK bestanden hat: Je höher die BAK, desto höher ist die mögliche Beeinträchtigung, und desto wahrscheinlicher ist eine verminderte Schuldfähigkeit. Deshalb wird zugunsten des Beschuldigten von der theoretischen Maximal-BAK ausgegangen, also von der größten möglichen Alkoholmenge, die der Angeklagte zum Tatzeitpunkt im Blut gehabt haben kann. Vereinfacht ausgedrückt: Eine eingeschränkte Schuldfähigkeit wird ab einer BAK von etwa zwei Promille geprüft, eine aufgehobene Schuldfähigkeit ab etwa drei

Promille. Das sind aber nur Richtwerte, es gibt auch Abweichungen davon.

Haben wir die BAK errechnet, müssen wir als Sachverständige prüfen, wie stark der Angeklagte dadurch beeinträchtigt war. Dazu hören wir uns in der Verhandlung alle Zeugenaussagen über den Zustand des Angeklagten an: Hat er gelallt oder getorkelt? Wie hat er sich direkt vor, während und nach der Tat verhalten? Eine Tat, die kompliziert zu planen und auszuführen ist, setzt voraus, dass die geistige und körperliche Leistungsfähigkeit erhalten ist. Wird zum Beispiel gezielt ein Juweliergeschäft angefahren, vielleicht sogar mit dem Auto, wird es unter Umgehung des Alarms aufgebrochen und sorgfältig ausgeraubt, und werden dabei Handschuhe und Masken verwendet, um keine Spuren zu legen, ist das ein komplexer und durchdachter Handlungsablauf. Wer eine solche Tat noch zustande bringt, kann nicht schuldunfähig sein.

Das Beseitigen von Spuren spricht ebenso für eine erhaltene Schuldfähigkeit. Ein Täter kann da eine Türklinke abwischen, um keine Fingerabdrücke oder DNA zu hinterlassen, oder eine Tatwaffe bewusst verstecken. Das Gleiche gilt, wenn er beim Eintreffen der Polizei schnell davonläuft, wenn er Diebesgut zu verbergen versucht oder bei der Vernehmung lügt, um die Tat zu verschleiern. All dies spricht, auch bei einer sehr hohen BAK, für eine geringere Beeinträchtigung und gegen eine Einschränkung der Schuldfähigkeit.

Der Sachverständige bewertet all diese Faktoren, bezieht aber nicht direkt zur Frage der Schuldfähigkeit Stellung. Sie ist nämlich ein juristischer und kein medizinischer Begriff, und als medizinischer Sachverständiger kann man keine juristischen Bewertungen vornehmen. Stattdessen beurteilen wir, ob durch den Alkoholeinfluss eine erhebliche Einschränkung oder gar Aufhebung der Steuerungsfähigkeit (der Fähigkeit, das eigene Verhalten zum Beispiel durch logische Überlegung zu steuern) und der Einsichts-fähigkeit (des Vermögens, solche logischen Überlegungen über-haupt erst anzustellen) vorliegen. Aus dieser Einschätzung leitet der Richter schließlich ab, ob er von einer verminderten oder aufgehobenen Schuldfähigkeit ausgehen muss.

Schwieriger ist dies bei Drogen. Der Sachverständige muss über deren Wirkungen gut Bescheid wissen, um zu erkennen, wie sie das Verhalten eines Angeklagten bei der Tat beeinflusst haben. So ist zwar vielen bekannt, dass Cannabis beruhigt und träge macht. Doch in Verbindung mit Alkohol kann THC genau das Ge-genteil bewirken und starke Aggressivität hervorrufen. Es ist da-her kaum verwunderlich, dass bei vielen Gewaltdelikten im Blut der Täter THC zusammen mit Alkohol nachgewiesen wird.

Einmal erklärte ich einen Angeklagten für einerseits fahrun-tüchtig und andererseits erheblich eingeschränkt in seiner Steue-rungsfähigkeit.

«Möchten Sie sich zum Sachverhalt äußern?», fragte der Vorsit-zende den Vierzigjährigen. «Würde ich ja gern», erwiderte der, «aber ich kann mich an nichts erinnern. Ich war einfach zu be-soffen.»

Der Richter stellte den Sachverhalt dar, so wie er sich aus den Ermittlungsakten ergab. «Sie kamen abends von der Arbeit, noch nüchtern, und parkten Ihren Wagen direkt vor Ihrer eigenen Haus-tür. Im gleichen Haus befindet sich im Keller eine Gastwirtschaft.»

«Das weiß ich noch», bestätigte der Angeklagte. «Auf dem Weg in meine Wohnung kam mir ein Freund entgegen. Wir sind dann in die Kneipe runtergegangen und haben Bier und Schnaps ge-trunken. Irgendwann gingen bei mir die Lichter aus.»

Der Vorsitzende setzte die Schilderung fort. «Als Sie die Wirt-schaft spät in der Nacht verließen, sind Sie zu Ihrem Auto gegan-gen, das direkt vor der Tür stand. Warum haben Sie das gemacht?»

«Wohl um nach Hause zu fahren», erwiderte der Angeklagte.

«Aber Sie waren doch schon zu Hause!», setzte der Richter nach.

«Ja, keine Ahnung, Mann, ich hab doch gesagt, ich war voll breit.»

Besagter Freund des Angeklagten wurde nun als Zeuge vernommen. «Keine Ahnung», gab auch er zu Protokoll. «Ich war ja selbst besoffen. Ich bin zu Fuß nach Hause, hab nichts mitgekriegt.»

Der Wirt des Lokals wusste nur, dass der Angeklagte nach Hause wollte. «Er war richtig daneben, konnte gar nicht mehr gerade stehen», erzählte er. «Hab mir aber dabei nichts gedacht, er musste ja nur die Treppe rauf, musste also nicht mehr fahren.»

Der nächste Zeuge war ein Polizeibeamter. «Mein Kollege und ich trafen den Angeklagten in seinem Pkw an», berichtete er. «Er hing über dem Lenkrad und schien zu schlafen. Wir konnten ihn kaum wach kriegen. Er konnte auch keine vernünftige Antwort geben, deswegen haben wir ihn in der Nacht nicht mehr vernommen. Der Schlüssel steckte im Zündschloss, ganz nach rechts herumgedreht, und der Pkw war auf den Wagen davor aufgefahren. Der Angeklagte hatte sein Auto wohl im besoffenen Zustand abgewürgt. Licht hatte er nicht an. Die ganze Autotür war zerkratzt; er scheint versucht zu haben, sie mit dem Schlüssel zu öffnen. Dabei hätte er eigentlich nur auf einen Knopf des Funkschlüssels drücken müssen. Wir nahmen ihn dann mit aufs Revier für eine Blutentnahme.»

Der Vorsitzende verlas das Ergebnis der Blutuntersuchung: «Blutentnahme drei Stunden nach der Tatzeit, BAK 2,95 Promille. Frau Dr. Türk, dürfte ich Sie nun um Ihr Gutachten bitten?»

«Die Mindest-BAK zur Tatzeit betrug 3,05 Promille, wenn man zugunsten des Angeklagten ein rückrechnungsfreies Intervall von zwei Stunden annimmt», erklärte ich, «damit ist eindeutig eine absolute Fahruntüchtigkeit gegeben, das bestätigt sich anhand der

Ausfallerscheinungen. Zusätzlich muss man hier überlegen, ob die Steuerungsfähigkeit eingeschränkt war. Dafür lege ich die theoretische Maximal-BAK zugrunde: drei Stunden zwischen Tatzeit und Blutentnahme, maximaler Abbau 0,2 Promille pro Stunde, zugunsten des Angeklagten ein einmaliger Sicherheitszuschlag von 0,2 Promille, macht 3,75 Promille. Der Angeklagte war offensichtlich sehr stark betrunken, hat gelallt, getorkelt und die Situation völlig falsch eingeschätzt. Voraussetzungen einer eingeschränkten Steuerungs- und Einsichtsfähigkeit im Sinne des Paragraphen 21 StGB liegen auf jeden Fall vor. Auch eine ganz aufgehobene Steuerungs- und Einsichtsfähigkeit im Sinne des Paragraphen 20 StGB kommt wegen des völlig absurden Verhaltens in Betracht.»

Das Gericht ging im Urteil von einer aufgehobenen Schuldfähigkeit aus. Die Fahrerlaubnis wurde entzogen und eine MPU angeordnet.

Interessant war an diesem Fall, dass sowohl die Mindest-BAK für den Verkehrsverstoß relevant war als auch die Maximal-BAK für die Schuldfähigkeit. Das Gericht musste also in der Beurteilung eines einzigen Falles gleichzeitig von zwei unterschiedlichen BAK-Werten ausgehen.

Der rechtsmedizinische Sachverständige muss nicht nur Fahrtauglichkeit und Steuerungsfähigkeit eines Angeklagten bewerten, sondern dem Gericht auch die Bedeutung von Verletzungen erklären, die er bei einer Obduktion oder einer Gewaltopferuntersuchung festgestellt hat. Diese Bewertung hat manchmal einen entscheidenden Einfluss auf das Strafmaß und ist darum eine verantwortungsvolle Tätigkeit.

In einem Fall habe ich vor Gericht dem Gutachten einer Kollegin widersprochen. Sie hatte das Opfer untersucht und war als Sachverständige zur Interpretation der Verletzungen geladen. Ich war als weitere Sachverständige geladen, um zur alkoholbedingten Einschränkung der Schuldfähigkeit der Angeklagten Stellung zu nehmen.

Die drei Beschuldigten waren im Alkoholrausch mit einem Bekannten in Streit geraten. Sie begannen, ihn zu schlagen und zu treten, und setzten die Gewalttaten fort, als ihr Opfer bereits am Boden lag.

Die Kollegin begann als Erste mit ihrem Gutachten. «Der Geschädigte hatte überall Schlag- und Trittverletzungen. Außerdem habe ich Schürfungen am Hals festgestellt. Das zeigt, dass er auch gewürgt wurde. Durch kräftiges Würgen kann man ein Opfer töten, die Verletzungen sind also potenziell lebensgefährlich.»

Die Verteidiger waren mit dieser Interpretation nicht zufrieden. «Können die Halsschürfungen nicht auch die Folgen von Fußtritten sein?», fragte die Verteidigerin eines der Angeklagten. «Fußtritte gegen Kopf und Hals räumen die Angeklagten ein. Aber alle sagen übereinstimmend, dass keiner den Geschädigten gewürgt hat.»

«Nein», widersprach die Kollegin, «das sind Würgemale, keine Trittverletzungen.»

Zurück im Institut für Rechtsmedizin, sprach ich die Kollegin auf ihr Gutachten an. «Hatte der Geschädigte denn Petechien* in den Augenbindehäuten?», fragte ich sie.

«Ich habe keine dokumentiert», erklärte sie.

«Dann kommen die Schürfungen am Hals vielleicht doch gar nicht durch ein Würgen? Können das nicht auch Tritte gewesen sein? Findest du es nicht etwas gewagt, ohne Petechien in den Augenbindehäuten ein Würgen als bewiesen anzusehen?»

---

* Punktförmige Einblutungen, die bei einer Strangulation durch das Abdrücken der Halsvenen entstehen.

Sie blieb dabei. «Für mich sahen die Schürfungen wie Würgemale aus.»

Das konnte den Unterschied zwischen versuchtem Totschlag und gefährlicher Körperverletzung ausmachen.

Am nächsten Verhandlungstag ging ich im Rahmen meines eigenen Gutachtens noch einmal auf diese Verletzungen ein. Nach deutschem Recht hat man sein Sachverständigengutachten nach bestem Wissen und Gewissen zu erstatten. Das aus meiner Sicht falsche Gutachten der Kollegin durfte ich nicht stehenlassen.

«Ich weiß, dass ich eigentlich für die Schuldfähigkeit vor Gericht geladen bin», erklärte ich. «Aber die Verletzungen am Hals interpretiere ich anders als meine Kollegin. Würden Sie mir die Möglichkeit geben, Frau Vorsitzende, eine weitere gutachterliche Stellungnahme abzugeben?» Sie tat es, und ich erklärte, dass meiner Meinung nach die von den Angeklagten eingeräumten Fußtritte die Schürfungen am Hals problemlos erklären könnten.

Das Gericht folgte meiner Interpretation und verurteilte die Angeklagten wegen gefährlicher Körperverletzung, nicht wegen versuchten Totschlags.

Die Wahrung der Objektivität ist eine tägliche Herausforderung an einen Sachverständigen. Das klingt selbstverständlich, aber auch Rechtsmediziner sind Menschen und haben privat in vielen Fällen eine Meinung dazu, wie ein Urteil ausfallen sollte. Einzelne Zeugen, Angeklagte, Rechts- und Staatsanwälte sind einem nicht gleichermaßen sympathisch. Man muss seine eigene Interpretation immer wieder kritisch hinterfragen, denn es hängt viel davon ab. Das Gericht folgt häufig der Meinung des Sachverständigen, weil niemand im Gerichtssaal die medizinischen Tatsachen besser interpretieren kann. Emotionale Verwicklungen, sei es Wut über eine Kindesmisshandlung oder Mitleid mit einem Angeklagten, haben im Gutachten keinen Platz.

Wir sind nicht die Anwälte der Opfer, sondern unabhängige Gutachter. Wir verurteilen nicht, wir sprechen in den Gutachten nicht von Tätern und Opfern. Nur das, was anhand der Verletzungen wirklich bewiesen werden kann, darf Eingang in ein solches finden.

Ich saß in Lüneburg bei Gericht. Der Grund: Ich hatte ein eineinhalbjähriges Mädchen mit schweren Verbrühungen an Kopf, Rücken und am linken Arm untersucht. Der Vater des Mädchens war der Misshandlung von Schutzbefohlenen angeklagt. Er äußerte sich nicht zum Sachverhalt.

Die erste Zeugin war die Mutter des Kindes. Sie berichtete: «Mein Mann war den Tag über mit unserer Tochter allein in der Wohnung. Als ich nach Hause kam, lag sie laut schreiend im Bett. Sie hatte schwere Verletzungen. Mein Mann sagte, sie sei aus der Badewanne gefallen. Aber das waren keine Sturzverletzungen. Das waren Verbrühungen. Ich habe sofort einen Rettungswagen gerufen.» Sie schnäuzte sich. «Entschuldigung. Im Krankenhaus haben sie auch gleich gesagt, dass das Verbrühungen sind. Meine Tochter schwebte in Lebensgefahr.»

«Haben Sie Ihren Mann noch einmal dazu befragt?», fragte der Richter – ein junger Mann, der auf mich aufgeregt wirkte, als wäre es seine erste große Verhandlung.

«Ja», erwiderte die Zeugin. «Ich habe von ihm wissen wollen, wie die Verbrühungen entstanden sind. Und warum er gelogen hat.»

«Was hat er geantwortet?», fragte der Vorsitzende.

«Er hat gesagt, sie hat bestimmt in der Dusche gestanden und aus Versehen den heißen Wasserhahn aufgedreht und sich selbst verbrüht. Das glaube ich aber nicht. Unsere Tochter kommt gar nicht an den Wasserhahn ran, nicht mal auf Zehenspitzen. Ich habe mich sofort von meinem Mann getrennt.»

In der Verhandlungspause sprach mich ein Herr mittleren Alters vor der Tür des Gerichtssaals an. «Guten Tag, ich bin der technische Sachverständige», stellte er sich vor. «Ich habe die Dusche untersucht. Ein furchtbarer Fall, nicht?» Er musste die Tränen zurückhalten. «Wie halten Sie das nur aus? Immer diese Schrecklichkeiten …»

«Ist bestimmt nicht jedermanns Sache», bemerkte ich. «Ich versuche immer, meine persönlichen Gefühle da rauszuhalten. Klar, manche Dinge nimmt man schon mit nach Hause …»

«Ich mache sonst nur Gutachten für zivilrechtliche Auseinandersetzungen», erklärte er. «Klagen, wenn das Wasser zu heiß ist, solche Sachen. Mit einer Kindesmisshandlung hatte ich noch nie zu tun.»

Wir mussten wieder in den Saal zurück. Hoffentlich wird er sachlich bleiben, dachte ich.

Der Rest des Verhandlungstags verlief furchtbar langweilig. Alle Kollegen des Angeklagten, die bei einer großen Fast-Food-Kette arbeiteten, waren auf Antrag der Verteidigung als Leumundszeugen geladen worden.

«Das gibt's doch nicht», ärgerte sich die Staatsanwältin, denn die Vernehmung lief bei allen in etwa gleich ab.

«Kennen Sie den Angeklagten?»

«Ja, wir arbeiten zusammen.»

«Was können Sie über seine Art sagen?»

«Er ist immer freundlich und zuvorkommend. Ich habe ihn noch nie wütend erlebt.»

«Haben Sie ihn schon einmal zusammen mit seiner Tochter gesehen?»

«Nein, noch nie.»

«Vielen Dank, Sie werden unvereidigt entlassen.»

Am nächsten Verhandlungstag war mein Gutachten dran. Nach den Angaben zu meiner Person begann ich: «Das Kind hat gesessen, als es verletzt wurde. Das kann man an der Verteilung der Verbrühungen sehen, weil sie am Gesäß abrupt aufhören. Das heiße Wasser kam von hinten oben links, das Mädchen ist wahrscheinlich damit übergossen worden. Außerdem sieht es so aus, als hätte es versucht, sich von dem heißen Strahl wegzudrehen, um sich zu schützen. Und zum Tatort: Die Hähne der Dusche hängen zu hoch, das Kind kann sie selbst auf Zehenspitzen nicht erreichen. Es kann sich das Wasser nicht selbst angedreht haben.»

«Kann es denn überhaupt die Dusche gewesen sein?», fragte der Vorsitzende.

«Nein», erklärte ich. «Der Duschkopf hängt fest auf ein Meter achtzig Höhe. Man kann ihn nicht abnehmen. Der technische Sachverständige hat die Dusche untersucht. Ich habe sein schriftliches Gutachten gelesen. Das Wasser läuft mit 60 Grad Celsius aus der Dusche und kühlt im Brausestrahl ab. Wenn das Kind steht, erreicht das Wasser seinen Kopf mit 44 Grad Celsius. Bei dieser Temperatur dauert es etwa sechs Stunden, bis so schwere Verbrühungen entstehen. Außerdem hat das Kind ja nicht gestanden, das zeigen die Verbrühungen. Es hat gesessen. Beim sitzenden Kind hätte das Wasser den Kopf mit einer Temperatur von 38 Grad Celsius erreicht. Dabei können gar keine Verbrühungen entstehen, egal wie lange es unter der Dusche sitzen bleibt. Das Wasser stammte also aus einer anderen Quelle. Zum Beispiel aus dem zweiten Duschkopf in der Badewanne, den man in die Hand nehmen kann. Die Wassertemperatur beträgt dort knapp 60 Grad Celsius. Da reichen wenige Sekunden, bis schwere Verbrühungen entstehen.»

Der Verteidiger beriet sich mit seinem Mandanten. Er bat um eine Verhandlungspause, die ihm gewährt wurde.

Nach der Pause verlas der Verteidiger eine Erklärung im Namen seines Mandanten. «Ich war nicht dabei, als meine Tochter sich die Verbrühungen zugezogen hat. Es kann sein, dass sie einen

Wasserkocher heruntergezogen und sich auf diese Weise verletzt hat. Ich hörte sie plötzlich in der Küche schreien. Als ich hinlief, war sie noch nicht schwer verletzt. Ich tröstete sie und brachte sie ins Bett.»

«Haben Sie das Gutachten der Sachverständigen gehört?», fragte der Vorsitzende den Angeklagten. «Sie wissen, dass Ihre Angaben nicht dazu passen?»

Der Angeklagte sagte nichts. Sein Verteidiger zuckte mit den Schultern.

«Frau Sachverständige, können Sie dazu noch kurz Stellung nehmen?», bat mich der Vorsitzende.

«Die Verbrühungen des Kindes sind so nicht zu erklären», sagte ich. «Hinterkopf und Rücken sind verbrüht, nicht Gesicht und Vorderseite des Körpers, wie es beim Herunterziehen eines Wasserkochers zu erwarten wäre.»

Jetzt hatte der technische Sachverständige das Wort. Er gab eine äußerst zweifelhafte Vermutung kund. «Vielleicht hing ja ein Handtuch über dem Heißwasserhahn in der Dusche. Dann könnte das Kind in der Duschwanne gestanden und an dem Handtuch gezogen haben. So konnte es den Hahn aufdrehen, ohne ihn mit der Hand zu erreichen. Der Hahn wäre dabei genau um ein Viertel aufgedreht worden, sodass aus dem Duschkopf keine Brause herauskam, sondern nur ein dünner Strahl. Solch ein Strahl kühlt sich, im Gegensatz zu einem Brausestrahl, nicht ab. Das Wasser hat also beim Kind 60 Grad Celsius. So kann es sich doch selbst verbrüht haben.»

Er kam mir fast triumphierend vor – als hätte er dafür gesorgt, dass das alles nun doch kein Verbrechen war.

Die Mutter des Kindes wurde nun ein zweites Mal vernommen.

«Hing ein Handtuch über dem Heißwasserhahn?», fragte sie der Vorsitzende.

«Nein, da hing nie ein Handtuch», erwiderte sie.

Schließlich formulierten die Richter ein Urteil. Der Vorsitzende verlas es. «Im Namen des Volkes verkünde ich folgendes Urteil: Der Angeklagte wird freigesprochen.»

Ich konnte es nicht glauben. In der Urteilsbegründung hieß es, man könnte das vom technischen Sachverständigen vorgeschlagene Szenario nicht mit Sicherheit ausschließen, und deshalb sei zugunsten des Angeklagten auf Freispruch entschieden worden.

Insgeheim habe ich mich über dieses Urteil sehr geärgert, denn es beruhte auf reiner Spekulation, obwohl alle Fakten für eine Verurteilung sprachen. Als Sachverständige durfte ich natürlich meinen Ärger nicht zeigen – hier ist mir die Objektivität wirklich schwergefallen.

In England ist das Rechtssystem völlig anders. Es gibt dort nicht den Status des neutralen, vom Gericht bestellten Sachverständigen. Man ist immer als «sachverständiger Zeuge» (auf Englisch: *expert witness*) geladen, entweder von der Staatsanwaltschaft (Prosecution) oder der Verteidigung (Defence). Formal ist dadurch die Objektivität eingeschränkt – ich erscheine vor Gericht entweder für die eine oder für die andere Seite. Das Urteil «schuldig» oder «nicht schuldig» fällt nicht der Richter, sondern eine Jury aus juristischen Laien. Die Vertreter der Anklage und der Verteidigung (*barristers*) sind oft gekonnte Schauspieler, die sich unsachlich und gefühlsbetont ausdrücken, ähnlich wie in amerikanischen Gerichtsfilmen. Ihnen geht es darum, Zeugen zu verunsichern und die Jury zu beeinflussen – die Wahrheitsfindung ist dabei manchmal zweitrangig. Die Arbeit als *expert witness* habe ich deshalb oft als psychisch belastend empfunden. Selten kam ich aus dem Gerichtssaal mit dem Gefühl heraus, ein wirklich gutes, objektives und allen gerecht werdendes Gutachten erstattet zu haben.

Im Nottingham Crown Court, dem obersten Gericht der Grafschaft Nottinghamshire, wurde ich in den Zeugenstand gerufen. Ich hatte die Leiche eines achtundzwanzig Jahre alten Mannes obduziert, der laut Zeugenaussagen vom Angeklagten mehrfach mit der Faust ins Gesicht geschlagen worden war. Er soll sich dann auf dem Boden zusammengekauert haben. Der Beschuldigte griff ihn erneut an und trat ihn mehrfach gegen Kopf und Körper. Das Opfer versuchte, den Kopf mit den Armen zu schützen. Trotzdem, so die Zeugen, traf der Angeklagte weiterhin den Kopf des Opfers mehrfach mit seinem beschuhten Fuß. Schließlich ließ er ihn schwer verletzt liegen. Ein Freund des Angeklagten lief kurz darauf zum Opfer zurück, weil er sich Sorgen machte. Da atmete der Mann schon nicht mehr. Eine Rettungsmannschaft konnte nur noch den Tod feststellen. Neun Zeugen hatten bei der Tat zugesehen und den Vorfall sehr ähnlich berichtet. Viele von ihnen waren Freunde des Angeklagten, die keinen Grund hatten, ihn falsch zu belasten.

Ich war Zeugin der Staatsanwaltschaft, und so begann der Staatsanwalt mit meiner Befragung. «Dr. Türk, was hat Ihre Obduktion ergeben?»

Ich begann: «Ich habe viele Unterblutungen vorn und hinten am Kopf des Toten festgestellt, außerdem am Rücken, an der Brust, an der rechten Flanke und an den Oberschenkeln. An der rechten Stirnseite war eine Verletzung zu erkennen, die das Profil der rechten Schuhsohle des Angeklagten abbildete. Ich habe auch den Schuh untersucht, das Profil war identisch. An den Unterarmen waren Abwehrverletzungen vorhanden, die wahrscheinlich entstanden sind, als der Mann versuchte, seinen Kopf mit den Armen zu schützen. Die Todesursache war eine schwere Kopfverletzung.»

«Es passt also alles zu den Zeugenaussagen, nach denen der Mann immer wieder von dem Angeklagten getreten wurde? Es sind demnach mehrere Verletzungen durch Tritte?», fragte der Staatsanwalt.

«Ja, Sir, so ist es», bestätigte ich – in England spricht man einen *barrister* mit «Sir» an.

«Und die Verletzungen sind nicht durch einen Sturz entstanden?», wollte er weiter wissen.

«Nein, Sir. Einzelne Verletzungen können Folge eines Sturzes sein, aber die an der rechten Stirn ist definitiv ein Tritt, und die Abwehrverletzungen an den Armen sind auch nicht durch einen Sturz zu erklären, genauso wenig wie die am Rumpf und an den Oberschenkeln.»

Jetzt wurde ich vom Verteidiger ins Kreuzverhör genommen. «Der Angeklagte sagt, er habe das Opfer nur etwas geschubst. Der Mann fiel dann betrunken zu Boden. Im Fallen stieß er mit seinem Kopf gegen den Fuß des Angeklagten. Er hat ihn nicht getreten.»

«Bei einem Sturz gegen einen zufällig ausgestreckten Fuß entsteht kein Schuhsohlenprofil an der Stirn, Sir, dazu ist mehr Kraft erforderlich», erklärte ich. «Ein einzelner Sturz kann außerdem nicht an so vielen Körperstellen zu Verletzungen führen.»

Der *barrister* ließ nicht locker. «Er ist nicht gleich zu Boden gefallen, sondern erst gegen eine Mauer», konstatierte er. «Können dabei nicht mehrere Verletzungen entstanden sein?»

«Ja, Sir, aber ...», setzte ich an.

«Sehen Sie, die Zeugin hat ja gesagt!», unterbrach er mich und wandte sich triumphierend an die Jury. Danach fuhr er, wieder in meine Richtung sehend, fort: «Und kann nicht der Fuß des Angeklagten den Kopf des Opfers versehentlich gestreift haben?»

«Doch, aber die Verletzung ...»

Erneut ließ er mich nicht ausreden. «Sehen Sie», sagte er der Jury, «die Zeugin kann das nicht ausschließen. Danke, Dr. Türk.»

Ich bekam keine Gelegenheit, die Worte, die er mir im Mund verdreht hatte, zurechtzurücken.

Staatsanwalt und Rechtsanwalt vernahmen mich abwechselnd für etwa drei Stunden, und jeder interpretierte mein Gutachten in seinem Sinn. Es war sehr anstrengend. Als ich den Gerichtssaal verließ, war ich mir vollkommen sicher, dass die Jury verunsichert sein musste und dass sie gar nicht verstanden haben konnte, was ich mit meinem Gutachten eigentlich gesagt hatte. Ich hatte es am Ende fast selbst nicht mehr verstanden.

Monate später erhielt ich von einem der Polizeibeamten die Nachricht, dass der Angeklagte wegen Mordes verurteilt worden war. Man war also wohl doch meinem Gutachten gefolgt, die Jury hatte mich verstanden. Das hat mich ein bisschen stolz gemacht. Eine meiner ersten großen Prüfungen vor einem englischen Gericht, und ich hatte sie bestanden.

Die Arbeit vor Gericht habe ich als den spannendsten Teil meines Berufs empfunden. Dort fügen sich alle Puzzleteile eines Falls zusammen, und der Sinn der eigenen Arbeit wird deutlicher als an allen anderen Stellen. Außerdem erlebt man Angeklagte, Zeugen, Nebenkläger, Richter, Staats- und Rechtsanwälte in ihren verschiedenen Verhaltensweisen. Ich übertreibe nicht, wenn ich behaupte, bei Gericht ganz besonders viel über das Leben und die Menschen gelernt zu haben.

8

DIE TOTEN
HELFEN DEN LEBENDEN

In der Rechtsmedizin lernen wir von den Toten für die Lebenden» – das Motto meines ehemaligen Chefs im Hamburger Institut für Rechtsmedizin*, Professor Püschel, ist wahr. So hat die Untersuchung toter Kinder und ihrer Todesumstände durch die
Rechtsmedizin erheblich zum Rückgang des plötzlichen Kindstodes beigetragen (siehe S. 131 ff.). Aber auch in vielen anderen Bereichen profitieren die Lebenden von der Arbeit der Rechtsmediziner mit den Toten. Einige Beispiele sollen das deutlich machen.

Wieder sehen können:
Gewebe- und Organspenden

Bei der Organspende werden nach dem Hirntod innere Organe
entnommen, um sie einem bedürftigen Kranken einzusetzen. Die
Leichen, die in der Rechtsmedizin untersucht werden, haben aber
schon seit Stunden oder Tagen keinen Kreislauf mehr. Deshalb ist
hier eine Organspende nicht mehr möglich. Viele Körpergewebe,
etwa Knochen, Sehnen und vor allem Augenhornhäute, können
im Gegensatz dazu noch Stunden oder sogar Tage nach dem Tod
und dem Kreislaufstillstand entnommen und bei Lebenden eingesetzt werden. Das nennt man Gewebetransplantation. So werden

---

* Informationen über www.uke.de / institute / rechtsmedizin in Deutschland jedes Jahr etwa 4500 Hornhäute von Verstorbenen übertragen, um Lebenden das Sehvermögen zurückzugeben.

Davor wird mit den Angehörigen Kontakt aufgenommen, um den mutmaßlichen Willen des Toten zu klären: Hätte er eine Gewebeentnahme gewünscht, besaß er einen Organspendeausweis? Lehnen die Angehörigen die Gewebespende ab, wird ihr Wunsch respektiert. Erhalten wir eine Erlaubnis, wird der Spender vor der Entnahme auf Infektionskrankheiten wie Hepatitis* und HIV getestet. Ist der Leichnam von der Staatsanwaltschaft beschlagnahmt, muss auch sie ihr Einverständnis geben. Gegebenenfalls können die Gewebe bei der gerichtlichen Obduktion entnommen werden, um deren Ergebnis nicht zu beeinträchtigen. Die Verteilung der Gewebe erfolgt über international arbeitende Gewebebanken.

Ich fordere alle Leser dazu auf, sich frühzeitig mit der Frage einer Organ- oder Gewebespende auseinanderzusetzen. Für Menschen, die sich noch nie Gedanken zu diesem Thema gemacht haben, ist es ungemein schwer, eine Entscheidung zu fällen, wenn sie gerade einen geliebten Angehörigen verloren haben. Damit Gewebe für eine Spende erhalten bleiben, ist dafür aber nicht viel Zeit. Es hilft allen Beteiligten, wenn Familienangehörige den Wunsch des Verstorbenen kennen, weil man sich zu dessen Lebzeiten gemeinsam darüber verständigt hat. Das Drängen von Ärzten in der Zeit der ersten Trauer kommt vielen Menschen pietät- oder gar gefühllos vor. Auch für Ärzte ist es sehr schwer, danach zu fragen.

Nach einer Gesetzesvorlage sollen nun die Krankenkassen ihre Mitglieder anschreiben und ihnen Informationen zur Organspende und einen Organspendeausweis zuschicken. Jeder wird gefragt, ob er einer Organspende zustimmen will, und kann es sich

---

* Eine sehr ansteckende Lebererkrankung, die in vielen verschiedenen Formen vorkommt.

dann in Ruhe überlegen. Die Antwort ist freiwillig. Ich halte das für eine gute Lösung, weil sie alle dazu anhält, sich rechtzeitig mit dem Thema auseinanderzusetzen. Ich hoffe, dass es dadurch zukünftig mehr Spender geben wird als bisher. Persönlich finde ich das besser als die sogenannte Widerspruchsregelung, wie sie zum Beispiel in Spanien gültig ist. Danach können jedem Verstorbenen Organe und Gewebe entnommen werden, wenn seine Angehörigen nicht ausdrücklich innerhalb eines bestimmten Zeitraums nach seinem Tod widersprechen. Dadurch wird zwar eine große Anzahl an Spendern gewonnen, es kann jedoch vorkommen, dass jemand zum Spender wird, der dies zu Lebzeiten nicht wollte.

Enthüllungen wie der letzte große Organspende-Skandal im Sommer und Herbst 2012, bei dem bekannt wurde, dass Ärzte Patientendaten gezielt gefälscht haben, um Wartezeiten zu manipulieren, trägt nicht eben zur Bereitschaft der Bevölkerung bei, einer Organspende zuzustimmen. Einige Krankenkassen haben bereits Konsequenzen gezogen und den Zeitpunkt verschoben, zu dem sie mit dem Versenden von Organspendeausweisen beginnen wollen. Eine größere Transparenz scheint unvermeidlich, um Geschäftemacherei zu verhindern und sicherzustellen, dass die gesetzlichen Regelungen zur Organvergabe strikt befolgt werden. Dies ist umso wichtiger, als Deutschland im internationalen Vergleich ohnehin eine sehr niedrige Zahl an Organspendern besitzt.

Wie Pflege älterer Menschen noch besser werden kann

Einen Durchbruch in der Kranken- und Altenpflege erreichten Rechtsmediziner vor meiner eigenen Zeit im Hamburger Institut. Nachdem ihnen im Rahmen von Krematoriumsleichenschauen viele schwerste Durchliegegeschwüre (Dekubitus) aufgefallen waren, zum Teil sogar mit tödlichen Folgen, untersuchten sie Ende der neunziger Jahre systematisch Verstorbene auf diese Druckgeschwüre. Bei über 10 000 Leichen stellten sie in 11,2 Prozent der Fälle Wundliegegeschwüre fest. Erhebungen mit ähnlichen Ergebnissen folgten aus anderen deutschen Instituten. Daraufhin wurden auch lebende Patienten in Alten- und Pflegeheimen von Rechtsmedizinern begutachtet, um die Ursachen für diese hohen Zahlen zu erforschen. Die Kollegen fanden heraus, dass in vielen dieser Heime schwere Missstände in Vorsorge und Therapie zu erkennen waren. Nach der Veröffentlichung ihrer Ergebnisse kam es zu einem deutlichen Rückgang der Dekubitusrate, offensichtlich durch bestimmte Maßnahmen in der Pflege. Neuere Untersuchungen verschiedener deutscher Institute für Rechtsmedizin zeigen jedoch, dass die Pflegesituation alter Menschen noch mehr verbessert werden muss.

Ein neuer Fall von Ärztepfusch?

Trau keinem Arzt,
sein Gegengift ist Gift.
William Shakespeare

Ein Patient erhielt ein künstliches Hüftgelenk. Einen Tag später starb er plötzlich im Krankenhaus. Die Obduktion ergab als Todesursache einen Herzinfarkt aufgrund eines Blutgerinnsels in einer Herzkranzarterie, entstanden durch eine schwere Verkalkung der Herzkranzschlagadern. Der Tod hatte mit der Operation nichts zu tun, obwohl er zeitlich sehr nah mit der Operation zusammenfiel. Der Verdacht eines tödlichen Kunstfehlers konnte durch die Obduktion ausgeräumt werden. Eine weitere Begutachtung war nicht nötig.

Im selben Krankenhaus lag ein Patient, der ebenfalls ein künstliches Hüftgelenk bekam. Auch er starb unerwartet einen Tag nach der Operation. Die Obduktion ergab als Todesursache eine Lungenembolie, eine Verschleppung eines Blutgerinnsels, meist aus den Beinen, in den Lungenkreislauf. Eine Lungenembolie ist eine häufige Komplikation bei großen Operationen. Ein Zusammenhang zwischen der Operation und dem Tod war deshalb wahrscheinlich. Das bedeutet aber noch längst nicht, dass es sich um einen Behandlungsfehler handelt, denn leider kann eine Operation auch dann tödlich verlaufen, wenn die Ärzte alles richtig machen. Hier war nun eine weitere Begutachtung nötig.

Anhand der Patientenakten musste ich den gesamten Verlauf der Krankenhausbehandlung nachvollziehen. Wurde die Operation *lege artis*, also nach den Regeln der ärztlichen Kunst, durchgeführt? Wurde gemäß der aktuellen Leitlinien eine Thrombosevorsorge durchgeführt, um eine Lungenembolie zu verhindern? Hat man die Embolie rechtzeitig erkannt und richtig behandelt?

In diesem Fall hatten die Ärzte die Thrombosevorsorge vergessen. Das war ein Hinweis für einen Behandlungsfehler, wahrscheinlich einen tödlichen, weil der Patient ohne diesen keine Lungenembolie erlitten und somit überlebt hätte. Strafrechtlich käme der Vorwurf der fahrlässigen Tötung in Betracht. Ich gab das endgültige Gutachten an einen klinischen Fachgutachter ab, jemanden, der selbst klinisch tätig ist und deshalb das Verhalten der Klinikärzte besser beurteilen kann. Als Rechtsmediziner gelangt man hier an Grenzen der eigenen Kompetenz. Finden wir Hinweise auf einen Behandlungsfehler, überlassen wir die endgültige Beurteilung immer einem Kliniker – spätestens vor Gericht müssten wir uns sonst die Frage anhören, wie wir das denn beurteilen können, wo wir doch selbst nie einen einzigen Patienten behandelt haben ...

Jeder Arzt muss sich darüber im Klaren sein, dass ein medizinischer Eingriff immer eine Körperverletzung ist, außer es sind die folgenden unabdingbaren Voraussetzungen erfüllt: Erstens, der Eingriff ist medizinisch notwendig, der Patient wurde einwandfrei aufgeklärt und hat danach seine Zustimmung erteilt. Zweitens: Die Aufklärung eines Patienten durch den Arzt darf nur in Notfällen unterlassen werden, etwa bei bewusstlosen Patienten. Dritte Voraussetzung ist, dass dieser eben *lege artis* erfolgt, nach den Regeln der ärztlichen Kunst. Die Diskussion um die religiös motivierte Beschneidung dreht sich genau um dieses Thema – aus medizinischer Sicht ist der Eingriff nicht angezeigt. Umso wichtiger ist es, ihn mit dem geringsten möglichen Risiko und ohne Schmerzen für die beteiligten Jungen durchführen zu lassen.

Die Untersuchung möglicherweise tödlicher Behandlungsfehler durch die Rechtsmedizin stellt eine wichtige Maßnahme dar, um Qualität im Gesundheitssystem zu sichern. Es kann viele Ursachen für Behandlungsfehler geben: die personelle Unterbesetzung im Gesundheitswesen, die mangelhafte Organisation des Bereitschaftsdienstes, die unzulängliche Kommunikation zwischen Beteiligten, aber auch das Fehlverhalten einer einzelnen Person. Eine Bestrafung ist wichtig, aber noch wichtiger ist es, Fehlerquellen zu erkennen und auszuschalten, um weitere Fälle zu vermeiden. Sind Einzelne aufgrund grober Fahrlässigkeit oder gar Vorsatz verantwortlich, ist über ein Berufsverbot für diese Personen nachzudenken.

Auch wenn kein Behandlungsfehler festgestellt wird, ist die Obduktion wichtig für die Verbesserung ärztlicher Eingriffe. Denn dabei werden die erfolgte Behandlung nachvollzogen, die klinische Todesursache überprüft und Begleiterkrankungen festgestellt, die möglicherweise vor dem Tod nicht bekannt waren. So können bei erblichen Krankheiten, die bei der Sektion festgestellt werden, Angehörige darüber beraten werden, ob bei ihnen ein eigenes Risiko besteht. Was heißt: Eine möglichst genaue Klärung möglichst vieler Todesfälle kommt deswegen immer auch den Lebenden zugute.

Tödliche Erste Hilfe

Kurz nach der Jahrtausendwende obduzierte ich ein kleines Mädchen. Es hatte einen Zigarettenstummel verschluckt und war aus diesem Grund von seiner Mutter mit Kochsalzlösung zum Erbrechen gebracht worden. Das Mädchen war, das zeigte die Obduktion, an einer Vergiftung ihres Körpers mit Salz gestorben. Gemeinsam mit zwei Kollegen, die jeweils einen ähnlichen Fall obduziert hatten, veröffentlichte ich diese Fälle in einer wissenschaftlichen Zeitschrift. Alle Betroffenen waren mit Kochsalzlösung zum Erbrechen gebracht worden und starben an einer Salzüberladung. Keiner von ihnen wäre ohne die Salzlösung gestorben, denn das, was sie zuvor verschluckt hatten, wäre in keinem Fall tödlich gewesen. Zu jener Zeit wurde aber selbst in der «Roten Liste»* empfohlen, nach dem Verschlucken von giftigen Stoffen mit einer Kochsalzlösung ein Erbrechen auszulösen. Auch in vielen Erste-Hilfe-Kursen wurde das noch gelehrt. Inzwischen sind derartige Empfehlungen zum Glück aus der einschlägigen Literatur und aus Lehrveranstaltungen verschwunden.

---

* Das ist ein für Ärzte kostenlos erhältliches Verzeichnis von Medikamenten, das ständig auf den neuesten Stand gebracht wird. Darin werden die Anwendungsgebiete, Wirkungen und Nebenwirkungen von Medikamenten beschrieben, auch Wechselwirkungen, die auftreten können, wenn mehrere Arzneimittel gemeinsam eingesetzt werden.

Beruhigungsmittel mit Folgen

Ein einjähriges Mädchen wurde ins Institut für Rechtsmedizin in Homburg zur Obduktion gebracht. Der anwesende Polizeibeamte erzählte, was geschehen war. «Das Kind zahnte in letzter Zeit und quengelte jede Nacht. Die Mutter ging mit dem Mädchen zum Hausarzt. Er verschrieb ihm ein Medikament. Die Mutter gab es ihm gestern Abend in der empfohlenen Dosis, und heute Morgen lag das Mädchen tot im Bett.»

«Haben Sie die Unterlagen aus der Arztpraxis dabei?», fragte ich ihn. Er überreichte sie mir.

«Schlafstörung», las ich. «Er hat ihr Doxylamin verschrieben. Das ist ein Beruhigungsmittel, das in manchen Präparaten auch für die Behandlung von Kindern zugelassen ist. Man erhält es ohne Rezept in der Apotheke.»

Die Obduktion ergab, dass das Mädchen an Erbrochenem erstickt war. «Wir sollten eine chemisch-toxikologische Untersuchung durchführen», riet ich. Der Beamte erteilte mir an Ort und Stelle den Auftrag dazu.

Im Blut konnte eine hohe Konzentration von Doxylamin nachgewiesen werden. Das Medikament hatte wahrscheinlich das Bewusstsein des Mädchens getrübt, formulierte ich in meinem Gutachten. Das war die Ursache dafür, dass das Mädchen an seinem Erbrochenen erstickt war, statt es auszuspucken. Wir informierten aufgrund dieser Ergebnisse den Hersteller des Medikaments und regten an, die Zulassung von Doxylamin für die Behandlung kleiner Kinder zurückzuziehen. Eine Entscheidung steht immer noch aus.

Das sind nur einige Beispiele dafür, wie Lebende von der Arbeit der Rechtsmediziner profitieren können. Es gibt viele andere. Das Hamburger Institut für Rechtsmedizin hat inzwischen ein

Lernzentrum für Mediziner eingerichtet, in dem sie an Leichen bestimmte Eingriffe üben können. In jedem Fall ist das Einverständnis der Angehörigen des Verstorbenen unabdingbare Voraussetzung dafür.

Rechtsmediziner sind nicht nur Anwälte der Toten, sondern sie leisten auch für die medizinische Versorgung lebender Patienten entscheidende Beiträge.

EIN RESÜMEE

Oft wurde ich gefragt, wie ich das Elend aushalte, mit dem ein Rechtsmediziner ständig konfrontiert ist, die Abgründe, den Ekel vor einer Leiche. Darauf kann ich nicht mit einem einzigen Satz antworten. Ekel vor einer Leiche habe ich nie empfunden. Trotzdem habe ich in den ersten Wochen meiner Tätigkeit meine Erlebnisse intensiv zu Hause verarbeitet. Einmal habe ich sogar geträumt, ich würde selbst obduziert, und das bei vollem Bewusstsein. Manchmal habe ich vom Tod geliebter Menschen geträumt. Manche Fälle sind mir selbst nach zehn Jahren noch nahegegangen. Gespräche mit Angehörigen haben mich oft berührt. Sie führen einem vor Augen, dass kein Toter nur ein «Fall» ist. Hinter jedem steckt eine Geschichte, an der viele Menschen Anteil haben. Ich fand es wichtig, diese Gefühle zu bewahren, nicht «abzustumpfen». Trotzdem ist es mir selten schwergefallen, bei meinen Gutachten den nötigen Abstand zu wahren. Menschlichkeit und professionelle Distanz schließen sich nicht gegenseitig aus.

Viel geändert hat sich an meiner persönlichen Einstellung zum Tod. In unserer Gesellschaft hat er oft keinen Platz, wird verdrängt. Alles dreht sich um das volle Leben, Konsum, Jugend, Gesundheit. Durch meine Arbeit in der Rechtsmedizin ist der Tod näher gerückt und Bestandteil meines Lebens geworden. Ich habe weniger Angst davor. Ich habe jetzt einen Organspendeausweis und mich mit meiner Familie über dieses Thema intensiv unterhalten. Auf den Tod eines geliebten Menschen kann einen aber selbst die Rechtsmedizin niemals vorbereiten.

Auch viele positive Erlebnisse hat mir meine Arbeit beschert. Der Einsatz für die Benachteiligten und Hilfsbedürftigen ist eine befriedigende Erfahrung. Jeder Tag ist spannend und keiner wie der andere. Man lernt die unterschiedlichsten Menschen kennen und darf mit ihnen zusammenarbeiten – Polizeibeamte, Juristen, Ärzte aus anderen Fächern, Wissenschaftler und Sozialarbeiter. Auch mit meinen Fernsehkollegen hatte ich gelegentlich Kontakt, wenn bei Filmarbeiten am Set ein echter Rechtsmediziner zur Beratung gebraucht wurde. Nicht zuletzt habe ich Menschen kennengelernt, die im Leben weniger Glück hatten als ich. Auch von ihnen habe ich viel gelernt.

NACHWORT

Über den Gerichtssaal haben wir uns kennengelernt, der Justizjournalist und die Rechtsmedizinerin. Oft hatte ich zuvor Kollegen von Frau Dr. Türk als Sachverständige in spektakulären Strafprozessen erlebt. Einen persönlichen Eindruck von ihrem Beruf habe ich mir nicht machen können. Mein Wissen war geprägt von dem Bild, das wir alle in Büchern und Filmen vorfinden. Dass die Wirklichkeit davon so weit entfernt ist, hätte ich nicht gedacht. Wenn schon jemand, der seit Jahrzehnten Strafprozesse beobachtet, so überrascht ist, wie muss es da erst Lesern, Film- und Fernsehzuschauern gehen, die nicht ständig in Gerichtssälen herumsitzen? Diese Frage ließ mich nicht los.

Mir sind Lichterketten aufgegangen, die unter Un- und Halbwissen jahrzehntelang verborgen geblieben waren. Dieses Buch einer sehr kompetenten Rechtsmedizinerin wird zu einem besseren Verständnis des für unsere Gesellschaft sehr wichtigen Berufsstandes führen.

Besonders hat mich beeindruckt, zu erfahren, wie wichtig die Rechtsmedizin für uns alle unerwartet und plötzlich werden kann, nicht nur, wenn wir Angehörige eines Mordopfers werden. Auch die im Stillen sich krakenhaft in unserer Gesellschaft verbreitenden Gewaltakte, die meist verharmlosend «Alltagskriminalität» genannt werden, können uns fast täglich zu Mitleidenden machen. Man denke nur an Vergewaltigungen im häuslichen Bereich, die Vernachlässigung von Kindern und Verbrechen, die im Zusammenhang mit Pornografie und Prostitution stehen.

Rechtsmediziner nehmen die mit ihrem Beruf verbundenen, manchmal unzumutbaren körperlichen und psychischen Belastungen auf sich, um zu helfen: der Gerechtigkeit zum Sieg, Hinterbliebenen dazu, trauern zu können. Sie verhindern weitere Gewalttaten von Eltern an ihren eigenen Kindern und stehen vergewaltigten Frauen bei, denen es schwerfällt, als lebende Beweise vor Gericht über die Tat auszusagen, die ihre Peiniger begangen haben. Mit anderen Worten: Rechtsmediziner haben eine unverzichtbare Funktion für das Sozialleben unserer Gesellschaft.

Bei der Arbeit an unserem Buch hat mich aber am meisten die Tatsache überrascht, dass es so viele unentdeckte Morde in Deutschland gibt.

Bis dahin war ich immer davon ausgegangen, dass die von Politikern, Polizei und Justiz verbreiteten Informationen richtig sind, die behaupten, es gebe eine Aufklärungsquote von annähernd einhundert Prozent bei Mord. Ich habe das über viele Jahrzehnte hinweg für bare Münze genommen und nicht hinterfragt. Solche Aussagen beruhigen. Das ist wohl auch ihr Ziel. Die vom Bundeskriminalamt (BKA) herausgegebene polizeiliche Kriminalstatistik gibt die fast unverändert gleichen Zahlen für die vergangenen Jahre an, die auch von Politikern nur zu gern in ihren Reden über innere Sicherheit genutzt werden.

Die Wirklichkeit sieht anders aus. Das belegt die Rechtsmedizin. Erfasst werden nämlich in der Statistik logischerweise nur jene Morde, die als solche amtlich klassifiziert sind, das bedeutet, nur Tötungsverbrechen, von denen die staatlichen Institutionen überhaupt erfahren. Wie viele Morde nicht bekannt werden, also «perfekt» sind, will von den Verantwortlichen kaum jemand wissen. Dort handelt man nach der Devise: «Was ich nicht weiß, macht mich nicht heiß.»

Die Chance, hierzulande einen Menschen umzubringen und nicht erwischt zu werden, ist so groß wie in keinem anderen europäischen Land. Meine Kollegin Sabine Rückert von der Wochenzeitung Die Zeit hat das sehr ausführlich in einem brisanten Report belegt.* Warum das so ist, hat auch mit der geringen Achtung zu tun, die der Rechtsmedizin in Deutschland entgegengebracht wird.

Hierzulande kann jeder beliebige Arzt einen Totenschein ausstellen, wenn ein gestorbener Mensch gefunden wird. Sogar der sehr befangene Hausarzt einer Familie ist dazu befugt. Fast alle Allgemeinmediziner sind nicht ausgebildet darin, eine Leiche zu begutachten. Das ist Fachgebiet der Rechtsmedizin. Oft werden tote Menschen noch nicht einmal entkleidet oder im schlimmsten Fall nur aus der Entfernung, unter dem Türrahmen stehend, von einem Arzt angeschaut. In manchen Bundesländern ist sogar die Möglichkeit abgeschafft worden, im Totenschein ein Kreuzchen bei «ungeklärt» zu machen. Dort gibt es nur «natürlich» und «unnatürlich» als Todesursache. Wie aber kann ein Arzt bei einem oberflächlichen Blick auf eine Leiche das beurteilen?

Potenziellen Tätern ermöglicht das sehr leicht, zum Beispiel Giftmorde zu begehen, die kein Arzt der Welt beim ersten Anschein entdecken kann. Dazu sind zum Teil sehr aufwendige toxikologische Laboruntersuchungen nötig, die nur nach einer Obduktion durch einen Rechtsmediziner erfolgen können. Der Rechtsmediziner Professor Klaus Püschel sagte zu diesem Thema: «Wir haben in den letzten fünfunddreißig Jahren in Hamburg keinen Giftmord festgestellt. Sie glauben doch selber nicht, dass hier in drei Jahrzehnten keiner vergiftet worden ist!»**

---

* Sabine Rückert: Tote haben keine Lobby. Die Dunkelziffer der vertuschten Morde. Hamburg 2000
** «Bitte wegschauen», Die Zeit 02 / 1999

Sektionen werden in Deutschland sehr viel seltener durchgeführt als in anderen europäischen Staaten. Sie machen den staatlichen Einrichtungen Arbeit. Jede Behörde versucht, sich so wenig Arbeit wie möglich zu verschaffen. Das trifft auch für Staatsanwaltschaften, Polizei und die meisten Gerichte zu. Über das «Dunkelfeld» bei Mord, also die nicht entdeckten Fälle, gibt es bei uns keine Statistik, obwohl es mit den Mitteln elektronischer Wahrscheinlichkeitsberechnungen durchaus möglich wäre, dazu Angaben zu machen. Wissenschaftler und Publizisten, die sich mit dem Problem beschäftigt haben, sind sich sicher, dass in Deutschland jeder zweite Mord nicht als solcher entdeckt wird. Warum aber hat dieser unfassbare Skandal nicht zu öffentlichem Aufruhr geführt? Nun, Tote können nicht mehr demonstrieren, sie wählen nicht und haben keine Lobby, wie Sabine Rückert zutreffend schreibt. Der Rechtsmedizin mangelt es an einer wirksamen Interessenvertretung gegenüber Politik und staatlichen Instanzen.

Eine multizentrische Studie zu Fehlleistungen bei der Leichenschau in Deutschland erbrachte einmal, dass in Deutschland jährlich mit etwa 11 000 nichtnatürlichen Todesfällen zu rechnen sei, die als «natürlich» bezeichnet wurden, darunter mindestens 1200 Tötungsverbrechen.*

Die in dieser Hinsicht skandalösen Zustände hierzulande sind keineswegs auf dem Weg der Besserung, im Gegenteil. In einigen Bundesländern werden rechtsmedizinische Institute geschlossen, wo ein Aufstocken des Personals und eine Erweiterung der technischen Möglichkeiten dringend notwendig wären. Forderungen nach neuen Vorschriften über die Durchführung von Obduktionen verhallen ungehört.

Dem widerspricht, was wir in Krimis täglich im Kino und Fernsehen sehen können. Dort erleben wir Polizeibeamte, die zielfüh-

---

* *Deutsches Ärzteblatt* 2004; 101: A 1258–1260 (Heft 8)

rend mit Rechtsmedizinern vom Auffindeort einer Leiche hinweg energisch und ohne Rücksicht auf ihr Privatleben verbissen daran arbeiten, Mörder ausfindig zu machen. In Wirklichkeit werden tote Menschen gern so rasch wie möglich begraben oder eingeäschert, um den unliebsamen Fall schnell abschließen zu können.

Das kann sich nur ändern, wenn die Rechtsmedizin mehr Gebäude, Mittel und eine bessere personelle Ausstattung erhält, die Zahl der staatlich angeordneten Obduktionen sehr stark erhöht und die Dunkelfeldforschung unterstützt wird. Dann könnten wir alle uns sicherer fühlen.

Ulf G. Stuberger

DANK

Ohne Ulf G. Stuberger könnten Sie dieses Buch nicht in der Hand halten. In einem ständigen, kreativen Austausch hat er mir geholfen, meine Erfahrungen so aufzuschreiben, dass ich sie mit Ihnen teilen kann. Immer wieder hat er mich ermutigt, nicht aufzugeben. Die gemeinsame Arbeit an diesem Buch hat mir viel Freude gemacht, und ich habe viel dabei gelernt.

LITERATUR

Aspern, Franziska von: Spurensuche. Einblicke in die Arbeit der Rechtsmedizin. Leipzig 2011

Bräuer, Günter, Püschel, Klaus, und Wiechmann, Ralf (Hg.): Klaus Störtebeker. Ein Mythos wird entschlüsselt. Paderborn 2003

Geserick, Gunther, Vendura, Klaus, und Wirth, Ingo: Zeitzeuge Tod. Spektakuläre Fälle der Berliner Rechtsmedizin. Leipzig 2006

Grassberger, Martin, Schmidt, Harald, und König, Friedrich Alexander: Todesermittlung. Bestandsaufnahme & Spurensicherung. Ein praktischer Leitfaden. Wien / New York 2009

Grassberger, Martin, Türk, Elisabeth E., und Yen, Kathrin: Klinisch-forensische Medizin. Interdisziplinärer Praxisleitfaden für Ärzte. Wien / New York 2012

Lach, Holger, und Püschel, Klaus: Faszination Rechtsmedizin. unverfälscht – lebendig – hautnah. Hamburg 2012

Madea, Burkhard: Von den Maden zum Mörder. Die vielfältigen Ermittlungsmethoden der Rechtsmedizin. Leipzig 2010

Maisch, Herbert: Patiententötungen. Dem Sterben nachgeholfen. München 1997

Mitscherlich, Alexander, und Mielke, Fred: Medizin ohne Menschlichkeit. Dokumente des Nürnberger Ärzteprozesses. Frankfurt am Main 2009

Rothschild, Markus A.: Die unglaublichsten Fälle der Rechtsmedizin. Leipzig 2005

Rückert, Sabine: Tote haben keine Lobby. Die Dunkelziffer der vertuschten Morde. München 2000

Tsokos, Michael, und Etzold, Veit: Dem Tod auf der Spur. Dreizehn spektakuläre Fälle der Rechtsmedizin. Berlin 2009